Dr Laurent CAZALAS

Traitement

SYSTÉMATIQUE, PRÉVENTIF ET CURATIF

de la

Tuberculose pulmonaire

par

L'Éducation ou l'Hygiène

et la Morale pratique

PARIS. Octave Doin, Éditeur. 1897.

TRAITEMENT

SYSTÉMATIQUE, PRÉVENTIF ET CURATIF

DE LA

TUBERCULOSE
PULMONAIRE

INHALATEUR PHYSIOLOGIQUE

Du Dr Cazalas

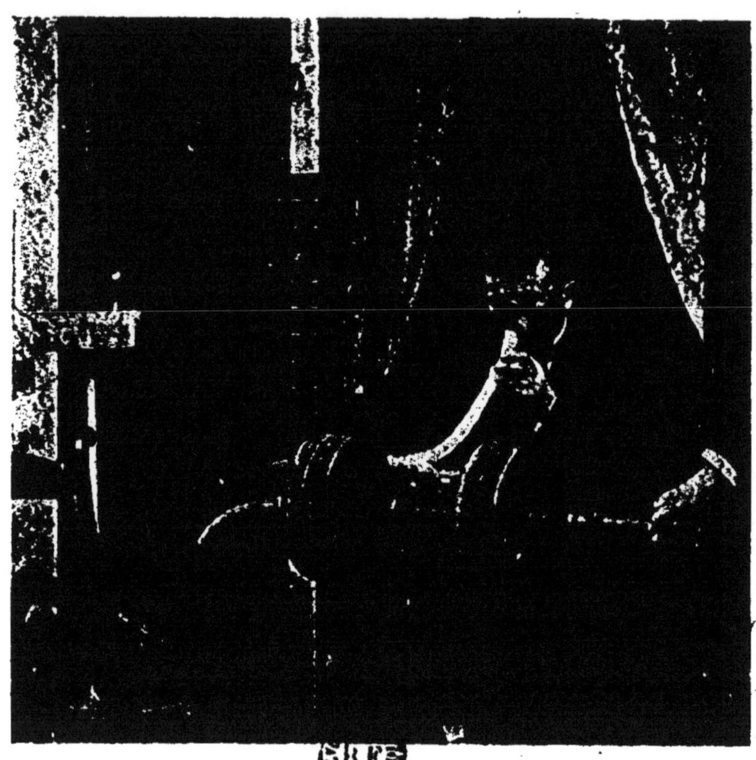

APPAREIL DESTINÉ A PRODUIRE DES INHALATIONS PROFONDES ET UNE GYMNASTIQUE MÉTHODIQUE DES POUMONS

TRAITEMENT
SYSTÉMATIQUE, PRÉVENTIF ET CURATIF
DE LA
TUBERCULOSE
PULMONAIRE

PAR

L'Éducation ou l'Hygiène et la Morale pratique

PAR

Le Dr Laurent CAZALAS
Médecin consultant à Bagnères-de-Bigorre.

PARIS
OCTAVE DOIN, ÉDITEUR
8, PLACE DE L'ODÉON, 8

1897

AVANT-PROPOS

De tout temps la maladie a été le fléau le plus redoutable de l'animalité tout entière.

L'homme a cherché et expérimenté, toujours et partout, tous les moyens par lesquels il espère s'en préserver d'abord et s'en guérir ensuite.

Ce but, un des plus importants de l'activité humaine, est encore et sera toujours ce qu'il fut à toutes les étapes antérieures ; seuls, les moyens vont sans cesse se modifiant, se multipliant et se perfectionnant.

Et l'Humanité marchera, sans trêve ni relâche, vers ce point idéal, qu'elle n'atteindra jamais, mais qu'elle vise opiniâtrément, en s'en rapprochant chaque jour davantage, où elle aura réduit au minimum possible la malfaisance de la maladie sur l'organisme vivant.

Si ce modeste travail peut, vers ce but suprême,

attirer l'attention et diriger les méditations de quelques lecteurs, en leur inspirant une théorie plus exacte et une pratique mieux coordonnée, nous n'aurons pas perdu notre temps, et nous nous croirons largement récompensé de notre peine.

TRAITEMENT

SYSTÉMATIQUE, PRÉVENTIF ET CURATIF

DE LA

TUBERCULOSE PULMONAIRE

PAR

L'ÉDUCATION, OU L'HYGIÈNE ET LA MORALE PRATIQUE

OBSERVATIONS

Toute étude sur un sujet quelconque de pratique médicale doit être nécessairement basée sur des observations prises régulièrement au lit du malade. Aussi vais je immédiatement en rapporter quelques-unes, qui feront clairement ressortir et l'idée directrice de ce travail et les préoccupations auxquelles il répond.

Ces observations se divisent spontanément en deux groupes bien distincts.

PREMIER GROUPE

OBSERVATION I. — Pé.. Bertrand, de Gerde, âgé de vingt-sept ans, contracte la blennorrhagie en juillet 1888. Il cache tout d'abord son affection, espérant qu'elle se dissipera bien sans aucune intervention. Mais pressé par les souffrances et effrayé surtout du phimosis qui se déclara quinze jours environ après le début des accidents, il se décide enfin à prendre le conseil du médecin.

Je prescris des soins hygiéniques et des injections uréthrales avec le liquide suivant :

Eau distillée	800 grammes.
Liqueur de van Swieten. . .	200 —

Ces injections devaient être faites trois fois par jour : le matin, à midi et le soir ; et chaque fois renouvelées à trois reprises, et à une température aussi chaude qu'il serait possible de les supporter.

Quelques jours de ce traitement suffirent pour amener la disparition du phimosis, d'abord, et bientôt la résolution complète de l'uréthrite.

Ce jeune homme paraissait complètement guéri ; et je l'avais perdu de vue, lorsque, quatre mois environ après son accident, en novembre de la même année, je fus mandé en toute hâte auprès de lui et le trouvai en pleine hémoptysie. Depuis quelque temps, me dirent ses parents, il toussait et crachait souvent, mais surtout le matin et le soir. Lui-même et les siens croyaient à un simple rhume qui devait disparaître d'un moment à l'autre. Cependant il avait un peu perdu l'appétit et avait légèrement maigri, enfin il suait la nuit, malgré le refroidissement de la température extérieure.

L'examen local me donna les résultats suivants : à la percussion, submatité aux deux sommets, plus prononcée à gauche qu'à droite ; à l'auscultation râles sibilants et muqueux dans toute l'étendue du champ respiratoire ; et aux sommets respiration rude et saccadée.

Malgré les divers traitements institués, le mal fit des progrès rapides, les hémoptysies se succédèrent et la mort survint le 17 décembre de la même année au milieu d'une hémorragie pulmonaire foudroyante.

Pé... Bertrand était un jeune homme extrêmement robuste et ayant toujours joui d'une excellente santé jusqu'à l'époque où il contracta la blennorrhagie.

Le père et la sœur vivent encore et se portent à merveille. Quant à la mère, elle succomba, en 1890, aux suites d'une affection organique du cœur. Il m'a été impossible de découvrir dans sa famille aucun antécédent tuberculeux.

Comment donc Pé... Bertrand était-il devenu tuberculeux? A défaut de l'hérédité, invoquera-t-on la contagion? et dira-t-on que la femme qui fut l'occasion de sa blennorrhagie était elle-même phtisique, lui a inoculé le bacille tuberculeux? Mais huit ans se sont écoulés depuis lors et cette femme vit encore, jouit d'une excellente santé et n'a jamais présenté aucun des symptômes de la phtisie. Peut-on donner ce qu'on n'a pas?

Observation II. — Dominique D... de Pouzac, quarante-sept ans, ancien militaire, doué d'une forte constitution, avait toujours joui d'une bonne santé. Mais en 1889, à la suite d'excès alcooliques, il eut, à diverses reprises des vomissements pituiteux et alimentaires, qui s'accompagnèrent plus tard d'hématémèses, d'anorexie et d'amaigrissement notable; et plus tard encore, survinrent de la toux, de l'expectoration muco-purulente, des sueurs nocturnes, des hémoptysies, de la dyspnée; en un mot tous les signes subjectifs et objectifs de la phtisie pulmonaire. Il succomba deux ans après le début des premiers accidents gastriques, pour ainsi dire subitement, pendant qu'il était pris d'une nouvelle hémoptysie, fort légère d'ailleurs.

La femme et la fille de D... Dominique jouissent actuellement de la santé la plus parfaite, et sa famille n'a jamais présenté aucun antécédent suspect de tuberculose.

Observation III. — Piq... Marie, de Labarthe-de-Neste, est décédée en janvier 1889, à l'âge de trente-un ans. Etant en service, elle contracta la blennorrhagie en 1884. Elle ne réclama des soins médicaux que lorsque les souffrances l'obligèrent à suspendre son travail. La maladie, à ce moment, avait déjà gagné du terrain : l'utérus et la trompe gauche étaient envahis par l'inflammation spécifique.

Un traitement approprié fit rapidement cesser l'acuité

des phénomènes ; et la malade put bientôt reprendre son service, tout en continuant des soins antiseptiques avec une grande régularité. Mais elle n'était pas guérie. Souvent en effet, après une fatigue et principalement aux époques menstruelles, survenaient des exacerbations qui nécessitaient le repos au lit et une intervention médicale active ; il se produisit notamment, à deux reprises, un abcès de la glande vulvo-vaginale gauche.

Après trois ans d'alternatives d'améliorations et de rechutes, la guérison parut définitive : toute douleur spontanée ou provoquée avait disparu ; les menstrues venaient régulièrement et sans souffrance aucune ; les rapports sexuels, intolérables auparavant, étaient maintenant normaux. Elle se maria.

Au bout d'un an environ d'une santé qui paraissait complète, cette jeune femme se mit à tousser, perdit l'appétit, maigrit rapidement, présenta des sueurs nocturnes et de fréquents accès de fièvre et tous les symptômes classiques de la phtisie pulmonaire, à laquelle elle succomba, après dix-sept mois de souffrance, en janvier 1889, et sans aucun retour offensif de la maladie première, de l'utéro-salpingite.

En dehors de cette affection des organes génitaux, Marie P... s'était toujours bien portée et était de constitution très robuste. Aussi rien ne faisait prévoir qu'elle pourrait être un jour atteinte de tuberculose pulmonaire ; d'autant mieux qu'une enquête minutieuse a démontré qu'il n'existait aucun antécédent tuberculeux dans sa famille. Elle avait des habitudes d'ordre et de propreté et ne s'exposait pas plus que les autres personnes de sa condition à la contagion tuberculeuse. Son mari, après sept ans, est encore très bien portant.

Observation IV. — Ga... Lé... âgée de quinze ans, est une enfant gâtée à laquelle les parents ne savent rien refuser. Depuis sa première enfance, son alimentation consiste dans les viandes rouges, jus de viande, bouillons concentrés, vins généreux, café, en un mot dans tout ce qui est réputé tonique et reconstituant. Aussi les troubles dyspeptiques apparaissent-ils de bonne heure sous forme d'alternatives de diarrhée et de constipation, de ballonnement du ventre, et d'accès fréquents de terreurs nocturnes. Et bientôt se déclara cette neurasthénie spéciale aux enfants dyspeptiques : pleurs et rires sans motif, colères fréquentes, alternatives d'activité exagérée et d'abattement, sommeil agité, etc. A ces graves erreurs hygiéniques, s'ajoutèrent, dès l'âge de huit ans, les leçons prolongées de piano et la lecture journalière de romans ou de ces prétendus livres de lecture qu'on donne en prix dans les pensions religieuses.

Déjà depuis quelque temps, elle toussait et maigrissait en même temps que les phénomènes dyspeptiques s'aggravaient, lorsque, en août 1890, après un voyage fatigant et un excès de table, Ga... Lé... fut prise dans la nuit d'une terreur nocturne plus prolongée et plus intense que les précédentes, en même temps que d'une céphalalgie persistante. Ces accidents cérébraux ne s'amendèrent point, et quelques jours après la méningite tuberculeuse était san[illegible]nteste en pleine évolution. Elle amena le dénoûment [illegible] après trois semaines, le 18 septembre 1890.

J'ai dit que Ga... Lé... avait succombé à la méningite tuberculeuse. C'est que l'examen des poumons pratiqué le lendemain de l'éclosion des accidents, ne laissa aucun doute sur l'existence d'une tuberculose pulmonaire. Au début (respiration rude et saccadée ; craquements secs très nets et assez nombreux dans le sommet gauche ; plus rares dans le sommet droit).

Dans les familles paternelle et maternelle de Ga... Lé..., on ne découvre aucun antécédent tuberculeux, qui puisse faire croire à une phtisie héréditaire. D'un autre côté, le père et la mère sont bien portants et ne présentent actuellement encore — mai 1896 — aucun symptôme de cette maladie.

Observation V. — Amélie Fer... de la commune d'Asque, se marie en 1859 à Pierre D.... Elle a vingt ans en ce moment et elle a huit enfants en moins de seize ans. Quatre de ces enfants ont succombé en bas âge, à des maladies aiguës absolument étrangères à la phtisie. Les quatre autres enfants qui restent sont tous robustes et pleins de santé. Amélie Fer... s'est elle-même toujours bien portée jusqu'à son dernier accouchement. Cependant depuis quelque temps, sans que sa santé parût s'en ressentir, elle avait des chagrins vifs et continuels en raison des habitudes d'intempérance et de dépense contractées par son mari, qui restait sourd à toutes ses remontrances et à celles de sa famille et de ses amis.

Quoi qu'il en soit, l'accouchement fut normal, et tout se passa d'abord comme pour les autres. Mais, deux mois après, elle fut prise de fièvre, de douleurs abdominales, de leucorrhée muco-purulente, de miction chaude et fréquente, en un mot d'endométrite aiguë, à laquelle on n'opposa que le repos et les cataplasmes émollients sur l'abdomen. Quant aux injections vaginales antiseptiques, il ne fallait pas encore en parler à cette époque, si bien qu'aujourd'hui même il est difficile d'en faire pénétrer l'habitude dans nos campagnes.

Sans doute les phénomènes inflammatoires perdirent peu à peu de leur acuité ; mais l'endométrite n'était pas guérie ; elle était passée à l'état chronique ; la malade n'éprouvait presque plus de douleurs abdominales, et elle avait repris les soins du ménage.

Cependant je fus mandé auprès d'elle en mars 1876. Depuis quelque temps, elle était fatiguée par une petite toux sèche continuelle, plus fréquente et plus pénible le matin et le soir ; ses forces diminuaient, sa respiration devenait haletante ; la moindre marche, surtout en montant, provoquait bientôt l'essoufflement. Ces symptômes l'inquiétaient et inquiétaient surtout son entourage, d'autant plus qu'elle avait un excellent appétit et qu'elle paraissait ne pas profiter des aliments qu'elle prenait. Les selles étaient régulières, les digestions ne s'accompagnaient d'aucune gène ni d'aucune douleur. Les urines cependant étaient fortement chargées d'acide urique. Pendant ce premier interrogatoire, je fus frappé de la manière dont Amélie Fer... respirait et parlait. Les phrases, les mots même étaient entrecoupés d'une pause plus ou moins longue, pendant laquelle elle faisait une inspiration qui paraissait pénible et elle ne reprenait la phrase ou le mot interrompu que lorsque l'expiration commençait. Elle ne respirait plus du tout par le nez; sa respiration se faisait toute par la bouche. Il n'y avait de l'œdème ni des paupières ni des membres inférieurs, pouvant faire songer à une néphrite albumineuse; le pouls était régulier et donnait de 80 à 90 pulsations, le cœur ne présentait aucun signe morbide ni à la percussion, ni à l'auscultation. Il n'en était pas de même des poumons. Les vibrations vocales étaient plus accentuées, surtout à gauche, au sommet qu'à la partie moyenne, le murmure véhiculaire était affaibli ; il y avait manifestement de la submatité. L'auscultation faisait percevoir des craquements secs et en plus grand nombre des râles humides qui indiquaient à n'en pas douter qu'il existait une congestion périphymique assez intense.

Le diagnostic, certes, n'était pas douteux, ni le pronostic. Malgré les divers traitements institués, la maladie continua rapidement ses ravages, les signes stéthoscopiques s'accentuèrent pendant que les phénomènes généraux s'aggravaient ; et la malade succomba le 1er février 1877, aux progrès de la tuberculose pulmonaire, à laquelle Amélie Fer... ne paraissait nullement prédisposée.

Comme dans les cas précédents, en effet, rien, ni antécédents personnels ni héréditaires, ni contagion, rien, dis-je, ne faisait prévoir et n'expliquait suffisamment l'éclosion de la tuberculose pulmonaire chez cette femme bien constituée et qui avait été bien portante jusqu'à son dernier accouchement.

Quant au mari, il était d'une vigueur peu commune et ne présenta jamais aucun trouble ressemblant même de loin à la phtisie. Il succomba, cinq ans après sa femme, à l'hospice de Bagnères aux suites d'une myélite rhumatismale, qu'il contracta en passant, étant ivre, toute une nuit couché à la belle étoile sous une roche.

Puisqu'elle n'est ni dans l'hérédité ni dans la contagion, quelle est donc chez Amélie Fer... la source de la tuberculose pulmonaire. Invoquerait-on, dans l'espèce, l'épuisement, la ruine organique qu'auraient pu produire les grossesses et les allaitements répétés ? Mais, au même moment, dans nos campagnes, bien d'autres femmes avaient autant et plus d'enfants qu'elle et les allaitaient comme elle ; et elles ne sont pas pour cela devenues poitrinaires. Là, par conséquent n'est pas la vraie cause.

Où est-elle ? Où est-elle encore dans l'observation qui va suivre ?

Observation VI. — Mou... Dominique, de Bagnères, trente-deux ans, dont les parents se portent encore très bien, jouit d'une constitution très robuste, et il n'a jamais fait aucune maladie digne d'être notée. Il réclame mes soins en février 1895. Depuis quelque temps il urine difficilement, le jet met du temps à venir et il est filiforme ; en outre depuis quelques jours il s'est formé de petites tumeurs tout autour du gland, desquels du pus a tout d'abord coulé ; actuellement par l'orifice de ces abcès folliculaires s'échappe l'urine, le méat étant à peu près entièrement fermé. Mou... m'apprend qu'il contracta, pendant son service militaire, la blennorrhagie dont il n'est jamais guéri complètement, n'ayant jamais suivi le traitement ni pris le repos génital nécessaires pour obtenir une guérison durable.

La dilatation du canal rétréci en plusieurs endroits, notamment à un centimètre environ du méat, fut pratiquée au moyen de bougies de plus en plus fortes, et la miction se faisait de mieux en mieux, les abcès se fermaient les uns après les autres ; l'écoulement uréthral se tarissait insensiblement, et tout faisait espérer une guérison prochaine. Mais, au bout de quelque temps, Mou... fut pris de toux, de fièvre, d'hémoptysie, d'expectoration purulente, et appelé pour la période de vingt-huit jours, il fut réformé comme atteint de bronchite spécifique ; et, en effet, rapidement, en moins de trois mois, tous les phénomènes de la phtisie pulmonaire se déroulèrent en résistant à tous les traitements, et la mort survint en novembre 1895.

SECOND GROUPE

OBSERVATION VII. — En 1880, au mois d'août, Caz... Françoise, âgée de vingt-deux ans, d'une petite commune des environs de Cazaubon, Gers, vint à Bagnères, faire usage des eaux.

Avant de me conduire la malade, sa tante, à qui elle avait été confiée, vint me trouver pour m'instruire d'abord de l'état désespéré où se trouvait sa nièce et dont sa famille était avertie, et pour me prier ensuite, dans le cas où je croirais à un dénouement prochain, de renvoyer dans ses foyers, sous un motif quelconque, cette jeune poitrinaire, qui avait voulu venir à Bagnères malgré l'avis de son médecin, et malgré les supplications de sa famille.

Elle était donc réputée phtisique ; cependant sa tante n'avait connaissance d'aucun cas de tuberculose ni dans la famille du père ni dans celle de la mère de la malade ; et le père, la mère, le frère et le mari jouissaient tous alors de la meilleure santé. Caz... Françoise elle-même n'avait jamais été malade jusqu'à son accouchement qui remontait à vingt mois.

Mariée à l'âge de dix-huit ans, elle avait accouché dix mois après en janvier 1877. Ce premier accouchement ne l'avait nullement éprouvée ; elle avait été sur pied au bout de cinq à six jours et elle avait allaité son enfant sans encombre jusqu'au quinzième mois. Elle le sevra en juin 1878.

Redevenue enceinte au mois d'août de la même année, elle eut une grossesse des plus heureuses, et ce second accouchement qui eut lieu le 25 avril 1879 fut lui-même normal. Mais, le surlendemain, elle eut de la fièvre et fut obligée de mettre son enfant en nourrice et de garder le lit plus de vingt jours.

Depuis cette époque, elle a vu sa santé dépérir et ses forces diminuer peu à peu, sans toutefois ressentir des souffrances qu'elle pût rapporter à un organe plutôt qu'à un autre. En même temps le sommeil et l'appétit disparurent peu à peu; la toux survint d'abord sèche et quinteuse, pour devenir, depuis trois mois environ, presque continuelle et accompagnée d'une expectoration abondante. Le caractère a également subi une modification extrême : de douce et patiente qu'elle était, elle est devenue capricieuse, violente, emportée.

Depuis longtemps, notre malade accuse, la nuit, des sueurs profuses, des cauchemars pénibles et des soubresauts de tout le corps, semblables, dit-elle, à de violentes secousses électriques, en même temps que des crampes fréquentes dans les membres inférieurs, et plus particulièrement dans le mollet gauche.

La langue est rouge, irritée, sèche, très souvent le creux épigastrique est douloureux à la moindre pression, et les aliments sont mal supportés; il y a des alternatives de diarrhée et de constipation; celle-ci est habituelle; celle-là survient inopinément sous forme de débâcle et ne dure qu'un ou deux jours au plus ; le ventre est souvent ballonné, et la pression y provoque de la douleur, assez vive en certains endroits, notamment au niveau de l'ombilic.

La malade a des envies fréquentes d'uriner ; et l'urine en passant lui donne la sensation d'un fer chaud traversant le canal ; elle contient de l'acide urique en grande quantité.

Les menstrues viennent à leur époque ; à peine si elles ont trois à quatre jours tantôt d'avance tantôt de retard; elles durent de quatre à cinq jours et sont en quantité normale. Elles provoquent chaque fois de violentes coliques et une rachialgie très intense qui empêche la malade de marcher; elles s'accompagnent aussi chaque fois d'une notable exacerbation du nervosisme et aussi des phénomènes pulmonaires. Elle répond difficilement aux questions que je lui pose à ce sujet; j'apprends cependant qu'elle a d'abondantes pertes blanches, qui tachent en jaune et empèsent le linge et qui provoquent dans les parties génitales externes, un érythème intense et fort incommode par le prurit et la cuisson qui l'accompagnent. Elle n'a jusqu'ici parlé à personne ni de la leucorrhée ni de l'érythème qui la font cependant si cruellement souffrir, et dont elle se soulage par des lotions froides fréquemment renouvelées. Elle n'a jamais fait d'injections vaginales !

La vulve et le méat urinaire étaient très rouges, desquamés par places, inondés de muco-pus. Le toucher fut très sensible et provoqua du vaginisme. Le col était tuméfié et les mouvements communiqués à l'utérus extrêmement douloureux. J'introduisis non sans difficulté un petit spéculum qui me permit de constater une ulcération étendue et profonde des deux lèvres du col utérin, dont le canal donnait passage à un très abondant écoulement de muco-pus.

Voici maintenant les résultats de l'examen de l'appareil respiratoire qui n'étaient rien moins qu'encourageants.

Tout d'abord la malade respire par la bouche, et en lui faisant fermer celle-ci on s'aperçoit que l'air traverse difficilement les deux narines, mais surtout la narine droite, qu'on dirait complètement oblitérée. Cependant si la muqueuse est enflammée et tuméfiée, elle ne l'est pas assez pour expliquer une semblable gêne. On dirait que Caz... Françoise a oublié de respirer par le nez. Le pharynx est rouge, mais sans douleur et sans ulcérations ni granulations. Le larynx est indemne. La région thoracique supérieure est manifestement rétrécie chez cette femme et les omoplates sont en forme d'ailes. La palpation fait constater une notable augmentation des vibrations vocales au niveau du sommet droit ; rien de semblable n'existe du côté gauche. La percussion entre l'omoplate droite et la colonne vertébrale, en arrière et en avant dans les fosses sus-épineuses, donne de la submatité et fait percevoir une légère diminution de l'élasticité dans la paroi thoracique correspondante. A l'auscultation, je perçois dans toute l'étendue du champ, respiratoire, beaucoup à droite, beaucoup moins à gauche, des râles muqueux et sibilants. À droite, le murmure vésiculaire est très affaibli, et l'on perçoit, outre les râles humides, des craquements secs dans la fosse sus-épineuse, et dans la dépression sus-claviculaire. Enfin la respiration est rapide, saccadée, et je compte environ 28 à 30 inspirations à la minute. La durée de l'inspiration est à peu près égale à celle de l'expiration.

Comme les médecins qui avaient déjà soigné la malade, je la déclarai atteinte de tuberculose pulmonaire à la période de crudité, en même temps que de métro-vaginite concomitante, et je promis à la tante de renvoyer sous peu de jours sa nièce, à laquelle je tâcherais de faire comprendre qu'elle ne retirerait en ce moment aucun bienfait de l'usage des eaux de Bagnères.

Je prescrivis l'eau de la Rampe en boisson, les bains de la Reine à 34° avec injections vaginales dans le bain, et je fis, tous les deux jours, des pansements utérins, afin de modifier, si possible, l'état si fortement inflammatoire des organes génitaux urinaires.

Or, ce ne fut pas sans surprise que je constatai, au bout de quelques jours, une grande amélioration non seulement de la métro-vaginite, mais aussi et surtout des phénomènes pulmonaires et de la nervosité. Aussi, loin de la renvoyer, je persistai à lui faire continuer la médication, que j'avais instituée sans aucun espoir d'arriver à ce bon résultat.

Cependant les menstrues allaient venir, et la malade appréhendait cette époque à cause du retour possible des souffrances accoutumées et de la disparition probable du mieux dont elle bénéficiait. Mais les règles ne s'accompagnèrent que de malaises insignifiants au lieu des douleurs atroces et des troubles nerveux si intenses des époques précédentes.

Les menstrues finies, je repris le traitement, local avec plus de régularité ; et aux prescriptions balnéaires précédentes, j'ajoutai des douches de la Reine écossaises en pluie verticale et à jet brisé.

Après deux mois de ce traitement, Caz... Françoise me parut guérie ; elle ne présentait plus aucun symptôme morbide ni général, ni local ; sa respiration était maintenant nasale et avait son rythme normal. Elle avait enfin repris son embonpoint, ses forces et son entrain d'autrefois.

Depuis 1880, elle est revenue plusieurs fois à Bagnères, moins par besoin, que par précaution et par reconnaissance.

J'ai tenu à rapporter tout au long cette intéressante observation, parce que cette guérison inespérée m'avait fortement frappé et que, ne trouvant aucune explication plausible à cet heureux résultat, je fus obligé de reconnaître l'insuffisance actuelle des notions étiologiques sur la tuberculose, et que ce fut là le point de départ de mes études et de mes méditations sur cet important chapitre de pathologie.

Observation VIII. — Jeanne Fou... d'une petite commune du département de l'Ariège est âgée de six ans environ lorsque ses parents viennent s'installer à Bagnères. Elle est toujours malade depuis sa première enfance, et l'on est convaincu qu'elle est poitrinaire et que sa fin est prochaine. Sa mère surtout partage cette manière de voir et me dit que plusieurs médecins qu'elle a consultés pour son enfant, ne lui ont laissé absolument aucun espoir.

Effectivement, par la percussion, je constate dans les deux sommets une submatité assez prononcée, et par l'auscultation, en même temps, des râles sibilants et muqueux, disséminés dans toute l'étendue des poumons, une augmentation des vibrations vocales et des craquements humides assez nombreux. Il y a des accès de fièvre vespéraux, de la dyspnée, et le rythme respiratoire est bouleversé. Outre la fréquence inusitée des inspirations, l'expiration est égale à l'inspiration, si elle n'est pas un peu plus courte. La muqueuse nasale es sèche, irritée, et la respiration se fait par la bouche. La toux est continuelle, mais l'expectoration est rare et simplement spumeuse.

Sans doute l'appareil respiratoire est malade, mais les

voies digestives le sont encore bien davantage : la mère n'attire nullement mon attention sur ces phénomènes, hypnotisée qu'elle est par cette conviction que sa fille est malade, uniquement malade de la poitrine. La langue est rouge et fendillée, l'haleine est fétide ; il y a des vomissements fréquents, surtout de substances alimentaires ; l'épigastre et l'abdomen sont douloureux, parfois spontanément, mais toujours à la pression ; il y a du ballonnement et des alternatives de diarrhée et de constipation, la défécation et la miction sont fréquemment accompagnées de douleur et de cuisson, qui arrachent des cris à l'enfant et la font hésiter à satisfaire ses besoins naturels en temps opportun.

M'enquérant de l'hygiène à laquelle est soumise cette jeune fille, j'apprends qu'on lui donne une alimentation incendiaire : consommés de bœuf, bouillon, jus de viande, viandes grillées ou rôties, pâtisseries, vins vieux, Bordeaux, Bourgogne, etc... Ajoutons à cela qu'on lui donne à manger à toute heure du jour et de la nuit, qu'elle demande ou ne demande pas ; à tout prix il faut qu'elle mange, et pour qu'elle mange on ne lui refuse rien, on lui passe tous ses caprices. Déjà elle a indigestion sur indigestion et, comme conséquence, de l'agitation nocturne, des colères terribles, en un mot tout le cortège des phénomènes observés dans le cours des maladies du tube digestif chez les enfants.

En présence de cet état si complexe, que devais-je faire ? Evidemment négliger pour le moment les phénomènes pulmonaires pour ne m'occuper que des troubles digestifs, c'est-à-dire courir au plus pressé ! Je dis à la mère qu'il fallait prendre cette enfant comme si elle venait de naître, lui refaire ses intestins et, par conséquent la remettre au régime lacté absolu. La mère me fit observer que l'enfant refuserait le lait, et que d'ailleurs ce traitement lui répugnait singulièrement, le lait étant un poison, en raison des microbes qu'il pouvait renfermer.

Sans m'attarder à combattre ces objections, j'imposai le traitement suivant : toutes les deux heures on présenterait à l'enfant une petite tasse de lait, et dans l'intervalle de l'eau fraîche. Que si l'enfant refusait le lait, il ne fallait pas insister, mais il ne fallait pas non plus céder à ses pleurs et lui donner autre chose que de l'eau. Je finis par convaincre Mme Fou... qu'un enfant ne boude jamais contre son estomac ; et, quand ce dernier serait assez reposé, et quand la sensation de la faim serait bien franche, sa fille serait la première à demander elle-même qu'on lui donnât du lait. Le lait devait être cuit, froid, sans sucre.

Jeanne Fou... passa ainsi quatre jours sans prendre autre chose que quelques gorgées d'eau fraîche. Vers la fin du quatrième jour, elle prit un peu de lait et depuis elle ne se fit plus prier pour suivre le régime qui lui était imposé ! et quelques jours plus tard elle prenait deux litres de lait par jour et quelquefois plus. Outre ce régime j'avais prescrit des prises de dix centigrammes de calomel tous les trois ou quatre jours, des lavements bi-quotidiens et des cataplasmes émollients pendant la nuit sur l'abdomen.

Dès les premiers jours les terreurs nocturnes furent moins fréquentes, le sommeil devint plus régulier, l'agitation nerveuse devint de moins en moins intense, les douleurs qui accompagnaient la défécation et la miction disparurent pendant que les fonctions se régularisaient et devenaient normales. En même temps la toux et la dyspnée diminuaient peu à peu. En présence de ces résultats, les parents de mon intéressante malade n'hésitèrent plus ; le traitement prescrit, c'est-à-dire le régime lacté, fut rigoureusement continué pendant neuf mois entiers. L'enfant, à cette époque, était fraîche, grasse et forte, et ne présentait plus aucun phénomène ni gastro-intestinal ni pulmonaire. Alors au lait on ajouta des bouillies, puis des purées de légumes, puis encore des soupes maigres et des œufs. Ce ne fut que longtemps après, que je permis à midi un peu de viande blanche et du vin blanc fortement additionné d'eau. Enfin peu à peu Jeanne Fou... reprit la vie de tout le monde et ne vit plus reparaître aucune trace de sa maladie qui avait tant inquiété ses parents et surtout sa mère.

Observation IX. — Pierre D..., a huit ans en 1888. Son père et sa mère viennent de succomber tous les deux à la phtisie pulmonaire à quelques mois d'intervalle. Sauf ces antécédents héréditaires indéniables, l'histoire clinique de Pierre D... est la répétition à peu près identique de la précédente.

Sous prétexte de prédisposition à la phtisie, on a, dès le début, voulu le tonifier : dès lors viandes rouges, grillées ou rôties, consommés, jus de viande, peu ou point de légumes, pas de laitages, le lait pouvant être un poison, vins de Bourgogne, café, liqueurs alcooliques ; en un mot, alimentation excessive, surmenage des organes digestifs. Et tout cela fut encore exagéré dès qu'on put croire que la maladie faisait son œuvre.

Comme chez Jeanne Fou... il existait en effet, des phénomènes pulmonaires qu'on pouvait croire graves sans doute ; mais ils avaient moins de gravité que les troubles digestifs qui d'ailleurs étaient les premiers en date.

Le même régime que chez Jeanne Fou... produisit chez Pierre D... le même résultat heureux. Si bien que, depuis, Pierre D... est devenu un garçon robuste, d'une excellente santé remportant le prix de gymnase et d'escrime et ne présente certes pas de tendance aucune ni à la phtisie ni à une maladie chronique quelconque.

Observation X. — Caroline Laf... couturière, trente-six ans, vint me consulter en 1891. Elle m'apprend qu'elle s'est toujours bien portée jusqu'en 1890, mais, depuis cette époque, elle tousse et crache, surtout le matin et le soir. Sa respiration est devenue haletante et saccadée elle s'essoufile rapidement quand elle monte une pente ou des escaliers ; et ces phénomènes se sont aggravés depuis quelques jours, elle a perdu le sommeil et l'appétit ; les digestions sont laborieuses, elle sue la nuit et ressent fréquemment des points de côté, surtout du côté droit. Enfin l'examen local fait percevoir les signes sthétoscopiques de la tuberculose pulmonaire à sa période de crudité.

Poussant plus loin mon examen, elle m'avoue qu'elle croit avoir contracté, il y a quelques années, la chaude-pisse. Ce qu'il y a de positif, c'est qu'après avoir subi plusieurs rapprochements, dans la même nuit, elle éprouva, deux ou trois jours après, des ardeurs dans la miction et des pertes muco-purulentes très abondantes. Quoi qu'il en soit, elle se soigna peu ou pas du tout, puisqu'elle se contenta, pour tout traitement, de faire des lotions et des injections vaginales simplement avec de l'eau de mauve; ce qui calmait les ardeurs de la miction et détergeait les parties sexuelles de l'écoulement qui les inondait. Actuellement les urines sont, par époques, encore chaudes, et il existe de la leucorrhée; en même temps les menstrues et le coït sont accompagnés de violentes douleurs. Le col est ulcéré; et il y a un énorme ectropion de la lèvre antérieure. Le corps de l'utérus est volumineux, et la pression et les mouvements communiqués y occasionnent une forte douleur.

Je m'attache uniquement à traiter les lésions des organes génitaux. Quelques jours de traitement suffisent pour amener la disparition des phénomènes respiratoires; et Car... Laf..., incomplètement guérie de sa métrite, mais se trouvant beaucoup mieux, reprend ses occupations et cesse de se soigner.

Trois mois environ après, les troubles pulmonaires reparaissent avec une nouvelle poussée de la métrite. Même traitement, même résultat heureux; et deux autres fois les mêmes phénomènes se reproduisent. La malade se décide, enfin, au curettage.

Depuis cette époque, il y a de cela quinze mois environ au moment où j'écris ces lignes, Car... Laf... n'a plus présenté aucun signe morbide, ni local, ni général; et tout me porte à croire que la guérison est définitive.

Observation XI. — Marie Laf..., quarante ans, de Germs, est aussi robuste que grande; elle s'est bien portée jusqu'en 1891, malgré ses accouchements et ses allaitements consécutifs (8 enfants). Pendant le mois de février de cette même année 1891, elle est atteinte sans cause connue d'une bronchite qui résiste à tous les traitements; en même temps elle maigrit et s'affaiblit considérablement. Son médecin l'envoie en mai à Cauterets, où elle est prise d'hémoptysie après cinq à six jours de traitement.

Son état empirant, elle vint à Bagnères, au mois de juillet suivant; et, bien entendu, elle ne se plaignit que de sa toux, de son expectoration abondante, de sa dyspnée, en un mot de sa maladie de poitrine. Et de fait, je constatai de la submatité dans les deux sommets, des râles sibilants dans les deux poumons, et quelques rares craquements dans le sommet droit. Pressée par mes questions, elle accuse de la douleur dans le bas-ventre, des urines brûlantes, du prurit vulvaire et de la leucorrhée muco-purulente abondante; depuis trois ans les rapports conjugaux sont toujours très douloureux. Il y a de la rachialgie persistante, mais plus prononcée au moment des règles qui amènent chaque fois une aggravation dans les symptômes tant généraux que pulmonaires.

L'examen local fait constater de la métrite chronique, une vaste ulcération du col et un énorme ectropion des deux lèvres.

Un traitement antiseptique et résolutif de quelques jours suffit pour rétablir l'appétit et rendre les forces à la malade, qui voit en même temps disparaître et les troubles respiratoires et les troubles abdominaux. Certes, la métrite n'était point guérie, elle était seulement améliorée, et malheureusement Marie Laf... ne pouvait plus prolonger son séjour à Bagnères.

Aussi, en avril 1892, réapparition des mêmes phénomènes et nouvelle cure à Cauterets suivie du même insuccès; puis, son état s'aggravant toujours, Laf... Marie revint en octobre à Bagnères réclamer le même traitement qui lui avait déjà si bien réussi.

L'amélioration fut moins rapide: mais après un mois de traitement, elle fut suffisante pour que la malade, n'éprouvant plus aucune gêne, ni aucune douleur, se crût complètement guérie. Aussi, malgré mes instances, elle ne voulut point consentir au curettage utérin qui me paraissait le seul moyen efficace pour obtenir une guérison complète et durable.

Quoi qu'il en soit, depuis son départ de Bagnères, fin octobre 1892, elle jouit d'une santé en apparence parfaite ; elle reprit ses habitudes d'autrefois et le travail des champs, si pénible dans les villages de nos montagnes. Cela dura ainsi jusqu'en août 1894, époque à laquelle elle redevint enceinte, elle fit fausse couche en novembre. Depuis lors, les phénomènes utérins reparurent plus graves qu'auparavant. Eloignée de tout secours professionnel, et la rigueur de la saison empêchant son transport à Bagnères, elle vit les troubles de la respiration revenir à leur tour, et ne plus s'arrêter que pour l'emporter quatre mois après sa fausse couche, avec tous les caractères de la phtisie pulmonaire.

Je ne doute point et sa famille ne doute pas non plus que si cette malade eût pu recevoir les soins nécessités par son état, elle n'eût encore une fois triomphé de sa maladie, et récupéré comme précédemment une santé relative.

Observation XII. — Jean-Marie Mé..., de Bagnères, était dans sa vingt-sixième année, lorsqu'il réclama mes soins en 1884. Il avait été jusque-là toujours bien portant, doué d'un bon appétit et capable d'un travail pénible et prolongé. Mais depuis trois mois environ, il tousse et il maigrit ; il dort mal et il s'affaiblit progressivement si bien qu'il arrive à ne plus pouvoir que fort péniblement travailler de son métier de sabotier. Sa femme attribue cet état à ce que son mari joue sans modération du cornet à piston.

A l'examen de la poitrine, je constate positivement des râles muqueux dans toute l'étendue des poumons, quelques craquements secs dans les deux sommets avec une légère submatité et un affaiblissement notable du murmure vésiculaire. Les vibrations vocales sont manifestement exagérées. Il respire avec la bouche ouverte et son sommeil est très souvent entrecoupé de ronflements très forts et pénibles à entendre. La durée de l'inspiration est prolongée relativement à celle de l'expiration. Il sue abondamment la nuit ; et sa transpiration exhale une odeur mauvaise, une fétidité spéciale comparable à celle du poisson pourri.

Quoi qu'il en soit, il mange beaucoup, même trop et ingurgite beaucoup de liquide. En réalité, il ne souffre ni de l'estomac ni des intestins, mais ces organes sont le siège de bruits fréquents et bruyants, de glou-glou, surtout le matin en s'habillant. Il a des alternatives de constipation et de diarrhée ; et dans ce dernier cas ce sont des débâcles vraiment énormes, à la suite desquelles il a du vertige et éprouve comme une sensation d'un grand vide dans le cerveau. Enfin la palpation, la percussion et l'auscultation ne laissent aucun doute sur l'existence d'une énorme dilatation gastrique.

Cette constation me permet de ne pas attribuer aux symptômes pulmonaires relatés plus haut toute la gravité que leur accorde la famille de Jean-Marie Méd... et de lui faire espérer qu'un traitement rationnel et sévère de la dilatation gastrique et de la toxémie qui en est la conséquence, aura très probablement raison de tous ces troubles qui lui causent tant d'inquiétudes.

J'institue le traitement suivant : Deux centigrammes de podophylle le soir en se couchant ; lavements le matin au réveil ; lait et eau fraîche comme alimentation ; en même temps lavages de l'estomac avec de l'eau de Vichy artificielle (deux cuillerées à soupe de bicarbonate de soude par litre d'eau tiède, ou mieux d'eau de Salies).

Sous l'influence de ce traitement, les selles se régularisent, l'ozème gastrique et les sueurs nocturnes fétides diminuent ainsi que le bruit de glou-glou. Deux mois après environ, sans autre médication que la médication gastrique, les phénomènes pulmonaires ont disparu, et le malade voit son embonpoint et ses forces revenir progressivement et régulièrement.

Depuis cette époque Jean-Marie Méd... n'a plus eu aucune inquiétude pour sa poitrine ; mais il a de temps en temps, pour peu qu'il commette une erreur de régime ou qu'il néglige les soins qui lui sont prescrits, des retours offensifs de sa dilatation gastrique.

Observation XIII. — Duh... Jean-Marie, de Bagnères, trente-huit ans, a habité les colonies où il a contracté la malaria et la dysenterie. Mais il est entièrement remis de ces affections depuis son retour en France. Il a eu autrefois la chaudepisse ; mais actuellement il ne lui en reste aucun vestige. Cependant il se marie en 1893 ; et, quelque temps après son mariage, difficulté dans la miction, douleur et pesanteur dans le périnée, écoulement léger d'un pus bien lié, comme s'il venait d'un abcès, en même temps la fièvre s'allume présentant des accès assez intenses (39°5 et même 40°8), anorexie complète, affaiblissement et amaigrissement progressifs. Au bout de deux mois environ que duraient ces accidents, la situation du malade s'aggrava considérablement. Il se mit à tousser et avoir des hémoptysies et des crachats purulents ; la percussion révéla de la submatité dans les sommets, et l'auscultation, des râles sous-crépitants et des craquements, en même temps que les phénomènes urinaires s'accentuaient. Il fallut suspendre les médications créosotées, terpinées ou autres ; l'estomac ne les tolérant pas. Néanmoins après quelques jours de lavages vésicaux, pratiqués sans cathétérisme au moyen du siphon, d'injections, après les lavages, d'une cuillerée à soupe d'huile de vaseline iodoformée et d'introduction, pendant la nuit, de bougies Rainal à l'iodoforme, les phénomènes s'amendaient en même temps que les phénomènes urinaires, et en 1896 Duh... Jean-Marie se porte à merveille et est père d'un beau garçon très bien portant.

Observation XIV. — Jean-Marie B..., âgé de vingt-neuf ans, domicilié à Bagnères-de-Bigorre, est reconnu, en 1888, propre au service militaire et incorporé au 23e régiment d'artillerie à Toulouse. A la fin de son congé, il reste au corps en qualité de rengagé volontaire avec les galons de maréchal des logis. En 1892, il tombe malade. Reconnu atteint de bronchite, il est envoyé à l'hôpital, où les divers traitements employés échouent complètement. Une cure à Amélie-les-bains n'a d'autre résultat que de provoquer quelques légères hémoptysies. Envoyé ensuite en congé de convalescence de trois mois, il retourna au corps aussi malade qu'auparavant. Remis en observation à l'hôpital militaire, il fut bientôt proposé pour la réforme, avec pension viagère. Il fut en effet réformé, en juillet 1894 pour *bronchite tuberculeuse.*

Son père se porte actuellement très bien ; sa mère mourut, il y a quelques années, d'une maladie indéterminée. Mais d'après les renseignements que j'ai pu recueillir, cette maladie aurait présenté tous les caractères de la phtisie pulmonaire. Cependant je suis obligé d'avouer que je n'ai aucune certitude à ce sujet, le seul médecin qui lui avait donné des soins étant décédé lui-même, il y a dix ans. Son frère se porte bien ; sa sœur mourut à Bordeaux d'accidents puerpéraux.

Jean-Marie B..., est grand, bien proportionné, en un mot, il est d'une constitution très robuste, et il s'est toujours bien porté jusqu'en 1892. Cependant en 1887, il contracta la chaudepisse qui céda en peu de jours aux injections uréthrales avec la mixture dont voici la formule :

Eau distillée.	1000 grammes.
Sublimé.	25 centigr.
Antipyrine.	10 grammes.

Chlorure d'ammonium pour faire dissoudre le sublimé.

Cette chaudepisse récidiva plusieurs fois pendant les années passées au régiment ; mais ces récidives furent chaque fois vite guéries par l'emploi des mêmes injections antiseptiques.

Quoi qu'il en soit, Jean-Marie B..., réformé pour cause de tuberculose, revient dans ses foyers dans l'état morbide suivant :

Amaigrissement notable, anorexie presque complète, parfois vomissements glaireux ; sueurs nocturnes, dyspnée, respiration buccale constante ; respiration absolument insuffisante si le malade ferme la bouche ; râles muqueux dans toute l'étendue des poumons; submatité et craquements secs dans les sommets.

J'institue le traitement suivant : un seul repas à midi, qui se composera d'un peu de viande blanche, de purées de légumes et de laitages, matin et soir régime lacté, deux centigrammes de calomel tous les matins, benzonaphtol à midi et à chaque prise de lait; eau de Labassère un demi-verre le matin; eau de Salies, un verre le soir; humages et surtout douches nasales à l'eau de Salies tous les jours ; et tous les deux jours, bains russes avez massage. En outre, me souvenant d'autre part de son accident vénérien, et convaincu d'autre part que la phtisie pulmonaire a toujours pour point de départ une lésion quelconque dans un organe quelconque, je fais reprendre les injections antiseptiques et introduire trois fois par semaine, le soir en se couchant, dans le canal de l'urètre, une bougie Rainal à l'iodoforme.

Le résultat de ce traitement fut celui que j'espérais; les symptômes locaux et généraux de phtisie disparurent assez rapidement et un mois et demi après le début de ce traitement, Jean-Marie B..., avait récupéré ses forces et son embonpoint, et actuellement, après plus d'un an, il assure qu'il n'a jamais été aussi bien portant. D'ailleurs l'examen le plus sévère ne fait plus rien découvrir dans sa poitrine.

RÉFLEXION GÉNÉRALE

J'aurais pu indéfiniment allonger cette double série d'observations cliniques. Mais celles que j'ai rapportées, avec celles qui viendront à la mémoire des praticiens qui me liront. suffiront, j'espère, à me justifier de m'être posé le double problème suivant et d'en avoir cherché la solution :

1° Comment, d'une part, la phtisie a emporté des

personnes, telles que celles qui font l'objet des observations I, III et V du premier groupe, tandis que rien ne semblait les prédisposer à ses mortelles atteintes ;

2° Comment, d'autre part, les troubles respiratoires fort graves parfois, présentés par les sujets du second groupe, notamment ceux des observations VII, VIII, IX et XIV, ont été guéris sous l'influence d'une médication exclusivement dirigée contre des lésions étrangères aux poumons.

En effet, malgré mes appels réitérés aux souvenirs classiques, et aux travaux récents sur la tuberculose, je ne parvenais pas à découvrir par quelle relation ces faits se rattachaient les uns aux autres, ni quelle loi les gouvernait et me donnerait désormais la possibilité de les prévoir d'abord pour les conjurer ensuite.

Et je désespérais de jamais percer ce qu'il y a de mystérieux en eux ; et j'étais persuadé qu'il faudrait toujours me résigner à les ranger parmi les choses inexpliquées et peut-être inexplicables qui encombrent encore les différents compartiments de la science biologique, lorsque, sollicité de lire, par l'éloge qu'en fait M. Pierre Laffitte [1], La « Lettre sur

[1] « Presque au même moment que Hume Diderot dans deux lettres où *brille le plus solide et le plus audacieux génie philosophique* développait par voie de conséquence la même théorie. Mettant tour à tour, en scène un aveugle et un sourd l'un et l'autre infirmes-nés, il montre par une admirable analyse de combien d'idées nous prive la perte d'un sens; il prouve qu'en dehors de sensations proprement dites, c'est-à-dire des impressions directement venues du monde extérieur, il existe toute une catégorie de notions afférentes à

les Aveugles » et la « Lettre sur les Sourds » de notre immortel Diderot, j'eus aussi la bonne fortune de lire de ce même auteur le « Rêve de d'Alembert ».

Presque en même temps, en 1891, j'étudiai dans la « Philosophie positive » et dans le « Système de Politique positive », d'Auguste Comte, ce que ce profond penseur a écrit sur la biologie ; puis, coup sur coup, tombèrent sous mes yeux « L'appel aux Médecins » du docteur Audiffrent, et la théorie de la sensation que M. Pierre Laffitte, mon maître vénéré, a exposée dans sa « philosophie première ». Telles sont les sources où j'ai puisé l'inspiration des idées médicales qui vont suivre.

C'est, en effet, la systématisation des idées positives éparses dans ces divers ouvrages qui me paraît résoudre le problème biologique posé par les observations relatées plus haut; c'est de cette même systématisation que sortira une conception véritablement scientifique et positive de la *Diathèse* en général, et de la *Diathèse tuberculeuse* en particulier. Enfin, c'est l'exposition difficile et délicate de cette conception et l'exposition non moins importante des applications pratiques qui en découlent, c'est, dis-

chaque sens, mais créées par un travail particulier du cerveau qui viennent nécessairement à manquer toutes les fois que la *sensation fait défaut*. L'idée de pudeur, par exemple, sera aussi incompréhensible pour l'aveugle que la preuve de l'existence de Dieu tirée par la métaphysique du spectacle des merveilles de la nature, que la crainte d'être jeté dans un cachot sans lumière, etc., etc. La lettre *sur les aveugles* et celle *sur les sourds* doivent rester à jamais au *nombre* des plus purs chefs-d'œuvre philosophiques de l'esprit humain. » (P. Laffitte, in *Cours de philosophie première*.)

je, ces deux expositions qui font l'objet du présent travail.

Mais pour être ultérieurement bien compris et pour donner des bases solides à mes inductions, je dois, avant tout, développer suffisamment les idées générales et abstraites sur lesquelles repose tout entière cette notion de la diathèse, c'est-à-dire l'idée de vie, l'idée de santé et l'idée de maladie.

Certes, on pourra, de prime abord, trouver que c'est là œuvre fort inutile, sous prétexte que tout le monde sait à quoi s'en tenir sur ces sujets. Eh bien ! ce n'est pas mon humble avis ; car les notions qu'on a sur ces abstractions sont presque toujours fort implicites et extrêmement vagues.

Ces études de biologie et de pathologie générale vont faire l'objet de la première partie de mon travail.

PREMIÈRE PARTIE

LA VIE

> « Je sens, donc je suis. »
> Nulle vie sans sensation.

I. Définition de la vie. — Si nous voulions présenter une définition absolue de la vie, c'est-à-dire en indiquer l'essence même, il nous faudrait pouvoir remonter à sa première apparition sur la planète, et assister à la naissance du premier être vivant. Or, nous n'y étions pas, et nous ne pouvons pas reproduire expérimentalement cette première naissance.

L'essence et, partant, la définition absolue de la vie sont donc et seront toujours hors de la portée de notre chétive intelligence. Et prétendre suppléer à cette ignorance inhérente à notre naissance relativement récente et à l'incapacité de notre expérimentation, par des inductions et des déductions de notre entendement, c'est vouloir mettre notre propre esprit dans les choses elles-mêmes, au lieu de mettre les choses dans notre esprit ; c'est vouloir que les choses soient telles que les font nos désirs et nos préjugés ; mais à coup sûr, ce n'est point faire là de la science.

On ne définit point la pesanteur ni l'électricité, si on entend par là qu'on ne peut pénétrer l'essence même de ces phénomènes naturels, soit ; mais on les définit suffisamment, en indiquant les conditions fondamentales, les conditions *sine quâ non* de leur manifestation. Et la relativité même d'une semblable définition en fait saisir le caractère éminemment scientifique, en même temps qu'elle montre qu'une telle définition répond à tous les besoins de la théorie aussi bien qu'à ceux de la pratique.

Eh bien ! c'est une définition de ce genre qu'il faut donner de la vie, il faut la composer des conditions dont la seule coexistence, d'une part, rend la vie possible, et sans lesquelles, d'autre part, il n'y a eu et il n'y aura jamais aucune vie sur la terre.

Quelle sera donc cette définition ?

Ignorant à l'origine le monde et ses lois, l'homme a pris pour principe dans l'explication des phénomènes qu'il observe en lui et hors de lui son propre sentiment immédiat des phénomènes dont il se sent être personnellement le théâtre, obéissant, ici comme partout ailleurs, à la première loi de la Philosophie première, d'après laquelle « l'entendement humain fait l'hypothèse la plus simple selon les renseignements obtenus ».

Et comme le besoin de respirer est le premier besoin de l'être vivant, qu'il est alors le seul renseignement obtenu, la Genèse fait naître l'homme d'un peu d'argile insufflée d'un peu d'air par un être extérieur à cette même argile.

Tel fut pendant bien des siècles le sentiment de l'humanité sur l'apparition de la vie humaine sur la terre.

Mais les sciences se constituaient les unes après les autres : après la mathématique, voici venir l'astronomie ; à celle-ci succède la physique, et l'alchimie fait pressentir la chimie ; en un mot, les différents compartiments de la science inorganique sont ou vont être bientôt explorés.

Dès lors, cette définition exclusivement théologique de la vie devint trop simpliste, en présence des quelques lois scientifiques déjà découvertes et désormais incompressibles. Il fallut donc modifier cette naïve définition pour la mettre en harmonie avec l'état des connaissances à cette époque, il fallut, en un mot, faire de *nouvelles hypothèses à l'image des nouveaux renseignements obtenus.*

Au rapport de Fontenelle, l'anatomiste Méry faisait la judicieuse comparaison suivante :

« Nous autres anatomistes, nous ressemblons aux commissionnaires de Paris, qui connaissent toutes les rues de Paris, jusqu'aux plus petites et aux plus écartées, mais qui ignorent ce qui se passe dans les maisons. »

L'homme aussi ignore ; mais son entendement consent difficilement à ignorer ; aussi il fait sans tarder et hardiment des hypothèses adaptées à ses connaissances, car « vouloir que l'intelligence existe et ne fasse pas d'hypothèses, c'est la condamner à la simple ingestion de matériaux, c'est-à-dire à l'idiotisme. Comment imaginer que nous puissions contempler des faits sans chercher à les unir, sans tenter de mettre entre eux une relation de similitude ou de succession? (Pierre Laffitte, *Philosophie première.*)

Et, en outre, comme « notre entendement est spontanément disposé à croire à la réalité objective des conceptions dont la convenance mentale est établie » (Pierre Laffitte, *Philosophie première*), après les volontés théologiques devenues insuffisantes, il imagina des entités métaphysiques, il anima ces pures abstractions, qu'il fit vivre et agir comme des êtres réels : tels les Archées avec Van Helmont, l'âme et sa force motrice avec Stalh, le principe vital avec Barthez; les forces vitales avec Bichat, etc.

A côté de ces diverses écoles animo-vitalistes, s'élèvent d'autres écoles rivales, qui toutes procèdent de la grande tentative matérialiste de Descartes, qui prétend tout réduire à la forme. Selon ces écoles dont Boerhaave est le plus illustre représentant, l'être vivant ne relève que des lois physico-chimiques; celles-ci expliquent suffisamment la vie sans avoir besoin de recourir à des êtres surnaturels ou à des entités métaphysiques.

Si les premiers — les animo-vitalistes — n'ont pas suffisamment entrevu la part qui revient à la physique et à la chimie dans les manifestations vitales, les seconds — les matérialistes — n'ont pas assez tenu compte de l'activité inhérente à la matière vivante et des réactions dont elle est capable.

Cependant, avec Barthez et surtout avec Bichat, les faits positifs s'accumulaient et les spéculations prenaient de plus en plus un caractère vraiment scientifique : le progrès était réel et considérable.

Il devenait, dès lors, évident qu'une nouvelle doctrine de la vie viendrait prochainement prendre la place des deux autres, n'admettant dans sa définition que des faits déjà démontrés ou démontrables et puisés dans l'étude directe de l'astre même où la vie évolue et dans la seule observation des phénomènes. — C'est, en effet, la géologie qui apporta cette dernière pierre nécessaire à l'édification de la doctrine nouvelle, en montrant que pour que la vie apparût, il lui fallait un milieu favorable.

La géologie montra donc, qu'à l'origine de notre planète, la vie n'exista et ne pouvait exister sous aucune forme.

La géologie montra que la vie ne put apparaître que sous certaines conditions de température et de composition dans les gaz et les liquides constitutifs du milieu terrestre.

La géologie montra que primitivement la vie apparut sous la forme végétale, et qu'elle dura seule sous cette forme pendant de longs siècles.

La géologie montra que la vie animale apparut seulement lorsque, les conditions mésologiques devenues meilleures, elle trouva, dans les végétaux, l'aliment ayant déjà vécu dont elle ne peut se passer. Qu'en d'autres termes, les animaux sont les parasites des végétaux; et que ceux-là n'empruntent au sol les sucs nourriciers que par l'intermédiairre de ceux-ci et en les absorbant [1].

[1] Voici comment s'exprime Aug. Comte sur ce sujet : « L'induction biologique représente partout l'essor des fonc-

La géologie montra, enfin, que les organismes animaux vont se perfectionnant jusqu'à l'homme, le dernier né, au fur et à mesure que la croûte terrestre, évoluant aussi sous l'action des forces cosmiques, a fourni un milieu plus favorable avec un aliment plus approprié et plus abondant.

Or, ces constatations indéniables de la géologie démontrent que la vie n'est possible que lorsqu'il y a un organisme déterminé et un milieu qui fournit un aliment convenable, et qu'elle est radicalement impossible, en dehors de ces conditions primordiales d'organisme et de milieu.

Dès lors, nous croyons pouvoir, avec de Blainville, si heureusement complété par Auguste Comte, définir la vie : « le double mouvement intestin, à la fois général et continu, de composition et de décomposition, entre un organisme et le milieu qui l'entoure. »

Il était impossible d'indiquer, d'une manière plus concise et plus explicite les deux conditions inséparables de tout être vivant, un organisme déterminé et un milieu convenable.

On objectera peut-être que cette définition se rapporte exclusivement à la vie végétative et qu'elle

tions supérieures comme uni au peu d'énergie des fonctions inférieures. C'est ainsi que la théorie générale de la vitalité conduit à distinguer deux grandes classes d'êtres organisés : les uns, moins élevés, mais plus indépendants, se suffisant à eux-mêmes dans le milieu convenable : les autres, plus nobles et plus rares, ne pouvant subsister qu'à l'aide des premiers. On doit rattacher cette notion biologique à la loi encyclopédique qui, envers l'ensemble des phénomènes naturels, diminue l'indépendance à mesure que croît la dignité. »

viole la théorie générale des définitions, qui prescrit avec raison de « chercher la caractéristique d'un phénomène quelconque dans les cas où il est le plus développé, et non dans les cas où il l'est le moins ».

Mais cette objection fait ressortir avec plus d'évidence encore toute la justesse de la définition proposée ; car, de même qu'on ne connait pas de pesanteur sans corps pesant, de même jamais vie animale n'a existé sans vie végétative préalable, à laquelle la première est entièrement subordonnée, de telle sorte que la « vie animale ne constitue qu'un simple perfectionnement complémentaire surajouté, pour ainsi dire, à la vie organique ou fondamentale » (Auguste Comte).

D'ailleurs, tout bien considéré, la vie proprement dite n'est nulle part plus active et plus caractéristique que dans les végétaux, puisqu'ils peuvent seuls composer directement leurs tissus avec des matériaux uniquement empruntés au monde inorganique, tandis que les animaux ont besoin d'aliments déjà doués d'un premier degré de vitalité pour compenser l'insuffisance de leur pouvoir assimilateur.

Et remarquons ensuite ici que ces deux illustres penseurs, de Blainville et Auguste Comte, ne sentent nul besoin de faire intervenir, dans leur définition, ni l'hypothèse spiritualiste, ni l'hypothèse matérialiste. Aucun fait réel ni aucune science positive confirmant l'une ou l'autre ne leur permettent de remonter sûrement à l'origine de la vie; ils ne s'épuisent donc pas en vains et stériles efforts pour combler cette lacune, ils se contentent de la connaissance certaine des conditions fondamentales de toute vie que leur fournit une immense induction, désormais inattaquable.

II. Fonctionnement vital. — Mais si la géologie ni aucune autre science ne peuvent nous dévoiler le mystère de l'apparition de la vie sur la terre, elles nous permettent donc, au moins, d'acquérir la notion des deux conditions fondamentales de la vie ; elles nous font aussi découvrir, par une série de nouvelles inductions non moins inattaquables, comment l'organisme et le milieu, en réagissant l'un sur l'autre, assurent ce mouvement de composition et de décomposition qui réellement constitue la vie proprement dite.

Eh bien ! puisqu'il s'agit ici surtout de l'homme, comment vit-il ? ou mieux par quel fonctionnement vital, par quel intermédiaire, établit-il entre lui et le milieu qui l'entoure, cette harmonie nécessaire sans laquelle son existence serait radicalement inintelligible ? Interrogeons les faits et inclinons-nous devant la réponse explicite des inductions qui en découlent nécessairement.

De la fécondation, nous ne savons qu'une chose ; une cellule — le spermatozoïde — pénètre dans une autre cellule l'ovule — modifie dans celle-ci le mouvement nutritif et fait procéder le nouvel organisme de cette modification même, dont nous n'avons pu et probablement nous ne pourrons jamais déterminer la nature ni le mécanisme.

La vie intra-utérine elle-même nous est malheureusement si peu connue, que nous ne pourrions faire que des hypothèses invérifiables sur les sources du développement de ce nouvel être en formation et sur les impressions éprouvées par lui pendant cette première période de son existence.

Mais voici venu le moment de la parturition ; l'enfant parait enfin à la vulve. Aussitôt, avant même d'être séparé de l'organe matériel, il crie. Comment et pourquoi a-t-il été sollicité à pousser ce premier cri ?

« Le cri chez l'enfant nouveau-né prend le nom particulier de vagissement..... Provoqué par les sensations nouvelles et probablement pénibles que le contact de l'air et l'impression de froid déterminent à la surface du corps, le cri du nouveau-né a pour but, en raison de l'effort qu'il suppose et de l'inspiration profonde qui le précède ou qui le suit, de dilater amplement les vésicules pulmonaires, de refouler les viscères abdominaux qui empiétaient sur la cavité thoracique, de chasser le sang veineux dans l'artère pulmonaire et dans les bronches et enfin de débarrasser le larynx et l'arrière-gorge des mucosités qui les encombrent » (Alfred Luton).

D'où il résulte d'une façon indéniable que le premier acte vital exécuté par l'enfant en venant au monde, est le résultat inéluctable d'une impression que son organisme reçoit du milieu dans lequel désormais il est entièrement plongé.

Ces mêmes impressions continuant à agir, l'enfant s'y accoutume ; et les mouvements respiratoires s'exécutent bientôt sans vagissement, sans cri, tant que d'autres impressions violentes n'interviennent point pour provoquer des expirations énergiques qui de nouveau feront vibrer les cordes vocales. C'est qu'en effet « plus tard l'enfant crie dans un tout autre but ; c'est sa manière à lui de faire connaître ses besoins et ses souffrances » (Alfred Luton).

Car, ces impressions successives épuisent le jeune être, et, à ces causes de déperdition, s'ajoutent encore les efforts de miction et de défécation que provoquent les impressions viscérales nées de la réplétion de la vessie et de l'intestin.

Aussi, bientôt après l'accomplissement de ces divers actes vitaux, et des dépenses subies par l'organisme, le besoin de nourriture devient pressant, et même douloureux, s'il n'est pas satisfait en temps utile; l'instinct de la conservation est ainsi mis en éveil; et cette nouvelle sensation viscérale est immédiatement suivie des mouvements de succion que fait l'enfant, tandis qu'il cherche le sein maternel.

Cependant l'enfant continue de crier, de remuer, de s'agiter; cette agitation incessante le fatigue rapidement: il éprouve alors le besoin de repos, il s'endort.

Tous ces mouvements et tous ces actes vitaux qu'on observe dans l'enfant dès sa naissance, sont donc provoqués par les impressions produites sur sa double surface mucodermique par le milieu nouveau dans lequel il vient d'être plongé; ils sont encore absolument inconscients.

L'organisme du jeune être pour les exécuter paraît ACTIONNÉ, si je puis ainsi dire, uniquement par le milieu où il respire.

Il ne voit pas, il n'entend pas, il n'odore pas encore ; le tact et le goût, directement préposés à la conservation de l'individu, à sa nutrition, fonctionnent encore seuls.

Peu à peu, cependant, par la répétition de ces impressions, l'éducation des autres sens se fait progressivement, et les sensations correspondantes sont ainsi perçues les unes après les autres.

De ce qui précède, il résulte nécessairement, que l'enfant, à sa naissance, ne sait rien et ne fait rien que ce qu'il puise dans le milieu cosmologique ; et ses centres nerveux ne se MEUBLENT, si je puis m'exprimer ainsi, que peu à peu et par degrés successifs, tandis que leur constitution anatomique et leur développement se fait parallèlement à cette lente et successive éducation des sens.

Donc, « le cerveau ne crée pas, il élabore ; et en disant cela, je ne veux, ni amoindrir son rôle, ni le priver d'activité propre et essentielle. Son activité et elle est immense, consiste à combiner les éléments qu'il a reçus et à les associer, formant ainsi des éléments secondaires qui deviennent à leur tour le point de départ d'associations plus compliquées et, partant, plus puissantes.

« A ce point de vue, rien ne lui est inné, pas plus en sentiment qu'en idée. Il puise dans un fonds extérieur, et dans un fonds intérieur ; mais le fonds intérieur, aussi bien que le fonds extérieur, est antérieur au cerveau, aussi bien dans l'ordre organique que dans l'ordre cosmique. » (Littré.)

Le fonds n'est pas ici autre chose que le milieu dont nous parlions plus haut. — Le premier mot, dans l'espèce, est synonyme du second.

Quand notre cerveau se fait l'idée d'une montagne d'or, quoiqu'aucune montagne d'or n'existe dans la nature, c'est que nous avons vu des montagnes, et il a l'idée de montagne ; c'est que nous avons vu de l'or, et il a l'idée de l'or, en sorte qu'il a emprunté au monde extérieur les deux éléments de cette idée composée exprimée par les mots : montagne d'or ; il a combiné, amalgamé les deux idées premières. Mais il n'a rien créé, comme le dit si bien Littré, et, comme avant lui, l'avait si bien formulé Diderot. « Il faut au cerveau pour penser, dit ce dernier, des objets, comme il en faut à l'œil pour voir.

Cet organe, aidé de la mémoire, a beau mêler, confondre, combiner et créer des êtres fantastiques, ces êtres existent épars. Le cerveau est donc un organe comme un autre, et il a sa fonction particulière. Ce n'est qu'une *organe secondaire qui n'entrerait jamais en action sans l'intermédiaire des autres organes.* »

Et Leibniz, complétant la pensée d'Aristote, n'a pas voulu indiquer autre chose que ce pouvoir du cerveau de combiner et d'élaborer les éléments que les sensations externes et internes lui apportent sans cesse. Aussi l'axiome : *Nihil in intellectu quod non prius fuerit in sensu, nisi ipse intellectus,* restera toujours la formule exacte et positive, non seulement de l'origine de nos idées, mais encore de l'origine de nos sentiments et de nos actions ; et la vie, dit encore Littré « ce n'est qu'une permission limitée de tout côté par les lois supérieures de la matière, par les conditions antécédentes de l'habitacle. Le monde n'a pas été fait pour les êtres vivants; les êtres vivants ont été faits conformément au monde». C'est dire encore une fois que, sans un organisme et un milieu favorable, nulle vie n'est possible, et que sans les réactions des milieux, extérieur et intérieur, sur cet organisme, celui-ci ne deviendrait jamais le siège d'aucune manifestation vitale, et qu'enfin cette action des milieux se confond avec l'impression organique et la sensation qui la suit.

L'impression sensitive est donc le véritable corps simple de la biologie, ou si l'on veut, l'acte vital le plus fondamental de tous « auquel nous devrons rattacher les autres, conformément à l'esprit général de toute véritable explication scientifique (Aug. Comte); ce qui revient, ainsi que le veut Descartes, à « réduire à une même construction tous les problèmes d'un même genre ». C'est encore ce que Diderot a exprimé avec plus de force encore en parlant de la physique expérimentale. « De même qu'en mathématique, dit-il, en examinant toutes les propriétés d'une courbe, on trouve que ce n'est que la même propriété présentée sous des faces différentes dans la nature, on reconnaîtra, lorsque la physique expérimentale sera plus avancée, que tous les phénomènes ou de la pesanteur, ou de l'élasticité, ou de l'attraction, ou du magnétisme, ou de l'électricité, ne sont que des phases différentes de la même affection. » Et si l'on réfléchit que les physiciens, actuellement, adoptent presque tous l'hypothèse de l'unité des forces physiques, ne peut-on pas espérer aussi que les études et les méditations que suscite cette belle hypothèse arriveront un jour à vérifier cette vue du plus puissant philosophe de son siècle?

Ce qui s'est déjà passé pour les mathématique, ce qui se passe actuellement pour la physique et pour la chimie, devra sans tarder se produire aussi pour la biologie, ainsi que Cl. Bernard l'a lui-même si bien exprimé en ces termes: « La physiologie générale n'est pas, comme l'ont cru certains auteurs, la science des généralités physiologiques, ou en d'autres termes, la physiologie de tous les êtres vivants, animaux ou végétaux : c'est la science qui a pour objet de déterminer les *conditions élémentaires des phénomènes de la vie.* Elle ne doit non plus s'occuper de la variation des appareils organiques dont la structure, pour la même fonction, diffère beaucoup aux différents degrés de l'échelle des êtres. Son but, c'est de remonter à la condition élémentaire du phénomène vital, condition qui est identique chez tous les animaux. Elle ne cherche pas à saisir les différences qui séparent les êtres, mais les points communs qui les réunissent et constituent l'essence des phénomènes vitaux. Pour la physiologie générale, tous les caractères anatomiques de classe, de genre, d'espèce, doivent disparaitre : ce sont là seulement des formes diverses de manifestation de la vie ; mais chacune de ces formes ne constitue point une condition essentielle de la vie, car tous les animaux et tous les végétaux, quelle que soit d'ailleurs celle de ces formes qu'ils présentent, vivent également et réunissent tous, par conséquent, en dehors de ces caractères variables, l'ensemble des conditions élémentaires de la vie. Prenez, par exemple, l'appareil locomoteur : il ne s'agit pas d'étudier ses formes, qui varient dans les diverses classes, mais de déterminer la condition initiale du mouvement, qui est identique dans toutes. Nous en pourrions dire autant de l'appareil respiratoire et de tous les autres. »

Or, la *condition élémentaire du phénomène* vital, ou autrement dit, le *point commun qui en constitue véritablement l'essence*, consiste, ainsi que nous l'avons amplement démontré, dans l'action et la réaction du milieu sur l'organisme, ou plus simplement, dans le résultat lui-même de cette action et de cette réaction, c'est-à-dire dans la *Sensation*.

III. Théorie de la sensation. — La sensation devenant ainsi le fondement même, l'élément primordial de toute construction biologique, nous ne pouvons et nous ne devons pas aller plus loin sans en donner immédiatement la théorie aussi exactement que le comporte l'état actuel de la science.

La sensation a été étudiée par beaucoup d'auteurs, et sa théorie se trouve longuement exposée dans tous les traités de physiologie, tant anciens que modernes, mais nulle part avec la même compétence, avec la même précision, ni avec la même clarté, que dans « la philosophie première » de M. Pierre Laffitte.

En raison de la capitale importance de cette théorie, notre devoir est de la mettre ici sous les yeux du lecteur, en citant l'auteur textuellement et à peu près intégralement.

« Beaucoup de gens soupçonnent ce que peut être la sensation ; très peu voient clairement ce qu'elle est. On s'en tient à certains faits, on étudie certains genres de sensations, mais on s'inquiète médiocrement de la sensation en général, phénomène physiologique qui se présente à nous sous des formes assurément très diverses, mais qui, sous toutes ses formes, ne laisse jamais d'avoir quelque chose de constant. Il importe cependant de généraliser cette notion, et, par généraliser, nous entendons lui donner une étendue telle qu'elle contienne tous les cas particuliers. »

« Si nous négligeons l'objet extérieur qui est la condition fondamentale de toute sensation, et sans lequel elle ne peut se produire, nous reconnaissons qu'elle se compose de trois éléments.

« Ces trois éléments sont :

1° L'impression exercée sur l'être vivant ;

2° La conscience, de la part de cet être, d'une modification survenue en lui ;

3° L'acte par lequel l'individu rapporte cette impression à l'objet extérieur, ou perception proprement dite.

« A quelque degré que se montrent ces trois éléments, sitôt qu'ils existent, la sensation est complète. Mais ce degré peut varier à l'infini ; il a un maximum et un minimum, et le minimum peut être égal à zéro ; autrement dit, l'élément peut manquer, comme nous le verrons tout à l'heure.

« Quelques explications d'abord au sujet des conditions anatomiques de la sensation.

« Si loin que nous remontions dans l'histoire de la science, nous retrouvons les efforts des biologistes pour déterminer ces conditions. L'observation vulgaire les a toujours supposées, alors même qu'elle n'arrivait pas à les constater. On n'a jamais concédé l'immatérialité de la sensation, fait d'une capitale importance.

« C'est une chose, en effet, dont on ne semble pas aujourd'hui encore, même dans le monde savant, sentir toute l'utilité, que l'assignation d'un siège à toute fonction physiologique. Au point de vue logique cependant rien n'est plus précieux. La notion de fonction ne se précise et ne s'explique que par celle de siège, qui est plus simple. Tant qu'une fonction n'est point liée à un organe matériel, elle est et demeure entité, c'est-à-dire quelque chose d'élastique et d'arbitraire à qui l'imagination peut prêter toutes les formes et toutes les vertus. Voyez l'âme : que n'en a-t-on pas fait, jusqu'au jour où la science l'a pour jamais fixée au cerveau ? De quelles facultés, de quels pouvoirs ne l'a-t-on pas dotée ? N'a-t-on pas été jusqu'à lui accorder de ne pas mourir ?... Mais qu'on enferme l'âme dans le cerveau, et, de suite, toute cette fantaisie s'évapore. L'âme n'est plus désormais que le fonctionnement du plus délicat, mais aussi du plus réel des mécanismes. Son étendue et sa puissance ont des limites, et son existence aussi. Sous peine d'imbécillité ou de folie, nous ne pouvons lui prêter que les facultés des éléments auxquels elle est liée et avec lesquels elle est condamnée à vivre. De là des conséquences qui d'un coup ruinent toutes les divagations de la métaphysique : l'âme n'est plus immortelle, puisque ses éléments anatomiques, à savoir les cellules cérébrales, sont périssables : elle est soumise, comme ses soutiens matériels, aux lois biologiques du développement et de la décadence.

« D'un autre côté, par cela seul que la notion du siège est plus objective que celle de fonction, nous trouvons dans nos propres sens des aides et des guides que nous n'avions point, lorsque notre imagination ne se reposait que sur elle du soin de tout découvrir. Au lieu d'inventer, nous observons ; et comme tous ceux qui observent les mêmes choses, il est naturel qu'ils arrivent tôt ou tard à s'entendre, n'en déplaise aux purs métaphysiciens.

« Enfin toute hypothèse touchant la fonction devient vérifiable, c'est-à-dire susceptible de démonstration, puisque nous connaissons le siège, et que par son intermédiaire nous pouvons agir sur sa fonction, chose impossible tant que la fonction reste une entité. »

Si nous avons rapporté cette lumineuse et irréfutable argumentation de M. Pierre Laffitte sur la nécessité de reconnaître un siège anatomique à toute fonction physiologique, c'est que justement la même nécessité de localisation précise existe pour une maladie quelconque. Car celle-ci n'est, somme toute, qu'une fonction physiologique pervertie ou supprimée ; et comme il n'y a pas de fonction sans organe, il n'y aura pas davantage de maladie ou de fonction déviée sans organe lésé.

Trois éléments physiologiques ou fonctionnels existant dans la sensation, elle exigera, d'après ce qui vient d'être dit, trois éléments anatomiques, auxquels il faudra en ajouter un quatrième, chargé d'établir leurs relations réciproques, c'est-à-dire l'élément conducteur.

« L'impression, quelle que soit sa source, est reçue à la périphérie par un organe nerveux d'une constitution particulière et variable, portant des noms divers suivant le sens auquel il est attaché.

« La conscience de l'impression se fait au seuil de l'appareil cérébral, dans le *ganglion sensitif*, masse de substance grise formée de cellules nerveuses et qui se trouve placée comme un intermédiaire entre la portion postérieure ou sensitive de la moelle épinière et le cerveau. »

« Enfin l'acte par lequel l'individu rapporte l'impression à l'objet extérieur a lieu dans le cerveau même. C'est une fonction de ses lobes antérieurs.

« Les organes chargés d'établir une communication entre ces trois étapes de toutes sensations, sont les nerfs, cordons extrêmement ténus, essentiellement composés d'une partie centrale — cylinder-axis — et d'une enveloppe nerveuse qui, en dehors du cerveau et de la moelle, se recouvre d'un tissu lamineux qui forme le névrilème. »

Quant à la conduction des impressions internes, voici comment s'exprime à cet égard M. Luys, le savant anatomiste.

« Les impressions sensitives émanées de la trame des viscères, obéissent à la loi de convergence commune à toutes les fibres centripètes, et viennent se terminer, ainsi que Schiff l'a établi, au sein des dépôts de substance grise centrale qui tapissent les parois internes et inférieures des couches optiques. C'est là qu'est le véritable sensorium spécial réservé à la dissémination des impressions émanées des réseaux périphériques des plexus viscéraux ; c'est de là que les impressions rayonnent dans toutes les directions de la périphérie corticale, pour l'impressionner d'une façon spécifique en accord avec leur provenance et y susciter une série d'idées de nature variée ; c'est là que, par une action récurrente les modalités nerveuses de l'intellect, les diverses émotions morales, viennent successivement retentir et déterminer médiatement à distance grâce aux chaînons continus des plexus de la région grise centrale, ces *perturbations fonctionnelles si variées que peuvent ressentir inopinément les appareils viscéraux de la vie organique, sous l'influence d'un ébranlement primitif parti de la périphérie du cerveau.* »

« Les impressions génitales, ajoute-t-il, une fois arrivées sur les régions latérales de l'axe spinal avec les fibres radiculaires postérieures, se divisent en deux groupes : les unes allant provoquer l'accommodation fonctionnelle des appareils musculaires auxquels elles sont annexées, et les autres remontant vers les régions supérieures, où s'en opère la perception... Nous savons seulement que cette catégorie d'impressions sensorielles est transmise dans une direction centripète, à partir du centre génito-spinal de la région lombaire, à l'aide d'une série de fibres ascendantes, vers les régions supérieures du système nerveux... A partir du point où elles sont concentrées dans le sensorium (la couche optique), elles s'irradient comme toutes leurs congénères, vers certains départements de la périphérie corticale et suscitent ainsi une série de modifications intellectuelles à leur suite. »

Pour M. Luys, la couche optique serait le ganglion sensitif universel, si je puis ainsi dire, où les impressions tant internes qu'externes deviendraient conscientes. Cela est évidemment contraire à ce qui a été dit plus haut ; c'est-à-dire que le même ganglion sensitif ne peut pas présider à la fois à des sensations différentes et irréductibles les unes aux autres, par exemple, aux sensations visuelles en même temps qu'aux sensations auditives.

« Personne, continue M. Pierre Laffitte sur ce sujet, ne discute l'existence des nerfs conducteurs, personne ne discute celle des organes d'impression. Si l'accord est moins parfait en ce qui concerne les deux autres éléments, c'est qu'il est encore difficile de les localiser avec précision et que le milieu scientifique actuel, trop inquiet de démonstrations purement objectives, n'attache pas assez d'importance aux preuves tirées des convenances logiques.

« On admet les ganglions sensitifs que l'expérience anatomo-pathologique a rendus en quelque sorte *palpables* et *visibles ;* on réserve son opinion quant aux autres ; on ne semble pas même bien persuadé qu'ils existent...

« Le ganglion sensitif est aussi nécessaire que la fonction dont il est l'organe. Entre l'impression reçue à la périphérie et l'acte cérébral par lequel nous rapportons la sensation à un objet extérieur, il existe un terme moyen, auquel rien ne saurait suppléer.

« Le travail de l'intelligence et du sentiment deviendrait radicalement impossible, s'il était continuellement entravé par l'afflux incessant des impressions périphériques. Le cerveau ne peut évidemment entendre à toutes ; il doit être en position d'admettre les unes, d'écarter les autres ; c'est un grand seigneur qui ne donne pas audience à tout le monde. Eh bien, c'est précisément dans le ganglion sensitif que les impressions font antichambre ; c'est là qu'elles sont d'abord reçues et qu'elles demeurent à la disposition du cerveau...

« Ceux-là donc qui admettent l'existence de certains ganglions et n'admettent pas celle des autres, manquent à toutes les lois de la logique. Ce sont les nécessités physiologiques qui doivent nous porter ici à admettre ou ne pas admettre, et l'absence actuelle des faits objectifs ne saurait nous arrêter...

« Ce que nous disons de la conscience de l'impression et de son organe propre, le ganglion sensitif, s'applique aussi bien au dernier élément de la sensation et à son siège : la perception proprement dite.

« Ici tout le monde est d'accord, non peut-être sur la localisation à donner au phénomène, question sur laquelle beaucoup de physiologistes se montrent encore fort indécis, mais sur le phénomène lui-même : on ne sait pas où il siège, mais on ne doute pas qu'il existe. — Auguste Comte, devançant en cette occasion comme en beaucoup d'autres les savants contemporains, a localisé la fonction dans les lobes antérieurs du cerveau. »

Passant ensuite à l'examen des divers degrés d'intensité que ces trois éléments peuvent présenter et considérant le cas où l'élément fondamental, l'impression, est au-dessous de la moyenne, il ajoute : « La sensation arrive alors au cerveau tellement indécise que celui-ci ne peut la rapporter à aucun objet extérieur. Il a bien conscience d'une modification subie, mais il est incapable de dire au juste en quoi elle consiste. On donne le nom de vague à cette sorte de sensation, dont le nombre et l'importance sont de beaucoup supérieurs à l'opinion qu'on s'en peut former d'abord et qu'on s'en est formé longtemps... Ces sensations vagues ne laissent pas de répit à notre cerveau ; elles proviennent, tantôt des changements légers dont notre milieu est le théâtre, qui agissent sur notre système, tantôt des modifications qui s'opèrent en nous-mêmes soit à la surface de la muqueuse, soit dans l'intérieur de nos organes. Ces sensations sont trop confuses pour fournir des images et faire naître des idées ; mais elles ont assez de force pour modifier nos dispositions et par leur entremise nos idées...

« Si faibles que soient dans la sensation vague la conscience et la perception, il n'est pas douteux que l'une et l'autre s'y rencontrent. Ces deux éléments du phénomène disparaissent dans la *sensation inconsciente.*

« La sensation inconsciente n'arrive pas jusqu'au cerveau, et cependant elle n'en est pas moins une sensation. Comment cela ? C'est que la fin propre de toute sensation est de provoquer un mouvement : Le sentiment et le mouvement sont liés l'un à l'autre, dit Cabanis, tout mouvement est déterminé par une impression. » Et toute la physiologie le répète après lui.

« Si le fait exprimé par Cabanis ne signifie point que tout mouvement est immédiatement précédé d'une sensation, attendu que beaucoup de sensations restent longtemps emmagasinées dans le cerveau avant de provoquer un mouvement, il ne signifie pas, non plus, que toute impression, pour produire un mouvement, doit nécessairement passer par le cerveau. »

L'expérience prouve manifestement le contraire, témoins les mouvements compliqués et coordonnés par la piqûre ou le chatouillement chez un animal fraîchement décapité.

« L'état de santé présente-t-il, lui aussi, des sensations inconscientes. Assurément et en très grand nombre. On peut même dire que tous les mouvements qui s'effectuent dans les profondeurs de notre être sont produits par des impressions qui n'atteignent point le cerveau... Bien portants nous ne sentons point le bol alimentaire descendre dans notre estomac, et circuler dans nos intestins ; nous ne sentons point battre notre cœur, bondir nos artères, et nos glandes innombrables sécrètent leurs humeurs sans que nous nous doutions même qu'elles existent, sauf dans le cas de maladie où alors elles ne s'imposent que trop à notre attention.

« Tout cela paraîtrait d'abord bien inexplicable et bien obscur, si une conception plus large de la sensation ne nous amenait à penser qu'à l'origine de toute sensation inconsciente il y a une sensation consciente. Si le fœtus pouvait conter les impressions de la vie intra-utérine, si l'enfant à la mamelle pouvait exprimer tout ce qu'il sent, nous constaterions que ce qui passe inaperçu pour l'adulte, ne passe pas inaperçu pour le fœtus et l'enfant. Ce monde intérieur qui n'est rien pour l'homme est tout pour eux. Les contractions de leur cœur sont les événements autour desquels gravite leur frêle existence. C'est à la longue seulement, et en vertu de la loi de l'habitude, si bien exposée par Bichat, que ce qui s'accomplissait d'abord avec effort et par un véritable acte d'énergie cérébrale, finit par s'effectuer de soi-même et avec une régularité d'autant plus parfaite que le cerveau capricieux n'intervient plus.

« Le cerveau est un maitre qui a des ministres auxquels il confie le soin de surveiller les actes, une fois que ceux-ci ont été assez réglés. Les ministres sont les amas cellulaires répandus tout le long de la moelle et d'où partent les nerfs moteurs. Tantôt l'ordre vient du cerveau et ne fait que traverser la cellule motrice mais bientôt, l'ordre vient de la cellule motrice elle-même, qui réagit alors sous l'influence directe de la cellule sensitive avec laquelle elle est liée. »

C'est ainsi que la marche, le saut, l'équitation, la natation exigent, au début, l'intervention active et soutenue du cerveau, et que, lorsque l'éducation de ces actes est faite et qu'ils sont devenus habituels, ils s'exécutent désormais inconsciemment par la seule action médullaire.

Cette magistrale et lumineuse théorie confirme derechef et proclame hautement que toutes nos idées, tous nos sentiments et tous nos actes viennent et viennent uniquement de la sensation.

IV. Fonctions vitales. — Nous pouvons maintenant entrer plus profondément dans l'examen du fonctionnement vital; et nous devons d'abord faire plus ample connaissance avec les différents modes d'union qui rattachent l'appareil cérébral, soit à l'extérieur soit à l'intérieur; car leur notion exacte est de la plus extrême importance pour saisir le mécanisme vital, et de son agent immédiat : la sensation.

La vie, nous le savons, ne peut se maintenir que par la rénovation continuelle des éléments organiques au moyen de substances assimilables puisées dans le milieu cosmique. Cela suppose évidemment que l'animal peut *discerner* les substances qui lui serviront d'aliments, et qu'il peut aussi *s'emparer, se saisir* de ces mêmes substances.

Discerner et *saisir* sont donc deux fonctions fondamentales de la vie animale; la première, ou le discernement, a pour substratum anatomique, pour siège, le tissu nerveux ou les nerfs; la seconde, ou la préhension, siège dans le tissu contractile ou les muscles. Ces deux fonctions s'ajoutent dans l'animal, à la fonction nutritive qui suppose elle-même un tissu fondamental, le tissu cellulaire, dont les deux premiers d'ailleurs, ne sont que des modifications ou, si l'on veut, des perfectionnements; et c'est le *cerveau qui sert d'intermédiaire entre ces trois tissus* et leurs fonctions respectives, au moyen du mécanisme suivant : le cerveau reçoit la communication des besoins du tissu fondamental, ou des viscères, par les nerfs sensitifs qui lui apportent les sensations émanées du corps; puis le cerveau, par les nerfs moteurs, envoie au tissu contractile les ordres nécessaires pour assurer la satisfaction de ces besoins dont il avait préalablement pris connaissance par l'intermédiaire de la sensation. Ce fonctionnement est admirablement condensé dans cet aphorisme d'Aug. Comte :

« Agir par affection, et penser pour agir. »

En poussant plus loin cette analyse des fonctions vitales et de leurs organes, nous constatons que, d'après sa définition même, la vie consiste surtout dans un mouvement continu de composition et de décomposition, autrement dit d'*absorption* et d'*exhalation*.

L'absorption comprend nécessairement deux actes : l'*élaboration* des matériaux pour les rendre assimilables et l'*assimilation* de ces mêmes matériaux ainsi élaborés.

La fonction d'exhalation se divise elle-même en deux actes nécessaires : la *dépuration*, ou la séparation des éléments usés et devenus désormais de vrais corps étrangers ; et l'*excrétion*, ou le transport de ces mêmes corps étrangers au dehors de l'organisme.

Ces deux fonctions fondamentales en supposent une troisième, qui consiste, d'abord à faire pénétrer les aliments du dehors au dedans, et ensuite à conduire du dedans au dehors les matériaux qui résultent de la décomposition organique ; c'est la *circulation*, qui peut s'accomplir sans l'existence préalable de vaisseaux spéciaux, tels que les veines et les artères ; elle peut se faire et se fait fort bien chez les végétaux à travers les mailles du tissu cellulaire.

Tandis que le végétal accomplit les actes organiques qui assurent son existence sous la simple excitation des agents cosmiques et qu'il vit directement aux dépens du milieu inerte, l'animal, dans l'accomplissement de l'élaboration et de l'assimilation de sa nourriture doit, en raison de sa complication organique et de la faiblesse de son pouvoir d'assimilation, faire intervenir une nouvelle stimulation, la stimulation du centre nerveux, d'où naît la notion des besoins et celle des moyens pour les satisfaire. Cette stimulation cérébrale est transmise au corps par l'intermédiaire des nerfs nutritifs, dont il faut bien admettre l'existence, malgré la difficulté de la démontrer anatomiquement.

« Il faut maintenant concevoir les trois autres fonctions, celles de dépuration, d'excrétion et de circulation, comme uniquement destinées à l'entretien des deux premières. C'est par leur intermédiaire que l'existence végétative se rattache à l'existence animale et par suite au dehors. Car elles s'accomplissent, comme tous les actes de la vie de relation, à l'aide de perceptions et de contractions dépendantes de l'appareil cérébral. L'exploration anatomique est assez avancée et les faits physiologiques trop nombreux pour qu'il reste aucun doute à cet égard. Quoique ces contractions soient en général soustraites à l'action de la volonté, elles ne dépendent pas moins des ordres émanés de l'instinct conservateur. La sensation, bien que diffuse, est aussi nécessaire à leur accomplissement. Entre ces actes organiques et ceux de la vie de relation il n'y a qu'une différence : c'est que les uns sont volontaires et les autres habituels. Toute fonction organique se rattachera de la sorte au grand dualisme biologique.

« Mais l'unité générale de l'être exige encore la solidarité des cinq fonctions précédentes. S'il n'en était ainsi, l'être vivant resterait pour ainsi dire à la merci des moindres perturbations extérieures. Tel est l'office de l'important appareil de ralliement connu sous le nom de grand sympathique... C'est au moyen de cet appareil que se consolident l'harmonie des viscères et leur dépendance intime envers le cerveau. »

Notons que chaque filet du grand sympathique se compose des trois sortes de nerfs, sensitifs, moteurs et nutritifs (Dr Audiffrent).

V. Conclusions. — De ce qui précède nous concluons :

Premièrement : le physique et le moral ont deux sortes de relations mutuelles : les viscères transmettent leur stimulation à l'appareil cérébral par l'intermédiaire des nerfs sensitifs ; l'appareil cérébral, à son tour, modifie les viscères par l'intermédiaire des nerfs moteurs et des nerfs nutritifs ;

Secondement : la vie n'est qu'un résultat, le résultat de l'harmonie entre l'organisme et le milieu uniquement établi par l'impression sensitive, véritable corps simple de la biologie et qui n'est, somme toute, que la réaction de celui-ci sur celui-là, et qui vient remplacer en tant que notion positive et vérifiable les conceptions indémontrables qui ont si longtemps encombré la science médicale, l'âme, l'archée, le principe vital, les forces vitales et tant d'autres notions de ce genre, qui ne sont en réalité que de pures entités.

Pour terminer, nous dirons avec M. H. Roger (In *Introduction à la pathologie générale*). « Si le milieu conservait une constitution invariable, si les agents externes ne subissaient aucune modification; les réactions vitales seraient en concordance continue avec les forces cosmiques ; elles se manifesteraient avec une régularité imperturbable, la vie serait uniforme, il ne surviendrait aucun changement, bon ou mauvais; il n'y aurait pas d'involution, pas de dégénérescence, « pas de maladie, » et plus simplement, avec Képler : « Tout état statique ou dynamique tend à persister spontanément sans aucune altération, en résistant aux perturbations extérieures. » Ce qui revient à dire que c'est uniquement dans le milieu que tout système organique puise la triple action excitante, nutritive et régulatrice, à laquelle il doit la manifestation de ses propriétés vitales.

LA SANTÉ

> « *Actiones tum liberæ, tum naturales ad vitam perfectam debent conspirare in eamdem finem, et in illâ mutuâ conspiratione, seu in illo consensu consistit vitæ perfectio.* » (Wolf. Phil.)
>
> « Sentir normalement, d'un côté, et, de l'autre, agir d'une manière adéquate : tels sont les deux termes dans lesquels doit être comprise et formulée l'expression de l'idéale santé ! »

I. Définition. — La précédente analyse de la vie et des conditions nécessaires à son maintien et à son développement ne peut laisser aucun doute que la santé, ou une vie parfaite, réside nécessairement dans le concours parfait de toutes les fonctions cérébrales et corporelles, concours dépendant lui-même nécessairement d'une parfaite harmonie entre l'organisme et le milieu.

Et comme ce concours et cette harmonie sont constamment exposés à bien des causes d'altération, il devient évident que la notion de santé, loin de comporter rien d'absolu, est, au contraire, essentiellement relative et variable comme les influences extérieures auxquelles elle est subordonnée ; elle est donc « une abstraction, une moyenne idéale autour de laquelle oscille la réalité ».

Et dans la considération de ces influences extérieures auxquelles notre santé est si profondément subordonnée, n'oublions pas qu'il n'y a pas seulement celles qui proviennent du milieu inerte, mais qu'il y a aussi celles que le milieu social exerce sur l'homme. Et cette influence sociale devient d'autant plus importante et mérite d'être prise en plus sérieuse considération par l'art médical, que la société et la civilisation se développent plus rapidement et se développent davantage. Les relations humaines deviennent ainsi plus nombreuses et plus intimes ; mais elles ne deviennent pas, hélas ! meilleures, en proportion de leur fréquence et de leur intimité.

Cela posé, il semblerait que notre santé dût présenter une instabilité constante en rapport avec la variabilité et l'intensité des sensations externes d'abord, internes ensuite, et enfin sociales, qui en constituent le seul et véritable élément fondamental. Mais nous ne devons pas oublier ici qu'à notre tour nous pouvons puissamment et de mille manières réagir contre elles et compenser pour une large part notre subordination relative à toutes ces multiples impressions qui assaillent notre organisme à travers cette triple existence, cosmoslogique, biologique et sociologique.

Sans doute, nous connaissons actuellement, avec leurs lois, les nombreuses imperfections de notre existence planétaire, et les améliorations correspondantes qu'elles comporteraient. Mais, quoi que nous fassions, nous sommes et nous serons toujours impuissants à y rien changer. Reconnaissons ici courageusement notre incapacité et acceptons la situation qui nous est faite avec une sage et noble résignation. Telle est, d'ailleurs, l'origine positive de la résignation tant prêchée à l'homme par toutes les religions lorsqu'elles devaient enfin reconnaître l'inutilité radicale de l'intervention des puissances surnaturelles elles-mêmes dans la modification de ces fatalités cosmologiques.

Mais si nous devons nous déclarer incapables de rien changer à cet ordre de phénomènes, en revanche, dans tout le reste de l'ordre extérieur, et de plus en plus au fur et à mesure que les phénomènes se rapportent davantage à notre vie individuelle et collective, notre directe intervention devient puissante et efficace. Ces phénomènes se manifestent, en effet, sous des influences d'autant plus diverses et accessibles qu'ils deviennent moins généraux ou plus particuliers et plus complexes ; et, bien qu'ils soient fondamentalement invariables, ils sont néanmoins susceptibles d'infinies modifications accessoires qui les rendent de moins en moins dangereux et nuisibles pour notre propre existence.

Or, ces modifications artificielles que nous pouvons ainsi faire subir pour notre compte à l'ordre extérieur, sont et doivent être toujours l'objet principal et le but précis de notre activité. Malgré la capitale importance que cette modificabilité de l'ordre extérieur prend ainsi dans l'évolution de l'existence humaine, et si le problème en a été nettement posé, la théorie en a été simplement ébauchée dans ses premiers linéaments positifs par Aug. Comte et par M. Pierre Laffitte, et elle n'a pas encore fait l'objet d'aucune tentative de systématisation générale, et nous ne savons pas jusqu'où elle peut et doit être conduite dans l'intérêt de notre sécurité et de notre bonheur.

Rappelons ici simplement d'abord que la modificabilité repose tout entière sur la troisième loi de philosophie première qu'Aug. Comte formule ainsi : « les modifications quelconques de l'ordre universel sont bornées à l'intensité des phénomènes dont l'arrangement demeure inaltérable », et que M. Pierre Laffitte définit la modificabilité en ces termes : « au point de vue intellectuel, c'est la possibilité pour les phénomènes naturels d'osciller autour d'un certain état morne, que conçoit notre esprit d'après une première observation ; au point de vue pratique — auquel se rapporte principalement le mot de modificabilité — c'est la possibilité pour nous-mêmes de modifier la situation qui nous est faite, en respectant ce qu'elle offre d'essentiel, de fondamental dans ses éléments. »

Ainsi donc la modificabilité à laquelle nous pouvons soumettre l'ordre universel, ne nous permet pas sans doute de changer la nature des actions extérieures, mais seulement d'en augmenter ou d'en atténuer la puissance dans des limites suffisamment étendues pour être assez utiles. Mais pour savoir et pouvoir modifier avantageusement les phénomènes naturels, nous devons connaître nécessairement les lois qui régissent notre existence et d'après lesquelles notre activité doit être réglée et dirigée.

Lois des fonctions de la vie animale ou de relation. — Cependant je ne me suis jusqu'ici occupé dans cette étude que des fonctions communes à tous les êtres vivants, végétaux et animaux. Or, comme il s'agit ici exclusivement de l'homme, de sa santé et de sa maladie, je ne puis aller plus loin sans dire quelques mots très courts des lois qui régissent les deux principales fonctions humaines, la sensibilité et la contractilité, ou le sentiment et l'activité, qui appartiennent d'ailleurs autant aux animaux qu'à l'homme lui-même et qui constituent fondamentalement la vie de relation.

a). La première de ces lois, est la loi dite de l'*intermittence.* — La vie végétative exige la continuité des fonctions : on ne s'imagine pas la discontinuité dans le double mouvement de composition après absorption et de décomposition suivie d'exhalation ; cette discontinuité entraînerait fatalement la désorganisation. La vie animale, au contraire, exige l'intermittence dans les fonctions. Cette loi a son origine dans le besoin impérieux d'activité et de repos inhérent à toute faculté animale. S'il est impossible à un homme de marcher toujours, il n'y aurait pas de châtiment plus pénible à lui imposer que de le condamner à une immobilité perpétuelle et absolue. D'ailleurs, si les sensations et les contractions étaient continues, n'ayant aucun terme de comparaison, nous n'aurions ni la notion de nos besoins ni celle des efforts nécessaires à leur satisfaction. Ici la continuité, comme là la discontinuité, impliqueraient donc formellement contradiction.

b). La seconde loi de l'animalité est la loi de l'*habitude* qui est la conséquence naturelle de la première ; car il n'y a que des actes intermittents qui puissent devenir habituels. L'habitude consiste dans la tendance spontanée à reproduire certains actes que l'organisme acquiert par leur répétition prolongée et à des intervalles convenables. Jusqu'ici on n'a pas suffisamment saisi l'importance de cette loi, on n'en a pas tiré tout le parti possible pour la modificabilité de l'ordre humain ; et pour l'éducation humaine, on n'a pas enfin assez constaté l'influence heureuse ou malheureuse des bonnes ou mauvaises habitudes sur la santé. L'imitation est le corollaire de l'habitude, dont on n'a pas non plus saisi toute l'importance des modifications qu'elle nous permet d'introduire dans les phénomènes biologiques et sociaux.

c). La troisième loi de l'animalité est la loi dite du *perfectionnement*. C'est la conséquence immédiate de l'habitude. Elle doit être examinée au double point de vue statique et dynamique, de l'organe et de la fonction. Statiquement envisagée, elle nous fait voir qu'un organe, exercé habituellement et dans de justes limites, se développe et se fortifie, tandis que dynamiquement considérée elle nous montre la faiblesse et l'atrophie comme la suite nécessaire du défaut d'exercice ou d'usage habituel. On voit par là combien les applications de cette loi importent pour le maintien de la santé ! D'ailleurs, le perfectionnement humain, supposant nécessairement l'imperfection, repose évidemment sur la modificabilité des êtres et des phénomènes qui entourent l'homme.

Telles sont les trois lois fondamentales de l'animalité. Si le nombre en est restreint, les organes et les fonctions y sont si variées et si compliquées, que l'harmonie générale indispensable à la vie humaine y paraîtrait contradictoire, si l'on ne savait que la vie animale est entièrement subordonnée à la vie végétative, qui repose tout entière sur un seul tissu fondamental à travers lequel s'établit cette harmonie.

En vertu de cette solidarité si étroite qui lie l'une à l'autre vie, celle-ci ne peut éprouver un trouble un peu important sans que celle-là en soit elle-même affectée.

II. Conclusions. — De l'accomplissement normal des fonctions animales naît le plaisir proprement dit, tandis qu'à l'intégrité des fonctions végétatives se rapporte surtout la santé.

En présence de cette complication extrême d'organes, de fonctions, d'actions et de réactions, et d'un équilibre fonctionnel aussi instable, nous affirmerons que la santé absolue, la santé idéale n'a existé et n'existera jamais ; mais nous dirons cependant qu'on est en santé, tant que les limites de la modificabilité de nos organes ne sont pas dépassées par l'intensité des actions extérieures, et que les fonctions, tant corporelles que cérébrales, s'accomplissent hiérarchiquement avec une suffisante régularité ; tant que, en un mot, rien ne compromet, au delà de justes limites, un suffisant équilibre fonctionnel et l'*Unité humaine* qui en est la résultante.

LA MALADIE

> **Sentir anormalement et réagir d'après cette sensation anormale, c'est la maladie.**

I. Définition. — Avant Broussais, la maladie était soumise à des règles exceptionnelles et spéciales ; elle était étrangère à l'organisme, auquel elle venait se surajouter comme un être à part et ayant une vie propre.

De presque toutes les innombrables définitions qu'on a données de la maladie, il paraît ressortir qu'il y a une RÈGLE qui serait la santé et une EXCEPTION qui serait la maladie. Et, cette idée d'exception se cache réellement sous les diverses images évoquées dans ces définitions, notamment dans une des plus récentes et des plus hardies, dans celle de Bazin : un état accidentel et contre nature du corps humain (Maurice Raynaud).

Contre nature ! c'est bien là, en effet, l'idée qu'on se formait et se forme même encore de la maladie, bien que le génie de Broussais ait depuis longtemps démasqué l'erreur de cette conception, quand il détermina le véritable caractère de la pathologie et qu'il montra que celle-ci n'est en réalité qu'un simple prolongement de la biologie positive.

Pour l'illustre médecin-philosophe l'état pathologique n'est qu'une modification en plus ou en moins de l'état physiologique ; l'un ne peut pas être opposé à l'autre, et la notion de maladie découle naturellement de la double notion précédente de la vie et de la santé, de telle sorte que les phénomènes de la maladie ne diffèrent de ceux de la santé que par leur intensité ou plus grande ou plus faible. A son tour, Aug. Comte écrit sur ce sujet : « Par une contradiction décisive, le langage indique partout l'irrationalité générale des conceptions pathologiques; quoique la maladie soit universellement définie par contraste à la santé, le premier mot devient ordinairement pluriel, tandis que le second reste toujours singulier. Cela signifie que les prétendues maladies, classiquement distinguées, se réduisent à de simples symptômes. Il ne peut au fond exister qu'une seule maladie consistant à ne pas bien se porter. Or puisque la santé réside dans l'UNITÉ, la maladie résulte toujours d'une altération de l'Unité, par excès ou défaut d'une des fonctions en harmonie. Le désordre peut provenir du dehors ou du dedans, quand les limites de variation se trouvent dépassées, en un sens quelconque, par une action prolongée, soit du milieu, soit de l'organisme... La maladie doit donc être habituellement attribuée au centre cérébral, qui domine mieux l'ensemble de l'organisme, et d'ailleurs fonctionne davantage. Les altérations émanées du milieu n'acquièrent ordinairement de gravité que d'après leur réaction indirecte sur le cerveau, par les nerfs ou les vaisseaux. Mais on est habituellement trompé sur le *vrai siège* de la maladie parce que les symptômes affectent rarement les fonctions cérébrales sauf les cas de grand danger. »

II. Théorie de la maladie. — Les points cardinaux d'une théorie positive de la maladie peuvent être aisément induits de l'aphorisme de Broussais et des aperçus aussi profonds qu'originaux contenus dans cette page remarquable d'Auguste Comte ; et nous pourrions, certes, nous en contenter pour le développement de nos idées, si nous ne tenions surtout à montrer qu'au XVIIIe siècle déjà la solution fut soupçonnée par le penseur le plus éminent de ce siècle si fécond en penseurs éminents, de Diderot, si méconnu, si calomnié de ses contemporains, si insuffisamment apprécié encore à notre époque ; de Diderot, enfin, sur lequel l'histoire impartiale ratifiera pleinement le jugement même que le poète place dans la bouche de Voltaire.

Mais de l'homme, de l'œuvre et du rang mérité
Le seul juge équitable est la postérité.
Qu'elle m'aime et me soit propice, je l'espère

(Embrassant Angélique au front)

Pourtant il se pourrait, mon enfant, que ton père,
Quoiqu'il ait du présent été moins entendu,
Gagnât dans l'avenir ce que j'aurais perdu.

(HIPPOLYTE STUPUY. *Diderot chez lui.* Comédie en 3 actes.)

Voltaire, certes, n'a rien perdu et ne perdra rien dans l'admiration et la reconnaissance de la postérité ; mais Diderot a gagné et gagnera de plus en plus jusqu'à ce qu'enfin justice entière lui soit rendue.

Les idées dont je parle et qui devancent de beaucoup la science de son temps, Diderot les a surtout exposées dans son « Rêve de d'Alembert ».

Pourquoi ce titre ? Diderot va nous l'apprendre lui-même dans sa lettre à Mlle Voland, du 11 septembre 1769 : « Cela est de la plus haute extravagance, et tout à la fois de la philosophie la plus profonde ; il y a quelque adresse à avoir mis mes idées dans la bouche d'un homme qui rêve : il faut souvent donner à la sagesse l'air de la folie, afin de lui procurer ses entrées » et, aurait-il pu ajouter, afin d'éviter les fagots ou la Bastille, dont il avait déjà goûté les ennuis pour avoir écrit un chef-d'œuvre: sa *Lettre sur les Aveugles.*

Je laisse la parole à Diderot, car le lecteur, j'en suis convaincu, éprouvera du plaisir à la fois et de l'étonnement à trouver dans cet auteur des aperçus physiologiques aussi originalement exprimés que fortement pensés. Ce faisant aussi, je remplis un devoir de reconnaissance ; puisque ce sont la lecture et les méditations de cet opuscule qui me mirent sur la voie des notions pathologiques que j'essaie de développer aujourd'hui.

Les interlocuteurs de d'Alembert sont : d'Alembert qui rêve, Bordeu, l'éminent praticien et le savant biologiste, et Mlle de L'Espinasse, l'amie de d'Alembert.

.... Mlle de L'Espinasse, lisant ce qu'elle a écrit du *Rêve* de d'Alembert :

« Avez-vous vu quelquefois un essaim d'abeilles s'échapper de leur ruche ?..... Le monde ou la masse générale de la matière est la ruche..... Les avez-vous vues s'en aller former à l'extrémité de la branche d'un arbre une longue grappe de petits animaux ailés, accrochés les uns aux autres par les pattes ?..... Cette grappe est un être, un individu, un animal quelconque..... Si quelqu'une de ces abeilles s'avise de pincer d'une façon quelconque l'abeille à laquelle elle s'est accrochée..... celle-ci pincera la suivante ; il s'excitera dans toute la grappe autant de sensations qu'il y a de petits animaux ; le tout s'agitera, se remuera, changera de situation et de forme..... ; il s'élèvera du bruit, de petits cris ; et celui qui n'aurait jamais vu une pareille grappe serait tenté de la prendre pour un animal à cinq ou six cents têtes et à mille ou douze cents ailes.....

Bordeu. — L'homme qui prendrait cette grappe pour un animal se tromperait. Mais, Mademoiselle, je présume qu il a continué de vous adresser la parole. Voulez-vous qu'il juge plus sainement ? Voulez-vous transformer la grappe d'abeilles en un seul et unique animal ? Amollissez les pattes par lesquelles elles se tiennent ; de contiguës qu'elles étaient rendez-les continues. Entre ce nouvel état de la grappe et le précédent, il y a certainement une différence marquée ; et quelle peut être cette différence, sinon qu'à présent c'est un tout, un animal *un*, et qu'auparavant ce n'était qu'un assemblage d'animaux ?..... Tous nos organes..... ne sont que des animaux distincts que la loi de continuité tient dans une *sympathie*, une *unité*, une identité générale.

Mlle de L'Espinasse. — Imaginez une araignée au centre de sa toile. Ebranlez un fil, et vous verrez l'animal alerte accourir... Eh bien ! si les fils que l'insecte tire de ses intestins, et y rappelle quand il lui plait, faisait partie sensible de lui-même ?...

BORDEU. — Je vous entends. Vous imaginez en vous, quelque part, dans un recoin de votre tête, celui par exemple qu'on appelle les méninges, un ou plusieurs points où se rapportent toutes les sensations excitées sur la longueur des fils.

Mlle DE L'ESPINASSE. — C'est cela.

BORDEU. — Votre idée est on ne saurait plus juste ; mais ne voyez-vous pas que c'est à peu près la même chose qu'une certaine grappe d'abeilles ?

Mlle DE L'ESPINASSE. — Ah ! c'est vrai, j'ai fait de la prose sans m'en douter.

BORDEU. — Et de la très bonne prose, comme vous allez voir. Celui qui ne connait l'homme que sous la forme qu'il nous présente en naissant, n'en a pas la moindre idée. Sa tête, ses pieds, ses mains, tous ses membres, tous ses viscères, tous ses organes, son nez, ses yeux, ses oreilles, son cœur, ses poumons, ses intestins, ses muscles, ses os, ses nerfs, ses membranes, ne sont à proprement parler que les développements grossiers d'un réseau qui se forme, s'accroit, s'étend, jette une multitude de fils imperceptibles.

Mlle DE L'ESPINASSE. — Voilà ma toile, et le point originaire de tout ces fils, c'est mon araignée..... Où sont les fils ? où est placée l'araignée ?

BORDEU. — Les fils sont partout ; il n'y a pas un point à la surface de votre corps auxquels ils n'aboutissent, et l'araignée est cachée dans une partie de votre tête que je vous ai nommée, les méninges, à laquelle on ne saurait presque toucher sans frapper de stupeur toute la machine.

Mlle DE L'ESPINASSE. — Mais si un atome fait osciller un des fils de la toile de l'araignée, alors elle prend l'alarme, elle s'inquiète, elle fuit ou elle accourt. Au centre elle est instruite de tout ce qui se passe en quelque endroit que ce soit de l'appartement immense qu'elle a tapissé . . . .

. . . .

BORDEU. — Je gage, Mademoiselle, que vous avez cru, qu'ayant été à l'âge de douze ans une femme la moitié plus petite, à l'âge de quatre ans, encore une femme la moitié plus petite, fœtus une petite femme dans les ovaires de votre mère, une femme très petite, vous avez pensé que vous avez toujours été une femme sous la forme que vous avez ; en sorte que les seuls accroissements successifs que vous avez pris ont fait toute la différence de vous à votre origine, et de vous telle que vous voilà.

Mlle DE L'ESPINASSE. — J'en conviens.

BORDEU. — Rien n'est cependant plus faux que cette idée. D'abord vous n'étiez rien. Vous fûtes en commençant un point imperceptible, formé de molécules plus petites, éparses dans le sang, la lymphe de votre père ou de votre mère, ce point devient un fil délié ; puis un faisceau de fils. Jusque-là pas le moindre vestige de cette forme que vous avez ; vos yeux, ces beaux yeux, ne resssemblaient pas plus à des yeux que l'extrémité d'une griffe d'anémone ne ressemble à une anémone. Chacun des brins du faisceau de fils se transforma, par la seule nutrition et par sa conformation, en un organe particulier :

abstraction faite des organes dans lesquels les brins du faisceau se métamorphosent, et auxquels ils donnent naissance. Le faisceau est un système purement sensible ; s'il persistait sous cette forme, il serait susceptible de toutes les impressions relatives à la sensibilité pure, comme le froid, le chaud, le doux, le rude. Ces impressions successives variées entre elles et variées chacune dans leur intensité, y produiraient peut-être la mémoire, la conscience du soi, une raison très bornée. Mais cette sensibilité pure et simple, le toucher, se diversifie par les organes émanés de chacun des brins. Un brin, formant une oreille, donne naissance à une espèce de toucher que nous nommons bruit ou son ; un autre, formant le palais, donne naissance à une seconde espèce de toucher que nous appelons saveur ; un troisième, formant le nez, donne naissance à une troisième espèce de toucher que nous appelons odeur ; une quatrième formant un œil, donne naissance à une quatrième espèce de toucher que nous appelons couleur.

Mlle DE L'ESPINASSE. — Je vois bien l'emploi de quelques-uns des brins du faisceau ; mais les autres, que deviennent-ils ?

BORDEU. — Le reste des brins va former autant d'autres espèces de toucher qu'il y a de diversité entre les organes et les diverses parties du corps.

Mlle DE L'ESPINASSE. — Et comment les appelle-t-on ? Je n'en ai jamais entendu parler.

BORDEU. — Ils n'ont pas de nom.

Mlle DE L'ESPINASSE. — Et pourquoi ?

BORDEU. — C'est qu'il n'y a pas autant de différence entre les sensations excitées par leur moyen qu'il y en a entre les sensations excitées par le moyen des autres organes.

Mlle DE L'ESPINASSE. — Très sérieusement vous pensez, que le *pied*, la *main*, les *cuisses*, le *ventre*, l'*estomac*, la *poitrine*, le *poumon*, le *cœur* ont leurs sensations particulières ?

BORDEU. — Je le pense. Si j'osais, je vous demanderais si parmi les sensations qu'on ne nomme pas...

Mlle DE L'ESPINASSE. — Je vous entends. Non. Celle-là est toute seule de son espèce, et c'est dommage. Mais quelle raison avez-vous de cette multiplicité de sensations plus douloureuses qu'agréables dont il vous plait de nous gratifier ?

BORDEU. — C'est que nous les discernons en grande partie. Si cette infinie diversité de toucher n'existait pas, on saurait qu'on éprouve du plaisir ou de la douleur ; mais on ne saurait où les rapporter. Il faudrait le secours de la vue. Ce ne serait plus une affaire de sensation, ce serait une affaire d'expérience et d'observation... Vous voyez, Mademoiselle, que dans la question de nos sensations en général, qui ne sont toutes qu'un toucher diversifié, *il faut laisser là les formes successives que le réseau prend, et s'en tenir au réseau seul.*

Mlle DE L'ESPINASSE. — Chaque fil du réseau sensible peut être blessé ou chatouillé sur toute sa longueur. Le plaisir ou la douleur est là ou là, dans un endroit ou dans un autre de quelqu'une des longues pattes de mon araignée. . . . .

C'est l'araignée qui est à l'origine commune de toutes les pattes, et qui rapporte à tel ou tel endroit la douleur ou le plaisir sans l'éprouver.

BORDEU. — Que c'est le *rapport constant, invariable* de toutes les impressions à cette origine commune, qui constitue l'*Unité* de l'animal.

Mlle DE L'ESPINASSE. — Que c'est la mémoire de toutes ces impressions successives qui fait pour chaque animal l'histoire de sa vie et de son soi.

BORDEU. — Et que c'est la mémoire et la comparaison qui s'ensuivent nécessairement de toutes ces impressions qui font la pensée et le raisonnement.

Mlle DE L'ESPINASSE. — Et cette comparaison se fait où?

BORDEU. — A l'origine du réseau.

Mlle DE L'ESPINASSE. — Et ce réseau?

BORDEU. — N'a à son origine *aucun sens* qui lui soit propre, ne voit point, n'entend point, ne souffre point. Il est produit, nourri; il émane d'une substance molle, insensible, qui lui sert d'oreiller, et sur laquelle il siège, écoute, juge et prononce. . . .

Dérangez l'origine du faisceau, vous changez l'animal, il semble qu'il soit là tout entier, tantôt dominant les ramifications, tantôt dominé par elles.

Mlle DE L'ESPINASSE. — Et l'animal est sous le despotisme ou sous l'anarchie.

BORDEU. — Sous le despotisme, c'est fort bien dit. L'origine du faisceau commande, et tout le reste obéit. L'animal est maître de soi, *mentis compos*.

Mlle DE L'ESPINASSE. — Sous l'anarchie où tous les filets du réseau sont soulevés contre leur chef, et où il n'y a plus d'autorité suprême.

BORDEU. — A merveille : dans les grands accès de passion, dans les délires, dans les périls imminents, si le maître porte toutes les forces de ses sujets vers un point, l'animal le plus faible montre une force incroyable.

Mlle DE L'ESPINASSE. — Dans les vapeurs, sorte d'anarchie qui nous est si particulière.

BORDEU. — C'est l'image d'une administration faible où chacun tire à soi l'autorité du maître. Je ne connais qu'un moyen de guérir; il est difficile, mais sûr : c'est que l'origine du réseau sensible, cette partie qui constitue le soi, puisse être affecté d'un motif violent de recouvrer son autorité... »

Tels sont les principaux aperçus physiologiques et pathologiques que Diderot a semés dans son « Rêve de d'Alembert ». On verra plus bas les importantes et lumineuses inductions qu'on en peut tirer au point de vue de la notion de la maladie et de la diathèse et aussi au point de vue du traitement qu'il convient d'opposer aux troubles dont notre organisme peut être affecté.

Et tout d'abord, puisque vous avez « dans un recoin de votre tête... un ou plusieurs points où se rapportent toutes les sensations excitées sur la longueur des fils » et que « au centre, elle (l'araignée) est instruite de tout ce qui se passe en quelque endroit que ce soit de l'appartement immense qu'elle a tapissé », n'est-ce pas que nous pouvons, comme plus haut, hardiment conclure que tous nos sentiments, toutes nos idées et tous nos actes ne reconnaissent qu'une origine seule et unique, la sensation, qu'elle-même provienne, transportée par les nerfs sensitifs, du monde extérieur ou du monde intérieur.

Si donc le cerveau, ou l'*origine* du *réseau*, a reçu et reçoit constamment de toute l'étendue de ce réseau des impressions sensitives moyennes, c'est-à-dire ni trop intenses, ni trop faibles, en un mot, si les *brins* n'éprouvent aucune *blessure*, le fonctionnement cérébral ne pourra être nécessairement que régulier ; et le cerveau recevra d'abord du *réseau* tout entier la notion claire et précise des besoins organiques, et renverra ensuite dans tous les points du *réseau* les indications et commandera les mouvements qui correspondent à la satisfaction de ces mêmes besoins. Ainsi l'âme et le corps vivront en pleine harmonie ; toutes les fonctions organiques concourront, chacune en ce qui la concerne, à l'entretien de la vie, de l'Unité humaine, ce qui est la *Santé*, comme nous l'avons vu.

Qu'est-ce donc que la Maladie ?

C'est la rupture de cette unité humaine, de ce consensus fonctionnel ; c'est quelqu'un des *brins* du *réseau* soulevé contre son chef et lui apportant des impressions sensitives anormales ; c'est ce *chef*, n'ayant point d'autres indications que ces sensations, *siégeant*, *écoutant*, *jugeant* et *prononçant* selon de faux renseignements ; c'est l'*anarchie* se glissant ainsi peu à peu dans le système organique ; c'est la *partie* qui *constitue* le *soi* mise en déroute ; c'est la *cessation* du rapport *constant*, *invariable* de toutes les impressions à cette origine commune qui constitue l'*Unité* de l'*animal* et sa santé, c'est encore l'incapacité pour le système nerveux d'assurer l'intégrité et l'harmonie des fonctions corporelles ; c'est en un mot la *faillite* du cerveau.

Ce qui donc donne la maladie, c'est toute perturbation dans le milieu, soit extérieur, soit intérieur, amenant, par la blessure d'un ou de plusieurs des brins, le désordre dans l'origine du réseau. Et de même que c'est le cerveau qui, dans l'état physiologique, sert d'intermédiaire nécessaire entre l'action cosmique perturbatrice et la fonction troublée de l'organe blessé, de même pour constituer l'état pathologique c'est le cerveau qui est l'intermédiaire nécessaire entre l'action cosmique perturbatrice et la fonction troublée de l'organe blessé. Il résulte nécessairement de là que la cause pathogène est étrangère à notre corps et qu'elle réside toujours dans les influences mésologiques. N'oublions pas, toutefois, que cette doctrine de l'extériorité de la cause pathogène, si elle fut jusqu'à nos jours faussement interprétée, fut néanmoins, dans tous les temps et dans tous les lieux, la doctrine de tous les philosophes et de tous les médecins. On crut, au début, que les volontés surnaturelles, les dieux ou Dieu, provoquaient la maladie par méchanceté ou par vengeance; on incrimina, plus tard, des puissances également surnaturelles, des entités métaphysiques, l'âme, les archées, les esprits animaux, etc. Nous retrouvons donc ici, comme partout ailleurs dans la science, la phase théologique et la phase métaphysique. C'est que, pour nos ancêtres, le monde était fait pour l'homme ; l'action véritable du monde sur l'homme ne pouvait être ni déterminée ni même soupçonnée ; elle ne l'atteignait indirectement que par le canal des divinités et des entités. Actuellement nous savons que le monde n'a pas été fait pour l'homme, mais que l'homme a été fait conformément au monde et que les lois cosmologiques dominent les lois biologiques, et n'en sont jamais modifiées. Aussi nous devons désormais accorder nécessairement à ce monde l'action toute puissante et directe qu'il exerce sur notre corps, et c'est ainsi que la notion de la maladie, enfin démontrable, est parvenue à sa phase positive.

III. Degrés de la maladie. — Cependant suivant que les actions perturbatrices du monde seront plus ou moins intenses, on observera l'une des alternatives suivantes :

1° Si les perturbations mésologiques sont très intenses et s'étendent trop au delà des limites de la modificabilité corporelle ou cérébrale, le fonctionnement vital est suspendu, et l'individu meurt incontinent ;

2° Si elles ne dépassent pas un certain degré d'intensité qui reste encore momentanément compatible avec la vie, celle-ci continue, mais se trouve d'emblée gravement troublée : c'est la maladie aiguë :

3° Si l'intensité de ces perturbations est encore plus faible, elles semblent ne pas provoquer tout d'abord aucun phénomène morbide ; les sensations qui en émanent restent ou *vagues* ou *inconscientes*, mais, plus tôt ou plus tard, si le *chef* n'impose pas son *despotisme* et ne réagit pas efficacement en modifiant à son tour le milieu perturbé, au point de ramener à une salutaire et juste obéissance les *brins révoltés*, les fonctions organiques ne tardent pas, par habitude, à devenir irrégulières et les mouvements organiques à devenir désordonnés ; et cetétat anormal, par sa continuité ou par sa répétition fréquente, devenant habituel, développe la maladie chronique et crée la *diathèse.* Nous avons vu, en effet, en parlant des lois de l'animalité, qu'un fonctionnement habituellement irrégulier produit insensiblement l'hypertrophie ou l'atrophie, l'inflammation ou la dégénérescence de ces mêmes organes.

Il ne faut pas oublier, en effet, que ce ne sont pas toujours les forces très intenses qui produisent dans l'organisme humain les effets les plus grands, mais bien celles dont l'action est continue et constante, quoique avec une faible impulsion. Ceci d'ailleurs n'est que l'application biologique de la loi universelle de la coexistence, dont l'un des corollaires immédiats, ou si l'on aime mieux, l'une des faces, veut que « les actions successives équivalent aux actions simultanées ».

Ainsi donc, sous l'influence de sensations inusitées, provenant d'un milieu vicié impropre à s'harmoniser suffisamment avec l'organisme, l'origine du réseau, ou le cerveau, est anormalement agitée ; cette agitation à son tour provoque, bien avant que la *maladie* soit confirmée, des désordres sensitifs et moteurs, qu'une suffisante attention ferait sans doute réellement constater. Car, en définitive, ces désordres sont entretenus par une certaine surexcitation dans les *ganglions sensitifs*, d'une part, et, d'autre part, par un certain état de fonctionnement anormal dans les *appareils de ralliement*, c'est-à-dire dans les sphères du *grand sympathique ;* en même temps surviennent des mouvements fluxionnaires et des troubles dans les actes nutritifs, qui, persistant ou se répétant fréquemment, vicient dans un temps plus ou moins long les organes dans leur texture et dans leur fonctionnement.

Ce qui précède permet de distinguer positivement l'indisposition de la maladie.

Si la perturbation offre peu d'intensité et si elle est bientôt et facilement annihilée par la réaction qui lui succède, on a l'indisposition, qui est ainsi constituée par cette « oscillation passagère entre la santé et la maladie ». Mais, au contraire, il y a maladie si, en même temps que la réaction n'est pas égale à la perturbation, qu'elle soit, d'ailleurs, ou plus forte ou plus faible, il intervient une influence quelconque, morale ou physique, qui entretient et exagère le trouble primitif et empêche le cerveau de réagir efficacement contre cette perturbation et de la combattre par des mouvements appropriés.

« Lorsque l'exaltation d'une passion, qui entraine toujours un conflit affectif, trouble l'unité cérébrale, les viscères végétatifs en sentent les premiers effets. Le désordre passionnel retentit sur eux par la région active et les nerfs moteurs, et leur équilibre, comme l'harmonie cérébrale, est bientôt compromis. Une réaction organique qui a pour agents les vaisseaux et les nerfs sensitifs ne tardera pas ensuite à surexciter l'instinct de la conservation qui peut être d'ailleurs affecté directement en raison de la contiguïté des organes cérébraux. Quand de semblables perturbations se sont renouvelées pendant un certain temps, elles donnent lieu à une instabilité cérébrale et nerveuse qui constitue une véritable *prédisposition pathologique.* Cette prédisposition est, comme on le voit, à la fois cérébrale et viscérale » (Dr Audiffrent, *Appel aux médecins*).

L'animal n'est plus alors *tout entier* dans l'*origine* du réseau, qui se trouve plus ou moins *dominée* par les *ramifications*, si bien que Diderot a pu dire encore : « La plupart des maladies, presque toutes, sont nerveuses; » ce qui revient à dire, ainsi que Comte l'a formulé, que la *maladie* doit être *habituellement attribuée au centre cérébral*, et si le *vrai siège* de la maladie échappe le plus souvent, c'est que les *symptômes affectent rarement* les *fonctions cérébrales, sauf les cas* de *grand danger*.

IV. Phases de la maladie. — Mais, bien qu'elle soit toujours d'origine cérébrale, la maladie, certes, présente des modalités infiniment variées, ce qui fait dire souvent qu'il n'y a pas une maladie, qu'il n'y a que des malades. Et cela serait vrai si une loi n'intervenait pour rattacher tous les faits concrets les uns aux autres, s'il n'était pas possible de constituer quelques types abstraits, qui établissent autant de relations positives de similitude ou de succession entre tous ces innombrables cas particuliers.

Or, une analyse attentive ne tarde pas à dévoiler que la maladie évolue toujours d'après des phases qui s'échelonnent constamment dans le même ordre.

C'est ici qu'intervient efficacement la belle et lumineuse théorie cérébrale d'Auguste Comte. Il divise le cerveau en trois régions distinctes : la région postérieure ou affective, la région moyenne ou active et la région antérieure ou spéculative.

Or, comme la région affective est seule directement en rapport avec les viscères, elle est la première affectée par la sensation morbide, qui d'elle se communique à la région active, et de celle-ci à la région spéculative, d'où nécessairement trois phases successives dans l'évolution de la maladie : la phase affective, la phase active et la phase spéculative ou intellectuelle. Chacune de ces régions, ayant des attributions et des fonctions bien distinctes, donnera lieu à des symptômes également bien distincts puisque, d'un côté, chaque organe a sa fonction, et chaque fonction son organe, et que, de l'autre, les troubles d'une fonction ne peuvent être ni identiques ni semblables à ceux d'une autre fonction.

Nous l'avons déjà fait pressentir, les premiers troubles qui ouvrent la scène morbide ont pour origine les réactions affectives sur les viscères. Ils consistent surtout dans le désordre des actes nutritifs, et dans la fièvre : dans le désordre des actes nutritifs, en effet, puisque la région affective est essentiellement préposée à l'existence et à l'entretien des fonctions végétatives ; et dans la fièvre ensuite, puisque la chaleur animale — l'augmentation de cette chaleur animale est l'élément primordial et la caractéristique de la fièvre — provient des actions physico-chimiques qui se passent dans les profondeurs du tissu fondamental ou cellulaire, bien plus que dans les actions dont les tissus musculaires et nerveux sont le théâtre ; car ces derniers n'influent, en réalité, que sur l'intensité et l'activité de cet important phénomène.

La seconde phase sera caractérisée par le trouble des fonctions que la région active du cerveau tient spécialement sous sa dépendance, c'est-à-dire les mouvements musculaires, volontaires ou involontaires ; on y observera plus particulièrement les convulsions, les contractions, les spasmes et les paralysies.

Dans la troisième phase surviendront l'exaltation ou la prostration des facultés intellectuelles ; dont les divers organes siègent dans la région antérieure ou spéculative. Les contemplations et les méditations tant concrètes qu'abstraites seront perverties, exaltées ou diminuées ; la scène sera dominée par le délire et l'excitation maniaque, ou par la dépression ou le coma.

De ce qui précède il résulte nécessairement que dans l'étude des manifestations morbides il faut s'enquérir des troubles cérébraux plutôt que des troubles locaux. Car « la théorie positive de la maladie, en considérant comme de simples symptômes les maladies classiques, interdit à leur égard toute exploration isolée. Elles ne doivent être étudiées qu'en vue d'une connaissance plus précise de l'état corporel, dont les altérations peuvent compromettre l'unité générale et s'opposer même définitivement à son retour vers l'équilibre primitif.

« Les distinctions que la physiologie positive a introduites dans l'étude de l'organisme humain, nous obligent à reconnaître dans nos diverses perturbations trois sortes de symptômes qualifiés jusqu'à présent de maladies et qui correspondent à nos trois modes d'existence, l'existence végétative, l'existence animale et l'existence sociale. Ce sont, en effet, les divers aspects sous lesquels il faut considérer les manifestations pathologiques. Chacune de ces grandes classes de symptômes comporte aussi des divisions secondaires correspondant aux fonctions propres à chacune de nos trois sortes de vitalité » (Dr Audiffrent).

Aucun doute ne peut s'élever sur la réalité des deux premières existences, l'existence végétative et l'existence animale ; mais l'existence sociale, ou du moins son influence pathogène [1], sera peut-être

[1] Beaucoup d'observateurs ont bien compris et dénoncé le rôle de cette suractivité cérébrale dans la genèse des maladies. Mais le lecteur me saura gré de reproduire ici quelques extraits d'un judicieux article que Clémenceau, aussi profond écrivain socialiste qu'habile orateur politique, publia dans le journal « *La Dépêche* », il y a deux ans environ et qu'il intitula « *Les maladies de civilisation* ». « Sans parler des eaux sulfureuses et ferrugineuses qui correspondent à des indications spéciales — et qu'il me serait d'ailleurs bien facile de faire rentrer, avec les principales préparations de la pharmacie moderne, dans le cadre de ma thèse — on peut dire que le trait commun des foules rassemblées autour des innombrables sources alcalines, c'est la maladie de *civilisation*, c'est-à-dire des états pathologiques multiples pouvant être invariablement ramenés à cette cause unique : les conditions de vie imposées à une partie de l'humanité par l'ensemble des faits sociaux qui nous ont conduit de la caverne primitive aux palais de nos millionnaires.

. . . .

« Non sans doute qu'à notre évolution organique achevée, ait uniquement succédé l'évolution intellectuelle. Ainsi posé le problème n'a pas de sens, car le *processus* intellectuel purement organique, suppose un cerveau capable d'accaparer des énergies croissantes telles qu'elles peuvent seulement résulter des rapports changeants mais normaux des organes. L'évolution organique continuera donc aussi longtemps que l'*esprit se fera*, puisqu'on ne peut admettre le progrès normal d'un organe dans un organisme en voie de régression. Seulement c'est un équilibre nouveau qui se constitue ou tend à se constituer.

. . . .

« Le sauvage, le rustique des pays civilisés, par l'activité,

moins facilement acceptée, quoique dans la genèse de la maladie, elle ne soit ni moins réelle ni moins importante que les deux autres. On peut même hardiment affirmer que cette réalité et cette importance, encore peu entrevues, vont chaque jour en augmentant, comme je le dirai plus bas, car plus les progrès de la civilisation sont larges et rapides, plus les conséquences pathogéniques de cette existence sociale sont actives et étendues. Le nombre et l'intimité des relations humaines augmentent sans cesse et considérablement, ainsi que la puissance et la fréquence des émotions qu'elles font naître. Or selon que ces émotions seront douces ou pénibles,

cérébrale moindre, par la suractivité de l'énergie physique, — souvent insuffisamment réparée — se rapprochent assez des conditions de l'humanité primitive pour que leur pathologie, ainsi que leur physiologie puisse être regardée comme une approximative représentation des temps anciens. Les villes cependant, grâce à l'extrême facilité des communications, commencent à frapper les populations rurales d'évidentes répercussions morbides. Qu'est-ce donc quand on franchit leurs murailles ? Qu'est-ce que l'industrie si récente a fait en un demi-siècle des hommes qu'elle enchaîne à ses marteaux, à ses roues, à ses métiers affolés ? Ce n'est pas seulement du minerai qu'elle broie, du fer qu'elle fond, lamine ou tord, c'est aussi la vie humaine, et quand nous aurons une reculée suffisante, nous pourrons peut-être juger des déviations imposées par la redoutable machine aux organismes qui lui sont asservis.

« Et pourtant l'homme de l'usine par son activité même, par l'exercice incessant de toutes ses énergies, se défend remarquablement contre tous les agents de dépression qui assiègent perpétuellement la vie. Il résiste pour un temps aux fatigues, aux misères, à l'alcool, à l'opium des Occidentaux, le tabac. En tout cas, quand il tombe, il meurt dans la bataille après une résistance obstinée d'organes entraînés à l'action.

« Combien différent le cas de tous ces sédentaires hypertrophiés ou congestionnés d'atonie devant leur table de travail,

qu'elles donneront lieu à de la joie ou à du chagrin, leurs réactions sur le corps seront nécessairement salutaires ou funestes.

Voyez cet armateur : ce matin, il a reçu des nouvelles de ses navires : les échanges ont été très fructueux, et sous peu de jours, il encaissera d'énormes bénéfices. Il prospère ; sa figure est radieuse; tout en lui respire le bonheur et la santé. Tout à coup on lui apporte une dépêche ; il ne l'a pas encore lue tout entière que ses joues s'empourprent et puis pâlissent, ses yeux s'agrandissent ; ses jambes se dérobent sous lui et le laissent choir comme une masse inerte. Il a succombé à un arrêt, soit des poumons, soit du cœur.

derrière leur comptoir, dans leur coupé! Ceux-là ne luttent point contre le mal perfide qui lentement gagne sur eux, envahit des organes inactifs sans force de résistance. Ils subissent inversement, faute des réactions de la vie agissante, l'engorgement des voies d'élimination où s'accumulent les produits de la désassimilation devenus poisons. L'activité des centres nerveux est-elle éveillée, c'est, par le manque de contre-poids, la cause de maux infinis. Est-elle engourdie, l'atonie générale n'en prévaut que plus aisément. Compliquez tout cela d'une *nourriture trop abondante et trop riche* dont l'organisme n'a que faire, puisque son mal gît précisément dans l'insuffisante dépense, aggravez cet état morbide de l'alcool et des narcotiques, et demandez-vous quelle sorte d'homme cette classe supérieure de l'Humanité — car c'est elle qui conduit le reste du monde — est en train de fabriquer pour l'avenir.

« L'homme est pressé, l'Humanité patiente. De toutes ces humanités diverses en qui se décompose l'espèce, de tous ces hommes de destinées opposées, les uns poussant la charrue ou martelant à l'usine, intellectuellement amoindris, les autres routinés dans le travail cérébral ou l'indolence, physiquement inférieurs, des humains se feront dans un ordre social meilleur, mieux équilibrés, mieux adaptés à des conditions meilleures. »

Comment ce changement soudain est-il survenu ? Ce petit carré de papier, où quelques signes à peine sont tracés, lui a apporté à la fois et la nouvelle de la perte de ses navires et celle de sa ruine, de la banqueroute et de la misère prochaine pour lui et pour sa chère famille. Ces événements sociaux ont si fortement impressionné le centre respiratoire ou le centre cardiaque qu'ils ont ainsi tué subitement cet homme si heureux et si bien portant l'instant d'auparavant.

Dans l'espèce, la sensation produite par la modification du milieu social a trop dépassé les limites de la modificabilité de l'organe cérébral ; et la vie a brusquement cessé. Mais plus ou moins chaque conflit d'intérêt, chaque discussion politique, chaque discorde conjugale ; en un mot, toute mésaventure sociale provoque sur les fonctions humaines un fâcheux contre-coup qui, s'il se répète souvent, ouvre bientôt la porte à la maladie par le trouble qu'à chaque retour il apporte infailliblement dans l'organisme.

Chacune de ces trois existences, avons-nous dit, présentera sa maladie ou mieux ses symptômes spéciaux qui se subdiviseront en autant de catégories qu'elles-mêmes comprendront de fonctions spéciales.

La vie végétative donnera naissance à un phénomène constant, la *fièvre*, et à des symptômes correspondant aux cinq grandes fonctions de l'élaboration, de l'assimilation, de l'exhalation, de l'excrétion et de la circulation, symptômes que je n'ai pas à analyser ici. Les fièvres essentielles des anciens doivent être rangées dans cette catégorie symptomatique.

La vie animale présentera des symptômes se rapportant à la sensibilité, à la motilité et à la contractilité. Ce sont ses altérations qui donnent naissance à la plupart des névroses. On n'oubliera jamais qu'elles ont toujours pour origine la sensation morbide et la lésion locale quelconque provocatrice de cette sensation. On ne perdra pas non plus de vue, dans leur appréciation positive et dans l'institution de leur traitement rationnel, que ces névroses, comme les fonctions dont elles ne sont que les déviations en plus ou en moins, obéissent aussi aux trois lois qui commandent la vie animale et dont nous avons fait plus haut une trop brève exposition. Leur étude a été très bien faite par Bichat d'abord et par Auguste Comte ensuite.

La vie sociale donnera lieu, suivant la région cérébrale affectée, à des symptômes affectifs, actifs ou spéculatifs. Si quelque positivité, à travers les divagations métaphysiques, a enfin pénétré dans la connaissance de la maladie sociale, on le doit à la théorie cérébrale d'Auguste Comte et aux applications pratiques qui en découlent. C'est à la lumière répandue par cette théorie sur le fonctionnement nerveux que peu à peu on finit par savoir en quoi consistent la folie, l'hypochondrie, le somnambulisme, le magnétisme, et, partant, quel traitement leur doit être opposé.

On a reproché à la théorie de la maladie émise par Auguste Comte de ne pas tenir un compte suffisant de l'état des organes et des renseignements que cet état peut fournir utilement. Tout ce qui précède prouve surabondamment que ce reproche est absolument immérité. Car, d'après cette théorie, pour remonter à l'origine de la la maladie, il faut se renseigner auprès de chaque appareil, de chaque organe, de chaque tissu ; et ce n'est qu'en cherchant et découvrant les lésions organiques qu'on arrivera à la lésion initiale souvent très éloignée et très peu apparente, d'où part le trouble sensitif dont l'action sur le cerveau provoque la rupture de l'Unité humaine : la maladie. Une pareille recherche nécessaire imposera donc toujours l'investigation et la connaissance de plus en plus exactes de l'économie.

Il serait souverainement injuste de ne pas faire observer ici que ces considérations générales sur la genèse de la maladie et sur ses symptômes sont le corollaire nécessaire de ce grand et lumineux aphorisme dont nous avons déjà parlé et qu'on doit à l'illustre Broussais. Cet aphorisme peut se formuler ainsi :

Les phénomènes de la maladie coïncident essentiellement avec ceux de la santé, dont ils ne diffèrent que par l'intensité.

Ce principe n'est autre chose que la formulation de la troisième loi de philosophie première appliquée spécialement à la biologie ; et nous ferons remarquer, en passant, que le mérite de Broussais est ici d'autant plus grand qu'il a découvert cette loi dans le domaine biologique, alors qu'elle n'avait pas encore été soupçonnée dans le domaine cosmologique. Ce qui constitue une exception aussi heureuse qu'unique dans l'histoire de la philosophie et qui montre plus clairement que toute autre chose le grand et clairvoyant génie qu'était Broussais. Car toutes les autres grandes lois universelles sont, en effet, des abstractions appliquées aux sciences inorganiques bien avant qu'elles aient pu l'être dans les sciences vitales : ce qui est la conséquence même de la complexité extrême de ces dernières. N'oublions pas que c'est Auguste Comte qui a étendu à la cosmologie et à la sociologie, l'élevant ainsi à la hauteur d'une loi universelle, le principe si fécond appliqué d'abord par Broussais à la biologie positive.

A Broussais revient donc l'éternel honneur d'avoir positivement créé la médecine physiologique, ce qu'on n'a pas assez compris de son temps et ce qu'on oublie beaucoup trop encore aujourd'hui.

Faisons observer aussi, pour compléter enfin la notion de la maladie, que cette loi de Broussais, en même temps qu'elle indique qu'il n'y a entre la maladie et la santé qu'une différence, non de nature, mais seulement de degré, indique également que la thérapeutique positive ne peut et ne doit consister le plus souvent que dans les modifications judicieuses du milieu dans lequel l'homme est obligé de vivre, et notamment du régime qui constitue dans le milieu tant extérieur qu'intérieur la plus puissante influence à laquelle notre organisme soit subordonné. C'est ce qui a fait dire à Diderot : « Il n'y a jusqu'à présent que quelques remèdes généraux auxquels on puisse avoir confiance ; comme le régime, les exercices, les distractions, le temps et la nature. » Cela était vrai au XVIIIe siècle ; cela est encore vrai de nos jours. Aussi le médecin positiviste n'aura recours aux prescriptions pharmaceutiques que dans les cas extrêmes ou de grand danger, contre lesquels deviendraient insuffisants les moyens généraux qu'une saine éducation met entre ses mains. L'éducation, en effet, n'est que l'art de rétablir une suffisante harmonie entre notre organisme et le monde où il évolue.

Résumons-nous.

« C'est à la vie elle-même, dit Littré — (*Dict.* en 30 volumes, art. *Maladie*) — qu'il faut demander quelle est l'idée de maladie » ; puis il ajoute que la maladie est « une réaction de la vie, soit locale, soit générale, soit immédiate, soit médiate, contre un obstacle, un trouble, une lésion ». Puis H. Roger dit de son côté : « Qu'il y ait dans la maladie lésion anatomique ou trouble fonctionnel, c'est ce que nous ne pouvons nier ; que ces altérations ou ces troubles suffisent à caractériser la maladie, c'est ce que nous ne pouvons admettre. »

Et avec raison.

Un soldat reçoit une blessure, mais dans l'ardeur de la lutte il n'a ressenti aucune douleur ; il n'a même pas la sensation du sang qui l'inonde, et il continue de se défendre et d'attaquer. Comment ? Son cerveau ne perçoit plus rien de ce qui arrive à son corps ; il est ailleurs tout entier, aussi il n'y a pas encore maladie. Un organe subit une altération et sa fonction se trouve nécessairement troublée par excès ou par défaut ; mais le cerveau absent n'y participe pas momentanément ; il n'y a pas maladie. Les fils sont chatouillés ou blessés ; mais l'araignée est occupée ailleurs et n'est pas avertie sur le moment ni de ce chatouillement ni de cette blessure : elle n'accourt pas et elle ne fuit pas; le chatouillement et cette blessure sont actuellement pour elle comme s'ils n'existaient pas; il n'y a toujours pas maladie. C'est qu'en effet ces lésions et ces troubles fonctionnels obéissent en dernières analyse à cette loi physiologique : une vibration nerveuse périphérique ne détermine de douleur qu'à la seule condition d'arriver jusqu'au cerveau. Elle se trouve anéantie ou diminuée lorsqu'en même temps le cerveau fonctionne énergiquement et détermine des vibrations cérébrales d'une grande intensité (Dr Onimus).

Pour constituer la maladie, à la lésion et au trouble fonctionnel, qu'on y retrouve d'ailleurs toujours, il faut, de toute nécessité, l'intervention active, l'intervention *officielle*, consciente ou inconsciente, de l'*origine* du *réseau*, c'est-à-dire du cerveau lui-même; ce qui revient à dire que la *maladie doit être habituellement attribuée au centre cérébral*, et qu'elle existera lorsque la modification mésologique aura, soit immédiatement par son intensité, soit plus tard par sa continuité ou sa répétition prolongée, mis le cerveau dans l'impossibilité de *ramener à l'obéissance les fils soulevés contre leur chef*, c'est-à-dire, de provoquer dans l'organe atteint une réaction suffisante pour annihiler rapidement l'action pathogénique et lui faire reprendre en temps utile son état antécédent, l'état physiologique ou normal ; la maladie existera, enfin, lorsque le cerveau ne pourra plus ou ne saura plus maintenir une suffisante discipline, l'harmonie nécessaire parmi tous ces *organes, qui ne sont que des animaux distincts que la loi de continuité tenait tout à l'heure et ne tient plus désormais dans une sympathie, une unité, une identité générales ;* en un mot, lorsque le cerveau fonctionne anormalement. Ainsi donc, dans l'*appréciation positive de la maladie il faut laisser là les formes successives que le réseau prend, et s'en tenir au réseau seul.*

Après avoir déterminé les conditions de la vie et reconnu qu'elles se résument toutes dans la sensation qui préside à l'harmonie entre l'organisme et le milieu dans lequel il est plongé ;

Après avoir étudié la santé et établi qu'elle résulte du consensus entre les fonctions organiques et les fonctions cérébrales, entre le cerveau et le corps, consensus qui est la source de l'unité de l'être vivant ;

Après avoir, enfin, construit la théorie de la maladie et montré qu'elle consiste toujours dans la rupture de cette harmonie, de ce consensus, de cette unité de l'être vivant sous l'action nécessaire des forces cosmiques,

Nous pouvons sans plus tarder aborder directement le problème étiologique et thérapeutique de la tuberculose pulmonaire : tel est le double objet de la seconde et de la troisième partie de ce travail.

SECONDE PARTIE

ÉTIOLOGIE DE LA TUBERCULOSE PULMONAIRE

> Savoir bien exactement comment l'organisme vivant est envahi par la maladie : telle est la seule voie positive ouverte à l'humanité pour arriver, lentement mais sûrement, à réduire au minimum possible les funestes effets de la maladie sur l'organisme humain.

Pour instituer le traitement systématique d'une affection quelconque, il n'est pas de moyen plus sûr que celui de bien saisir l'*étiologie* de cette même affection, entendant par ce mot *étiologie* toutes les influences tant extérieures qu'organiques qui ont concouru à son développement et qui constituent les conditions de son existence. Cependant, quand on étudie l'étiologie de la tuberculose pulmonaire, soit dans les traités et les manuels classiques, soit dans les travaux présentés et les discussions soutenues au sein des congrès et des sociétés savantes, que rencontre-t-on sur cet important chapitre de pathologie ?

Certes, on rencontre beaucoup d'érudition, une moisson très épaisse de faits plus ou moins bien observés, des statistiques aussi nombreuses que contradictoires, des affirmations aussi énergiques que peu justifiées, et l'on trouve tout, dans ces travaux, tout, excepté une doctrine générale autour de laquelle viendraient se systématiser les conditions véritables de la naissance de la terrible maladie. Dans cette longue étude vous dissertez, tantôt avec un penseur qui n'a pas assez observé, tantôt avec un observateur qui n'a pas assez médité ; et, en dernière analyse, on se trouve dans une sorte d'état intermédiaire « où l'on a des faits positifs sans doctrine positive, des systématisations partielles sans systématisation générale[1] ». Et l'esprit sort de ce long et pénible labeur, nullement satisfait et fort peu instruit.

Les traités classiques et les travaux *ex professo* sur la tuberculose nous présentent, au chapitre de l'étiologie, un alinéa spécial pour l'hérédité, un second pour la contagion, un troisième pour la diathèse : hérédité, contagion, diathèse qui sont les prétendues causes *efficientes* de la tuberculose ; puis d'autres alinéas spéciaux, en plus ou moins grand nombre, pour les prétendues causes *prédisposantes* ou *occasionnelles : l'âge*, le *sexe*, le *climat*, les

[1] « Les uns (les philosophes) ont, ce me semble, beaucoup d'instruments et peu d'idées, les autres ont beaucoup d'idées et point d'instruments. L'intérêt de la vérité demanderait que ceux qui réfléchissent daignassent enfin s'associer à ceux qui se remuent, afin que le spéculatif fût dispensé de se donner du mouvement ; que le manœuvre eût un but dans les mouvements infinis qu'il se donne ; que tous nos efforts se trouvassent réunis et dirigés en même temps contre la résistance de la nature ; et que dans cette espèce de ligue philosophique chacun fît le rôle qui lui convient. » (Diderot.)

maladies antérieures, etc. Tout cela, certes, est bien développé, très bien même ; mais quels qu'en soient votre désir et votre besoin, ne cherchez pas dans ces ouvrages, — vous ne l'y trouveriez jamais — un alinéa final dans lequel, sous forme de conclusion générale, seraient systématisés tous ces faits et nettement dégagée la loi fondamentale de l'étiologie de la tuberculose.

Quant aux sociétés savantes et aux différents congrès de la tuberculose, dont je suis le premier à reconnaître les excellentes intentions et la généreuse ardeur de leurs membres pour le bien de l'Humanité, ils nous offrent une ample moisson d'études et de monographies importantes sur l'hérédité et la contagion dans la phtisie pulmonaire, de très brillantes considérations philosophiques sur la diathèse ; de statistiques nombreuses et d'observations cliniques d'autant moins concluantes qu'elles sont destinées, suivant l'opinion de l'auteur, à soutenir la cause, tantôt de l'hérédité, tantôt de la contagion, ou encore celle de la diathèse. Jamais plus qu'en cette occurrence ne furent justifiés les inconvénients attribués par Aug. Comte aux académies et aux sociétés savantes pour l'immense dispersion d'efforts intellectuels qui s'y produit, ces efforts étant rendus à peu près stériles par l'absence d'une doctrine générale capable de les diriger et de les coordonner. C'est ainsi que, pour l'un, à l'hérédité revient le plus grand, sinon l'unique rôle dans l'étiologie de la phtisie ; que, pour un second, c'est la contagion qui doit désormais être incriminée ; qu'enfin, pour un troisième, il faut, avant l'hérédité et la contagion, faire intervenir, dans l'espèce, la diathèse sans laquelle les deux autres causes ne peuvent avoir une action effective quelconque ; mais il oublie complètement de définir la diathèse et de montrer positivement comment elle se développe ; il ne songe point à cela et il parait n'y attacher aucune importance. En résumé, on croit avoir tout dit, quand on a dit *ex professo :* la tuberculose est ou héréditaire ou contagieuse ou enfin diathésique, comme jadis on croyait avoir tout dit quand on avait affirmé, pour expliquer l'ascension de l'eau dans les pompes, que la *nature a horreur du vide*.

Eh bien ! quand on a dit tout cela, on a simplement présumé *pourquoi l'on est tuberculeux ;* mais on n'a nullement indiqué *comment on est devenu* tuberculeux. Et pourtant c'est le comment seul qui importe au malade et au médecin, et pas autre chose.

Tous les *Pourquoi*, en effet, échappant à nos investigations sont totalement hors de la portée de nos actions modificatrices. Les *Comment*, au contraire, sont soumis dans une certaine mesure à notre pouvoir modificateur ; ils sont seuls du domaine de la science, dont l'unique but est de *savoir* pour *prévoir* et prévoir pour pouvoir. Nous ne devons pas espérer de pénétrer jamais l'essence même des choses ; nous ne ferions que perdre notre temps à la recherche d'une *nouvelle pierre philosophale*. Mais si nous devons toujours ignorer ce que sont les phénomènes en soi, la connaissance des conditions de leur manifestation est largement ouverte à notre intelligence et à notre activité ; c'est elle que nous devons poursuivre opiniâtrément.

La connaissance de ces conditions, en effet, nous permet de modifier et de faire tourner à notre réelle utilité ces phénomènes eux-mêmes qui semblaient tout à l'heure devoir à jamais peser si lourdement sur notre précaire existence. Aujourd'hui ne taxerait-on pas de folie celui qui se creuserait la cervelle pour découvrir le mouvement perpétuel ou pour percer le mystère de la pesanteur ou de l'électricité? Mais, au contraire, qui ne reconnaît que, grâce à la connaissance des conditions qui président à la manifestation de leurs phénomènes, nous modifions, nous augmentons, nous atténuons ces propriétés cosmiques presque à notre fantaisie; si bien que nous arrivons, non seulement à leur ôter la plus grande partie de leur malfaisance, mais encore à en faire les auxiliaires les plus puissants et les plus soumis de notre bien-être et de notre sécurité!

C'est pourquoi nous ne chercherons pas davantage ce que sont en soi l'hérédité et la contagion; nous pensons qu'il est aussi suffisant que sage de s'occuper uniquement des conditions dans lesquelles elles se produisent et deviennent dangereuses pour notre santé.

Puis, de cette double étude, sur l'hérédité et sur la contagion de la tuberculose, surgira spontanément la nécessité de recourir à une troisième notion pathogénique, à la diathèse, à laquelle nous nous efforcerons de donner un sens précis, une signification positive, par le siège anatomique que nous lui assignerons. La diathèse répondra alors à tous les cas possibles et ainsi comprise, elle sera la loi véritablement scientifique de l'étiologie de la tuberculose.

I. Hérédité. — A tout seigneur, tout honneur. La phtisie ayant été de tout temps réputée surtout héréditaire, c'est de l'hérédité que nous allons tout d'abord nous occuper.

Dans le *Dictionnaire de médecine et de chirurgie pratiques* de Jaccoud, article *Hérédité*, de M. Auguste Voisin, nous lisons :

« Hippocrate a dit : « Dans la semence même et de « la femme et de l'homme, tout le corps fournit ; elle « vient faible des parties faibles, et forte des parties « fortes. Nécessairement l'enfant y correspond et il « ressemble à l'un et à l'autre en quelque chose. »

Et encore « L'épilepsie naît comme toutes les autres maladies par l'hérédité. Le sperme venant de toutes les parties du corps, vient sain des parties saines, malade des parties malades. »

Hippocrate, en vertu de la première loi de la philosophie première, dont nous avons déjà donné l'énoncé, ne pouvait et ne devait pas penser, parler et écrire différemment ; et tous les médecins acceptèrent sans enquête préalable l'assertion si catégorique du médecin de Cos jusque vers le milieu du XVIIIe siècle. A ce moment, Louis et Brown soutinrent que les maladies ne pouvaient pas se transmettre des parents aux enfants.

Depuis lors, les opinions sur ce sujet ont été fort partagées ; et comme les opinions ne peuvent être sérieusement étayées que sur des faits cliniques et sur des statistiques, voyons ce que disent sur ce point et les faits et les statistiques.

Consultons encore M. Auguste Voisin, dans l'article précité.

« Richardson, tout en énumérant de nombreux cas de transmission héréditaire de l'affection tuberculeuse, déclare qu'on ne peut pas cependant considérer la question de la fatalité de cette transmission comme résolue, puisque tous les tuberculeux ne transmettent pas cette cruelle prédisposition à leurs enfants; mais il ajoute que cette tuberculisation héréditaire est quelquefois si rapide que le fœtus se trouve attaqué de phtisie dans le sein de sa mère.

« Louis n'a accordé à l'influence héréditaire dans la phtisie pulmonaire qu'une part du dixième.

« L'hérédité pour Lebert n'agirait, dans l'affection tuberculeuse, que dans le sixième des cas.

« Hérard et Carnil ont trouvé l'hérédité non douteuse chez 38 phtisiques sur 100. »

Dans le *Traité de médecine* de MM. Charcot et Bouchard, nous lisons vol. IV, page 581 :

« Leudet a établi récemment, à l'aide d'une statistique très étudiée, que sur 214 familles de phtisiques 102 présentaient des antécédents indiscutables ainsi répartis :

Mère	57 fois.
Père	21 —
Père et mère	1 —
Grand'mère	1 —
Grand'père.	1 —
Tantes	11 —
Oncles	7 —

« Rilliet et Barthez ont constaté l'hérédité dans un septième des cas; Lebert dans un sixième ; Pidoux, Piarry, Wolske, dans un quart; Briquet, Cotton, Hérard et Cornil dans un peu plus du tiers; Hill et

Leudet dans une moitié; Portal dans les deux tiers; Rufz dans les cinq sixièmes. »

Faisons d'abord constater combien sont disparates et incertains les résultats fournis par ces statistiques qu'on trouve si abondamment répandues dans les divers auteurs et dans tous les comptes rendus des sociétés savantes et des congrès de la tuberculose. Et sans trop critiquer les éléments[1] dont elles sont formées (grand-père et grand'mère;

[1] Si, comme le veut Hippocrate, l'hérédité ne peut se faire qu'à travers le sperme du mâle ou l'ovule de la femelle, comment l'oncle et la tante pourraient-ils réellement intervenir dans la transmission des maladies chez leur neveu et leur nièce? Tout au moins faudrait-il, pour pouvoir admettre sans trop d'inconséquence une pareille assertion, démontrer que le père ou la mère de cet oncle et de cette tante ont été affectés eux aussi de la même affection. Mais alors pourquoi faire entrer l'oncle et la tante dans la même statistique où sont intervenus déjà le grand-père et la grand'mère? N'est-ce pas un double emploi flagrant? D'ailleurs pourquoi concevoir qu'on est phtisique par hérédités uniquement parce que l'oncle ou la tante a été aussi poitrinaire? Est-ce que, soit dans le sein maternel, soit surtout pendant la vie extra-utérine nous ne sommes pas assez exposés aux innombrables causes pathogènes créées par le milieu où nous vivons, pour n'être pas obligés d'augmenter la liste de ces causes et d'invoquer cette si chimérique hérédité collatérale? Mais, de même que « *quand on veut tuer son chien on dit qu'il est enragé* », de même, quand on veut qu'une maladie soit héréditaire, on dit, pour les besoins de la cause, qu'en dehors du père et de la mère son hérédité peut être due aussi aux oncles et aux tantes. Vraiment est-ce sérieux? Est-ce scientifique? Et quelles inductions utiles peut-on fonder sur des statistiques aussi *soigneusement* étudiées et dont les cas sont si *judicieusement* triés? Combien plus sage, plus positif et plus scientifique n'est pas, à mon humble avis, ce pathologiste dont le nom m'échappe pour lequel l'hérédité morbide ne saurait nécessairement venir en aucun cas que des ascendants directs, le père et la mère.

oncles et tantes), nous nous bornerons à leur opposer cette seule objection générale :

D'après ces mêmes statistiques, il est avéré que 50 p. 100 au moins parmi les phtisiques ne présentent pas d'antécédents héréditaires, et, d'autre part, il est non moins avéré, que beaucoup d'enfants heureusement échappent à la maladie de leurs parents.

Cela n'implique-t-il pas péremptoirement que la tuberculose dans plus de la moitié des cas reconnait une autre origine que l'hérédité? Dès lors pourquoi ne pas admettre pour tous les cas une même et unique condition générale? Pourquoi, au lieu d'attribuer, de prime abord et sur la simple apparence des faits, la maladie à l'hérédité, ne pas examiner si les prétendus héréditaires sont devenus malades sous l'action des mêmes conditions pathogènes que les phtisiques pour lesquels il est impossible d'invoquer cette étiologie?

Singulière loi en vérité à laquelle échappent 50 p. 100 des cas! Ne pourrait-on pas dire que c'est l'exception qui est la véritable loi?

Cependant l'on insiste encore et l'on dit triomphalement avec Hippocrate : le sperme vient de toutes les parties du corps, sain des parties saines et malade des parties malades. Et non, le sperme ne vient pas de toutes les parties du corps, pas plus que la bile, que les sucs gastrique et pancréatique, etc. ne viennent point de toutes les parties du corps. Le sperme ne vient que des testicules, qui le secrètent, de même que la bile ne vient que du foie, qui la secrète; et l'ovule femelle lui-même vient de l'ovaire, et non d'ailleurs.

En outre, les expériences et les observations démontrent péremptoirement « que l'ovule ou le germe se développe comme tout autre élément anatomique; qu'arrivé à l'état de complète évolution, dite de maturité, il ne renferme en aucune manière l'embryon, l'enfant ou l'homme en puissance, et qu'il ne possède rien autre chose que l'aptitude à être fécondé » (Ch. Robin). Et si, d'une part, l'organe fécondateur et l'organe fécondé sont préalablement malades, cette fécondation paraîtra extrêment aléatoire, sinon absolument impossible; et, si d'autre part, le testicule et l'ovaire sont sains, comment se ferait l'hérédité morbide? Quel en serait l'agent ?

Pour conclure légitimement à la transmission héréditaire au nom des faits de tuberculose observés chez le fœtus et les enfants à leur naissance, il faudrait encore démontrer qu'avant ou immédiatement après la fécondation les organes mêmes de cette fécondation présentent déjà des signes indubitables de tuberculisation, ou bien que l'ovule fécondé ou que le spermatozoïde fécondateur renferme dans sa trame le fameux bacille de Koch. Il faudrait enfin démontrer que la maladie n'a pas pu être acquise après la conception sous l'action immédiate ou médiate du milieu dans lequel vit et se développe le nouvel être.

Sans la démonstration préalable de l'existence possible ou certaine de semblables phénomènes, il sera plus naturel. plus conforme à l'observation journalière, d'admettre que la tuberculose s'est développée chez le fœtus, non par le fait de l'hérédité seule, mais par le fait aussi de conditions pathogénes qui se sont accumulées pendant la vie intra-utérine comme elles s'accumulent pendant la vie extra-utérine.

Voilà un embryon en voie d'évolution; il se développe normalement. Mais tout à coup survient une modification quelconque dans les conditions de son évolution; et voilà, pour cet embryon, le trouble ou la maladie ou la monstruosité, ou la mort, selon la violence de l'ébranlement. C'est ainsi que Dareste est arrivé à créer les monstruosités presque à sa fantaisie, en imprimant à l'œuf tel ou tel mouvement, telle ou telle secousse, suivant qu'il voulait produire tel ou tel monstre.

Et quand des troubles de cette gravité peuvent être ainsi produits presque à notre gré, comment n'admettrait-on pas la possibilité, chez le *fœtus*, de lésions tuberculeuses, en dehors de toute influence héréditaire ? Où le *plus* arrive, le *moins* arrivera plus facilement encore, et sûrement on ne s'avisera pas d'attribuer à l'hérédité les faits semblables à ceux de Dareste.

C'est ce qui permet d'affirmer que, quand la pathologie intra-utérine, jusqu'ici si négligée, sera mieux étudiée et plus connue, les cas uniquement *prétendus* héréditaires deviendront de plus en plus rares, de même qu'avec les progrès de l'anatomie pathologique ou de l'analyse biologique on a vu disparaître du cadre nosologique, les unes après les autres, les maladies si nombreuses que nos précurseurs appelaient *essentielles* ou des maladies *sine materia læsâ*.

Ce qui revient à dire, en définitive, que l'on admet

comme maladies héréditaires des maladies simplement congénitales et qui se sont développées chez le fœtus comme elles se développeront plus tard chez l'enfant, l'adolescent, l'adulte ou le vieillard, par le jeu incessant des actions et réactions du milieu sur l'organisme et de celui-ci sur celui-là. « Aussi, écrit M. Paul Le Gendre, la syphilis prise par la mère après la conception, et infectant son fœtus, devrait être distinguée de la syphilis vraiment héréditaire, qui résulte de la fusion d'un ovule et d'un spermatozoïde syphilitiques ou de la fécondation d'un ovule sain par un spermatozoïde syphilitique[1].

« On ne doit donc pas parler de variole, de charbon,

[1] Mais il est bien difficile d'admettre cette véritable hérédité de la syphilis, si l'on veut bien réfléchir que dans ce cas la transmission de la maladie au fœtus se produira en dehors de tout accident primitif, c'est-à-dire sans *chancre*. Il faudrait alors conclure à une différence de nature entre le fœtus et l'enfant ou l'adulte; chez ces derniers en effet, *point de chancre*, pas de syphilis.

D'ailleurs peut-on imaginer et n'est-il pas contradictoire que l'ovule et le spermatozoïde puissent être simultanément ou séparément affectés d'une lésion syphilitique ou non syphilitique?

Tout, au contraire, s'explique par la contamination directe de l'œuf, soit par les lésions maternelles quand la mère est malade soit, quand celle-ci est indemne, par la pénétration, après un coït postérieur à la fécondation, jusque sur l'œuf du virus syphilitique mélangé et entraîné avec le sperme lui-même.

Puis l'accident primitif et l'accident secondaire se développent et disparaissent comme chez l'adulte, et à la naissance on pourra ne constater plus aucun signe de maladie, et quand plus tard apparaîtront les accidents ultimes de la syphilis il sera plus naturel et plus logique d'invoquer la contagion directe au lieu d'invoquer l'hérédité transmise par l'ovule ou le spermatozoïde syphilitique.

d'érysipèle héréditaires à propos d'enfants ou de petits animaux naissants atteints de ces maladies parce que les germes pathogènes ou leurs toxines ont été transportés de la mère à son fœtus à travers le placenta. Ce sont là des maladies congénitales et non héréditaires. » Or, le placenta ne laisse arriver au fœtus rien d'anormal s'il n'est lui-même déjà malade ; et cette pathologie du placenta non seulement n'est pas faite, mais elle n'est même pas encore soupçonnée. « Il ne faut pas, continue M. Paul Le Gendre, il ne faut pas davantage attribuer à l'hérédité des particularités du nouveau-né qui relèvent de la nutrition embryonnaire, et ranger dans la catégorie des dégénérés héréditaires certains individus malformés par suite de telle ou telle circonstance ayant entravé leur développement *in utero* postérieurement à la conception. »

L'hérédité devient ainsi une simple abstraction par laquelle on systématise l'ensemble des phénomènes de la génération elle-même ; car, si les conditions de la vie embryonnaire étaient toujours identiques, la ressemblance des enfants aux parents serait entière et l'on pourrait dès lors définir la génération : la propriété inhérente à tout organisme vivant de donner naissance à un autre organisme vivant identique en tout au premier.

Si cette identité parfaite n'est jamais complètement réalisée, c'est que le milieu où évolue le végétal ou l'animal n'est jamais non plus identique à lui-même. Les actions et les réactions qui se passent dans le nouvel être en formation diffèrent, sinon en nature, du moins en intensité et en continuité, des actions et des réactions qui se passaient dans l'antécédent au moment de sa propre vie embryonnaire.

Semez un gland dans une terre de composition et d'exposition identiques à celles de la terre où a évolué le chêne qui l'a porté; supposez, en outre, que toutes les autres actions cosmologiques, lumière, électricité, etc., soient égales en tout à celles auxquelles fut exposé le premier chêne ; et l'on verra le fils acquérir le même développement majestueux que le père avait acquis lui-même.

Mais semez, au contraire, ce même gland dans un terrain aride, dont l'exposition et l'altitude conviennent peu au chêne, l'arbre qui viendra de ce gland sera rabougri et d'une végétation languissante.

Cependant, même après que ce chêne si mal venu aura ainsi péniblement vécu pendant plusieurs années dans ce sol aride, rapportez un de ses glands dans le même terrain favorable que précédemment, et vous obtiendrez de nouveau un arbre qui ne se ressentira en rien de son origine et qui sera à son heure comme son ancêtre, le roi de la forêt.

On a semé des graines de première qualité dans un terrain fertile et bien préparé. Les graines ont germé; mais les conditions atmosphériques sont mauvaises ; les récoltes, au lieu d'être bonnes comme tout permettait de l'espérer, sont au contraire fort maigres et peu abondantes ; elles ont *souffert*, selon l'expression vulgaire, de la sécheresse, de l'humidité, etc.

La saison est avancée et vous avez vos fleurs en pleine terre, ne supposant pas qu'il puisse encore geler. Mais vous vous êtes trompé. Et le matin à votre réveil, en visitant vos fleurs si chères, vous voyez bien vite qu'elles sont flétries, et vous dites qu'elles ont *senti* la gelée.

Ainsi les végétaux eux-mêmes, entièrement subordonnés, pour leur naissance comme pour leur développement, au milieu dans lequel ils sont plongés; *sentent* les actions de ce milieu, ils en *souffrent* ou ils en bénéficient. Et le langage populaire ne peut laisser aucun doute à cet égard ; car le langage et ses signes ne sont créés qu'au fur et à mesure des besoins, c'est-à-dire de l'apparition même des phénomènes et des êtres qui doivent être signifiés ou symbolisés d'abord pour pouvoir être communiqués ensuite.

Cette *sensation*, cette *souffrance* végétale existe-t-elle réellement? Et si elle existe, est-elle, ou non, de même nature que la *sensation* et que la *souffrance* animales, et, plus haut, que la *sensation* et que la *souffrance humaines ?*

Sans doute, il existe, entre les deux existences, une immense différence, mais c'est une différence de degré seulement, et non point de nature ; et si l'on ne saisit pas immédiatement leur ressemblance, bien peu appréciable évidemment, c'est qu'au début on a défini la sensation et la souffrance avec les idées suggérées par l'observation de l'être le plus perfectionné et le plus spécial ; on a généralisé ainsi d'après un cas particulier, le plus particulier de tous, et quand on a voulu aller de ce cas spécial au cas le plus général et dans lequel ces propriétés vitales sont le plus implicites et le plus vagues, l'intelligence humaine a été trop faible pour parcourir, d'un seul bond, cette infinie distance, et elle s'est hâtée de conclure qu'il n'y a, à ce point de vue, entre le végétal et l'homme aucune similitude fonctionnelle.

D'ailleurs, objecte-t-on, le végétal et l'animal inférieur, ne présentant aucune trace d'un tissu nerveux quelconque, ne sauraient par cela même ni sentir ni souffrir. Mais ce tissu nerveux quelconque n'est que le tissu fondamental ou cellulaire, dont tous les autres dérivent, et auquel pour former le tissu nerveux s'ajoute de plus en plus un élément nouveau. selon que l'animal étudié est lui-même plus élevé dans la longue série biologique ; en sorte qu'en fin de compte le tissu nerveux, comme les autres tissus. n'est que le tissu cellulaire complété, ou perfectionné, si l'on aime mieux.

Qu'on réserve le mot « sensibilité » à la fonction du tissu nerveux chez les seuls animaux supérieurs, dans lesquels ce tissu se présente avec tous ses caractères spéciaux et tous ses développements, soit ; mais il faut cependant bien qu'on accorde, à cette action du milieu sur les végétaux et sur les animaux inférieurs et à cette réaction de ceux-ci sur celui-là, une existence réelle, objective et une dénomination qui témoigne de cette réalité même.

Et cette sensibilité organique, commune à tous les êtres vivants, et dont le tissu cellulaire est l'organe, — l'appelant ainsi, n'ayant pas d'autre mot à ma disposition — est si réelle que, sur ses indications, suivant leurs besoins, non seulement les animaux inférieurs, mais même les végétaux exécutent des mouvements qui paraissent coordonnés et dirigés vers un but utile. C'est ainsi que les racines d'un arbre se dirigeront et se ramifieront de telle façon qu'elles vont plonger dans l'endroit du sol, où elles trouveront à remplir leurs fonctions le plus avantageusement et à assurer le mieux possible leur propre existence et celle de l'arbre auquel elles appartiennent.

Ne voit-on pas aussi constamment le tronc et les rameaux des arbres se pencher, se diriger vers le soleil et la lumière comme pour aller y chercher et y trouver une plus grande somme de nourriture et de vie? Mais les milieux inorganique et biologique n'exercent pas seuls une action souveraine sur le développement de l'être humain; le milieu social intervient également dans une mesure de plus en plus large et profonde.

Nous avons dit que le cerveau n'a point tout son développement dès la vie intra-utérine; mais qu'au contraire il se développe journellement, ainsi que le corps, au fur et à mesure que le milieu cosmologique et social agit sur lui et éduque les cellules dont il est nécessairement formé. Supposez donc Victor Hugo naissant avec un cerveau aussi bien constitué que vous le voudrez; mais supposez aussi qu'au lieu de recevoir les soins et les leçons d'un noble entourage, il fût resté livré à lui-même, ou du moins qu'on ne se fût occupé absolument que de son existence matérielle, jusqu'au moment où il aurait pu se l'assurer lui-même; supposez qu'on ne lui *eût jamais parlé* qu'il n'*eût jamais entendu parler*, et, par conséquent, qu'on ne lui eût jamais communiqué les acquisitions tant scientifiques qu'esthétiques des générations antérieures, supposez tout cela; que serait-il, dans ce cas, advenu de celui qui, par son prodigieux génie, sera la personnification même du XIXe siècle? Victor Hugo, cela ne peut faire doute pour personne, non seulement serait resté vierge de toute culture intellectuelle, mais encore aurait été privé de l'organe même de cette culture, du *langage* humain; car on n'hérite point directement de ce langage, on ne le reçoit pas davantage tout formé d'un être surnaturel quelconque; on l'apprend de ceux qui le possèdent déjà; on le recueille du milieu dans lequel on vit, peu à peu et avec peine. Victor Hugo, en un mot, placé dans ces conditions, aurait péniblement acquis le langage des animaux sauvages; il serait resté sauvage lui-même, et il ne serait jamais allé au delà.

De tout ce qui précède il nous parait ressortir que nous devons entendre par hérédité, la combinaison des phénomènes de la génération des êtres vivants et des modifications imprimées à ceux-ci par les actions incessantes du milieu, d'où peuvent seulement naître des aptitudes organiques et fonctionnelles, favorables ou défavorables, mais non point des maladies ou des monstruosités réelles déjà et complètes dès le moment ou par le fait même de la fécondation. — Donc, pour nous, l'hérédité n'est pas suffisante pour créer la tuberculose; à elle s'ajoute toujours une seconde influence plus capitale, provenant du milieu. Cette influence sera-t-elle la contagion? Examinons.

II. Contagion. — Je sais le grand service que M. Villemin a rendu à la science et le beau titre de gloire et de reconnaissance qu'il s'est assuré, quand il a démontré aux moins clairvoyants et aux plus sceptiques que la tuberculose est inoculable et contagieuse. Je sais toutes les expériences qui ont confirmé l'assertion de M. Villemin ; je sais aussi que l'histoire naturelle du bacille, agent de cette contagion, a été faite et bien faite; et comme tout le monde, je conserve les grandes espérances qu'on peut fonder sur la double découverte de Villemin et de Koch pour arriver un jour à enrayer la marche de la tuberculose, comme on jugule aujourd'hui la rage.

La tuberculose, est donc inoculable et contagieuse ; oui, certes; mais on trouve des organismes réfractaires à l'inoculation; et l'on ignore souvent le moment précis et le lieu où la contagion se produit, c'est-à-dire que, dans beaucoup de cas, on est amené à faire l'hypothèse la plus simple suivant les renseignements obtenus, et l'on admet la contagion faute d'autres notions étiologiques alors qu'on ne peut en donner aucune preuve positive.

D'ailleurs suffit-il, pour être contagionné, que des bacilles de Koch pénètrent dans nos organes en plus ou en moins grand nombre ? Qui l'oserait soutenir ? Où n'existe pas en effet le bacille de Koch ? Qu'on examine les mucosités nasales et les sécrétions buccales, on l'y rencontrera le plus souvent, sinon toujours. Quelle est, je ne dis pas la salle d'hôpital, mais la salle de café, de théâtre, d'une église, d'un temple, d'un lieu public quelconque, dont l'air n'en tient pas en suspension un moment ou l'autre ? Et cependant, fort heureusement d'ailleurs, ceux que le bacille de Koch a touchés, ne deviennent pas tous tuberculeux; on peut affirmer que ceux qui le deviennent sont l'exception, une infime exception.

C'est que la contagion, pas plus que l'hérédité, n'est capable par elle-même de créer la tuberculose de toutes pièces, et je pense que la pénétration du bacille de Koch dans un organisme sain par ailleurs, n'y provoque point ou y provoque bien rarement des désordres, y trouvant des tissus réfractaires à son action malfaisante. Et véritablement il est heureux qu'il en soit ainsi ; car, dans le cas contraire, qui pourrait se flatter d'échapper à la contagion dans un milieu où le bacille se trouve partout ?

Cela est si vrai que l'on ne rencontre jamais ou presque jamais le bacille de Koch dans les organes d'un tuberculeux qui est encore à la période prémonitoire, et très rarement même quand il est déjà à la première période, dite période de crudité. Ces faits incontestables pourraient presque faire supposer que ce bacille si fortement incriminé est l'effet plutôt que la cause de la maladie.

A ce sujet, pourquoi ne tenterait-on pas dans un laboratoire l'expérience suivante ?

On mettrait une famille de lapins le plus possible à l'abri de toute contagion tuberculeuse ; puis, outre qu'ils seraient privés de liberté, ces lapins recevraient une nourriture insuffisante ou malsaine, et par des traumatismes répétés on produirait sur eux des lésions cutanées et des suppurations qu'on abandonnerait à elles-mêmes ; et l'on verrait ensuite si, parmi les affections consécutives à cette mauvaise hygiène et à ces traumatismes, la tuberculose ne se développerait pas aussi chez certains de ces lapins, soit parmi les ascendants, soit parmi les descendants.

On saisit immédiatement le côté intéressant de cette expérience, car si la tuberculose se produisait dans ces conditions, — et pour ma part cette éventualité ne fait aucun doute — que deviendrait la théorie de la bacillose comme origine primitive et unique de la phtisie pulmonaire? Et où serait alors la nécessité, tant affirmée aujourd'hui, de la présence du fameux bacille pour l'éclosion de la maladie[1].

Que toutefois, transporté d'un organisme sur un

[1] Voici, sur ce sujet, ces observations présentées par Middendorp professeur de pathologie et d'anatomie pathologique à Gronningue et que la *Revue de pneumologie* dans son numéro 3 de l'année 1896, analyse en ces termes :

... Le chapitre II nous apprend que le tubercule jaune, et ne communiquant pas encore avec les bronches, ne contient pas de bacilles. Ce n'est que plus tard qu'on les voit apparaître dedans. Koch lui-même avance qu'il n'a abordé que la moitié du problème, laissant aux anatomo-pathologistes le soin d'étudier le tubercule. Il n'a pas montré le bacille dans le tubercule jaune ; l'auteur n'en a pas trouvé non plus ; et pourtant cette matière tuberculeuse, bien filtrée et injectée, a communiqué la tuberculose dans de nombreuses séries d'expériences.

Le docteur Koch explique le fait en disant que, s'il n'y a pas de bacille, il doit y avoir des spores qui transmettent la maladie et donnent lieu plus tard à des microbes susceptibles d'être rendus visibles par la coloration.

Dans le chapitre III, le docteur Koch est mis en contradiction avec lui-même ; et, de ses propres assertions, l'auteur conclut qu'il n'a vu le bacille que dans les tubercules entièrement développés. C'est pourquoi on les rencontre tant dans les cavernes, parce que leur communication avec les bronches a permis au microbe de venir pulluler dans la matière tuberculeuse. Leur existence n'indique donc pas qu'ils sont la *cause* de la tuberculose, mais que les tubercules sont en rapport avec l'air qui pénètre dans les bronches.

Par suite, leur présence dans les crachats n'est qu'un signe

autre, le bacille de Koch soit un agent actif de la tuberculose chez ce dernier, si celui-ci offre un organe prédisposé, un terrain préparé, soit ; et cela ne me paraît pas pouvoir être le moins du monde mis en doute ; mais qu'il soit, à lui seul, toute l'étiologie, l'unique condition du développement de la tuberculose, non ; cela ne peut pas être, cela n'est pas.

Et, quoi qu'il en soit, d'ailleurs, il y a eu au moins un tuberculeux — le premier — chez lequel ni l'hé-

révélateur de la fonte des tubercules. Ils sont des parasites vivant dans le tubercule.

Le chapitre IV expose la valeur des cultures et inoculations.

Pour le Dr Middendorp, le bacille ne peut être isolé entièrement de la matière tuberculeuse, tandis que celle-ci peut être obtenue pure. C'est pourquoi les expériences de Koch ne sauraient être concluantes, puisqu'elles ne pouvaient faire pénétrer dans les animaux le microbe sans y introduire de la matière tuberculeuse, seule capable d'engendrer la maladie.

L'auteur, au contraire, a pu faire les semences avec de la substance tuberculeuse dépourvue de microbes, et les résultats ont été positifs.

Aussi arrive-t-il aux conclusions suivantes :

« Koch prétend à tort que les bacilles tuberculeux apparaissent toujours avant le commencement du processus tuberculeux, et que celui-ci ne commence qu'après que les bacilles tuberculeux sont présents, — vu que pas un seul bacille ne se trouve dans des tubercules jeunes, récemment développés.

« De même, il n'est pas exact d'admettre que les bacilles disparaissent là où le processus tuberculeux a cessé ou s'est écoulé, vu que le contenu des petites cavernes communiquant avec des bronches, lequel contenu consiste tout à fait en détritus caséeux, c'est-à-dire en substances de cellules tuberculeuses dépéries (pour le moment nous faisons abstraction du tissu pulmonaire dépéri), contient de nombreux bacilles, de même que la masse caséeuse qui se trouve à la paroi de

rédité ni la contagion n'ont certainement pu avoir aucune action ; et la tuberculose s'est produite dans ce premier cas quand toutes les conditions essentielles d'existence se sont trouvées réunies sur le même individu ; de même que la vie n'a pu apparaitre que quand ses indispensables conditions d'existence astronomiques, physiques et chimiques ont été réalisées par l'évolution terrestre.

telles plus grandes cavernes montre d'innombrables bacilles, que, par conséquent, ceux-ci se trouvent dans des endroits où le processus tuberculeux a tout à fait cessé.

« Koch soutient à tort que le bacille tuberculeux se trouvait dans tous les procès tuberculeux, — puisque au contraire nos recherches montrent à l'évidence que ces bacilles ne se rouvent point dans les tubercules crus et jaunes ni dans leurs conglomérats, dans quelque organe que ce soit.

« Ainsi il accepte sans fondement que seulement des matières contenant des bacilles tuberculeux sont à même d'occasionner la tuberculose, parce que des tubercules pulvérisés, soit encore frais et crus, soit déjà dégénérés, de même que les détritus caséeux provenant de conglomérats ou de foyers tuberculeux fermés, dans lesquels pas un seul bacille ne peut être montré, sont capables de causer la tuberculose.

« Enfin ses expérimentations avec les soi-disant cultures pures ne prouvent rien en faveur de son opinion, que les bacilles tuberculeux soient la seule et indéniable substance infectieuse de la tuberculose, parce que ces cultures pures ne sont pas pures, comme nous avons vu, mais infectées de substance nécrosante provenant de cellules tuberculeuses dépéries qui, par elle-même, comme l'expérimentation le prouve, seule suffit à occasionner la tuberculose. »

Ainsi donc, pas de bacille dans les tubercules jaunes et crus qui ne communiquent pas encore avec les bronches ; et la substance tuberculeuse s'est déjà formée alors qu'il n'existe encore aucun microbe. Est-ce que ce fait ne montre pas clairement que la *diathèse* a dû déjà faire son œuvre malsaine et préparer le terrain au bacille ? Et ne montre-t-il pas aussi indubitablement que la déviation des échanges nutritifs a déjà produit la cellule tuberculeuse et est antérieure à l'action bacillaire, quand celle-ci vient à apparaitre et à s'exercer ?

M. Verneuil, au congrès de la tuberculose de 1893, combattait la thèse de l'hérédité et soutenait celle de l'infection ; il s'exprimait ainsi :

... « Je m'attends bien qu'à la théorie de l'infection intra-utérine avec latence prolongée et en quelque sorte illimitée, chez le sujet issu de parents tuberculeux, on opposera la difficulté de montrer cette infection, soit par l'exhibition du bacille avant ou après culture, soit par inoculation positive.

« Je sais également qu'on ne niera point que les enfants des tuberculeux aient plus de chances que les autres de le devenir à leur tour, mais qu'on invoquera la fameuse prédisposition et qu'on répétera pour la centième fois :

« Le tuberculeux ne transmet pas à ses enfants avant leur naissance la maladie elle-même, mais seulement la tendance, l'aptitude, la disposition à la contracter. »

« De sorte que si l'on persiste à croire la tuberculose uniquement transmissible par contact *post partum* avec le *virus* extérieur, la prédisposition consistera en dernière analyse, en une réceptivité plus grande pour ce virus, ou une résistance plus faible à sa pénétration.

« Or, à mon sens, cette interprétation toute claire, précise et indiscutable qu'elle paraisse, n'explique rien, car tout en concédant que ces dispositions fâcheuses : réceptivité plus grande, résistance plus faible, émanent directement des procréateurs, elle n'en indique ni les causes, ni la manière de les reconnaître, ni les moyens de les combattre. »

« D'où je conclus que la prédisposition, tant qu'elle

ne sera pas mieux définie, c'est-à-dire *anatomiquement*, ne restera qu'une expression élégante mais stérile. »

Expression élégante mais stérile, soit, mais au moins expression appuyée sur l'apparence des faits, tandis qu'il est impossible d'en dire autant de cette hérédo-contagion dont parle M. Verneuil, de cette « *infection intra-utérine* avec *latence prolongée* et *en quelque sorte illimitée* ». Elle n'est, en effet, appuyée sur rien que sur une affirmation gratuite, sur une hypothèse dont on avoue d'ailleurs l'indémontrabilité absolue. Le bacille? Mais on ne sait où il est, ni ce qu'il fait. Comment le reconnaître? et par quels moyens le combattre? On ne nous le dit pas. Mais quand après quinze, vingt ou trente ans et plus de vie extra-utérine, les accidents tuberculeux éclateront, nous n'aurons pas à aller bien loin chercher le secret de leur apparition, nous aurons sous la main le commode *Deus ex machina* qui s'appelle ou l'*hérédo-contagion* , ou encore l'*infection intra-utérine*. Comme si, d'une part, l'organisme n'a pas pu être directement infecté durant une si longue période de vie extra-utérine! et comme si, d'autre part, certaines conditions de milieu ne devront pas intervenir pour réveiller cette hérédo-contagion qui sommeillait depuis si longtemps!

Qu'on admette, en effet, si l'on veut, quoique cela soit fort inutile et antiscientifique, la réalité de cette hérédo-contagion, de cette infection intra-utérine à latence prolongée, mais aussi qu'on reconnaisse qu'elle ne sortira et ne pourra sortir de sa torpeur, que lorsque l'organisme lui offrira un terrain favorable et bien préparé; qu'il en sera d'elle, en somme, comme de ces graines enfouies dans les tombeaux des Pharaons, et qui ont pu, après des milliers d'années, germer encore quand elles ont été placées dans les conditions nécessaires à leur germination; ou bien comme de ces infusoires que le dessèchement prive de toute manifestation vitale, et qu'une suffisante humidité ressuscite.

Donc, quoi qu'on dise, le bacille de Koch ne peut s'implanter sur un organisme et le rendre malade, que quand il trouve dans ce même organisme toutes les conditions nécessaires à sa vie, en un mot, son *milieu*.

I. Diathèse tuberculeuse. — Mais ce milieu, quel est-il? Comment se produit-il? Comment des éléments anatomiques et des tissus, qui naguère étaient réfractaires, ont-ils perdu leur immunité? L'influence de l'hérédité ou de la contagion est insuffisante à expliquer ce phénomène, il nous faut donc chercher ailleurs; il faut découvrir comment se forme ce *milieu* qui constitue la maladie, tantôt, il est vrai, avec le secours de l'hérédité ou de la contagion, mais tantôt aussi, non moins sûrement, sans l'intervention ni de l'une ni de l'autre.

Dirons-nous donc alors que l'organisme fournit un tel milieu, quand s'est développée en lui la *diathèse tuberculeuse?* Que la *diathèse* est ce *milieu* même? Oui, sans aucun doute.

Mais, objectera-t-on aussitôt, l'idée de diathèse est fortement battue en brèche depuis longtemps déjà; elle est mise en doute par le plus grand nombre et radicalement niée par beaucoup. Ses rares défenseurs n'apportent en sa faveur que des arguments métaphysiques, en tout cas peu probants et peu positifs. Le seul argument invoqué avec quelque apparence de raison, n'a d'ailleurs qu'une valeur négative; le voici : l'hérédité et la contagion n'expliquant pas, tant s'en faut, tous les cas de phtisie pulmonaire, il faut de toute nécessité faire intervenir dans les autres cas qui ne sont ni héréditaires ni contagieux, un troisième élément pathogénique qui les explique tous : c'est la diathèse. Mais on n'assigne aucun siège à cette diathèse, on n'en fait la fonction d'aucun organe; on le laisse vaguer dans tout l'individu comme autrefois l'âme, et comme on faisait de celle-ci, on fait de la diathèse une abstraction, une pure entité, à laquelle on accorde, sans démonstration aucune, une réalité, une existence véritable, alors que rien n'est plus imaginaire et indémontrable.

Pour apporter à cette notion nécessaire la justification positive, telle que la science l'exige aujourd'hui, il faut trouver son siège, comme on a trouvé celui de l'âme; il faut découvrir l'organe dont il est la fonction, comme on a découvert que l'âme est la fonction du cerveau.

Arrêtons-nous quelques instants sur cette notion si importante et pourtant si mal interprétée; donnons-lui toute notre méditation, puisque aussi bien avec elle nous entrons dans le vif de l'étiologie positive de la tuberculose.

Qu'est la diathèse? D'où vient-elle? Quel est son siège? Son organe? Tel est le difficile et capital problème à résoudre.

Voilà cette personne bien portante jusqu'à ce moment : son père et sa mère sont en bonne santé ; en tout cas ils n'ont jamais présenté aucun signe de tuberculisation ; on ne trouve non plus aucun antécédent héréditaire ni chez les grands parents ni dans les lignes collatérales ; d'ailleurs elle ne s'est exposée à la contagion ni plus ni moins que vous ou que moi. Et cependant voilà cette personne, après quelques malaises indécis, insignifiants le plus souvent, pour lesquels elle n'aura peut-être pas réclamé les soins médicaux, la voilà, dis-je, un beau jour bien et dûment tuberculeuse (Obs. I et VII).

Comment cela s'est-il donc fait ? Ici point d'hérédité, point de contagion ; et ceux qui voudront à tout prix rattacher ce fait particulier à un fait général, invoqueront la diathèse, et diront que celle-ci, latente jusque-là, s'est développée chez cette personne lorsqu'on y pensait le moins. Mais quand et comment ce nouvel Esprit-Saint est-il descendu en elle ?

Les cas de tuberculose qui ne sont imputables ni à l'hérédité ni à la contagion, sont en somme fort nombreux ; et en biologie comme dans les autres branches du savoir, l'homme veut, à tout prix, lier les faits épars qu'il observe, et pour n'être point écrasé sous leur infinie diversité, il cherche le fait général, la loi, ou le rapport constant qui les unit, et qui apporte la constance dans la variété.

Ce rapport constant, ce fait général, cette loi, l'homme ne le découvre pas tout d'abord ; les faits observés ne sont encore ni assez nombreux ni suffisamment contrôlés. Aussi la vraie solution du problème lui échappe d'abord et lui échappera longtemps ; mais il va de l'avant malgré tout ; il veut savoir ; il faut qu'il sache ; il imagine alors, il fait des hypothèses. Un phtisique n'a point d'antécédents héréditaires ; et rien n'indique où, quand et comment le bacille de Koch a pénétré dans son organisme et a pu effectivement l'infecter. Quel est, dans ce cas, le rapport qui existe entre l'organisme sain la veille et la tuberculose qui le tient aujourd'hui ? L'homme prétend le savoir. Aussi il ne se creuse pas longtemps la cervelle : et il se dit : il n'y a ici ni hérédité ni contagion probables ; non ; mais il y a la diathèse ; et ce mot devient le pivot autour duquel est bâtie la théorie, à la lumière de laquelle il observe. Et « la théorie peut être très erronée, et cependant les observations effectuées d'après ses indications sont scientifiques, au plus parfait sens du mot : elles sont susceptibles d'amener la prévision. La théorie du système solaire de Ptolémée s'est évanouie, mais les longues séries des observations grecques et arabes faites d'après ces indications étaient entièrement scientifiques ; très grande était alors l'exactitude avec laquelle étaient prédites les éclipses ou fixée la place des planètes. De même pour les anciennes théories, avant l'époque d'Harvey, relatives aux fonctions du cœur et des poumons. Sans doute elles étaient fausses ; mais elles offraient un point de ralliement pour une masse d'observations utiles qui autrement, auraient été éparpillées et perdues. Tout homme observe, de même que les espèces animales les plus élevées. Mais là où une théorie s'impose, c'est lorsqu'il faut passer du sens commun à la science, ajouter de nouvelles observations aux anciennes et les coordonner, elle peut n'être qu'un simple mythe surnaturel, un tissu de vérités et d'erreurs. Mais il faut qu'elle existe. Sans elle, nos observations ne sont qu'un tas de briques et de pierres, duquel une construction ne saurait surgir. »

Mais la science aujourd'hui est devenue plus sévère et n'accepte pas sans une enquête préalable et une démonstration positive toutes les conceptions de l'esprit, quelque utiles qu'elles aient pu être en leur temps. Ainsi il va pour la notion de *diathèse* ; on ne l'admet pas volontiers, parce qu'elle ne repose encore, malgré l'apparence des faits, sur aucune base solide ni sur aucune preuve scientifique ; et, comme ses sœurs aînées, l'archée de Van Helmont, l'âme de Stahl, etc., la diathèse — *Chimæra bombinans in vacuo* — serait avec raison à jamais rejetée et niée, si, grâce aux progrès de la biologie positive, une sévère et minutieuse analyse des phénomènes ne parvenait à en établir le substratum anatomique certain et le fondement physiologique indiscutable.

Cela fait, nous pourrons la prévenir souvent, n'ignorant plus l'acte vital par lequel elle débute ; et, si nous sommes arrivés trop tard, pour la prévenir, nous pourrons au moins la combattre systématiquement, sachant quelles sont ses racines organiques et quel est son mécanisme fonctionnel.

La conception de la diathèse est donc encore manifestement métaphysique, elle est une abstraction, une entité dont rien ne prouve la réalité. Aussi pour l'incorporer dans la pathologie positive, devons-nous lui donner une base scientifique, et la rendre réellement positive en lui assignant un siège anatomique dont elle ne soit alors que la fonction.

Cette difficile opération repose sur toutes les explications que nous avons précédemment données de la vie, de la santé et de la maladie. Aussi, faisant appel surtout à la théorie positive de la maladie, nous disons que la *diathèse*, positivement interprétée, consiste dans une certaine modification *lentement* apportée dans le fonctionnement cérébral par une lésion organique quelconque. Nous disons *lentement*, car l'influence de cette modification, pour produire la diathèse, ne s'exercera utilement que si elle est souvent répétée, et que si le cerveau, par cette répétition même, contracte l'habitude de ce même trouble fonctionnel. Une telle modification survenant brusquement, en effet, ou sera assez intense pour dépasser les limites de la modificabilité et entraîner à sa suite ou la mort ou la maladie aiguë, ou bien la réaction qui la suivra, en dissipera bientôt l'effet nuisible, rétablissant rapidement le consensus fonctionnel.

Qu'est-ce à dire ? sinon que la diathèse est le résultat, l'aboutissant de tout un travail pathologique antérieur, plus ou moins lent, plus ou moins vague et confus, lequel a, d'une part, pour origine une lésion organique locale, souvent insignifiante en apparence et pouvant passer parfois inaperçue, et, d'autre part, pour siège, l'axe cérébro-spinal lui-même troublé dans son fonctionnement par les sensations morbides qui lui viennent de la lésion organique.

Comment cela ? Diderot implicitement d'abord, puis explicitement Cabanis, Bichat, Broussais, Aug. Comte, M. Pierre Laffitte, etc., nous apprennent indubitablement que tout mouvement vital succède nécessairement à une sensation qui sera, d'ailleurs, ou consciente, ou vague, ou indifférente ; si bien que le mouvement et la sensation sont liés entre eux comme l'ombre et le corps. Or, la sensation émanant, dans l'espèce, d'un organe ou d'un tissu lésé, est fatalement anormale et arrive avec ce caractère anormal dans l'axe cérébro-spinal. Celui-ci réagit d'abord et maintient l'équilibre fonctionnel. Mais cette même sensation morbide, par sa répétition incessante, finit par tromper la vigilance du cerveau ; et bientôt cet organe, distrait et anormalement excité, laisse ou fait se produire dans tel ou tel organe, des troubles nutritifs peu intenses, et par conséquent peu graves d'abord, mais auxquels la répétition même et le temps ne manqueront pas de communiquer cette gravité que ne leur aurait pas donnée au début leur faible intensité ; si bien qu'après une période plus ou moins longue, le cerveau ne réagit plus ou réagit mal, le désordre est devenu permanent et la diathèse confirmée.

Qu'est-ce à dire ? Sinon que toutes les prétendues maladies générales ou encore diathésiques, la tuberculose en tête, commencent toujours et prennent leur source dans une lésion organique quelconque, grave ou insignifiante, passagère ou durable. Qu'est-ce à dire enfin ? Sinon que cette lésion provoque le branle qui, par l'intermédiaire du cerveau, va se transmettre dans l'organisme tout entier et l'attaquer dans sa base même en portant le trouble dans ses fonctions fondamentales ou végétatives.

Et n'est-ce pas d'ailleurs ainsi, que M. le professeur Bouchard a compris la diathèse arthritique? Et si ce biologiste éminent n'a pas fait explicitement intervenir l'action cérébrale dans cette pathogénie, il a du moins démontré irréfutablement que les diverses modalités symptomatiques qui sont sous la dépendance immédiate de cette diathèse, proviennent toujours et proviennent uniquement d'un trouble quelconque de la nutrition. Or, comme il n'y a pas de fonction sans organe, il n'y a pas non plus et il ne peut pas y avoir de fonction viciée sans organe lésé. Donc il faut nécessairement admettre à l'origine de la diathèse arthritique, une lésion quelconque d'un ou de plusieurs des organes préposés à la nutrition.

Et la conception que M. Lancereau a émise sur l'herpétisme ne se rapproche-t-elle pas des idées soutenues dans ce travail? Voici, en effet, comment ce savant clinicien résume lui-même sa conception :

« L'herpétisme pourrait être représenté par un arbre prenant ses racines dans le système nerveux et d'où partiraient toute une série de branches plus ou moins malfaisantes. Les premières branches destinées à disparaître seraient représentées par les affections spasmodiques ou névralgiques, le prurit, la migraine, par des troubles vaso-moteurs, fluxions sanguines, épistaxis, hémorroïdes, hémoptysies, purpura urticaire, herpès, acné, eczéma, lichen, psoriasis, troubles sécrétoires de l'estomac et des intestins. Viendraient ensuite d'autres branches plus durables qui seraient représentées par des troubles trophiques du cuir chevelu (calvitie), des ongles et de la peau ; puis d'autres plus élevées pour les désordres de même ordre portant sur les articulations (rhumatisme chronique); les aponévroses (rétraction de l'aponévrose palmaire) et les tendons (rétraction tendineuse), sur les veines (varices) et les artères (artério-sclérose). Cette dernière branche donnerait naissance à son tour à un certain nombre de rameaux : dystrophie cardiaque et asystolie, dystrophie rénale et urémie, dystrophie cérébrale (demena), hémorragie et ramollissement du cerveau (apoplexie et hémiplégie). Enfin deux branches des plus importantes, effets d'un désordre de la nutrition générale, viendraient quelquefois s'ajouter aux précédentes : l'uricémie, avec ou sans tophus, et la glycosurie (goutte et diabète). »

M. Bouchard n'admet que les diathèses arthritique et scrofuleuse. Mais s'il n'admet que ces deux-là seulement, c'est que les lésions initiales ne sont réellement démontrées que pour elles, et que, sachant qu'en médecine pas plus qu'en toute autre science, il ne faut point se payer de mots, il ne veut point en admettre aucune autre, n'ayant pour cela aucune base anatomique ou fonctionnelle.

Cependant en présence des faits journellement observés, et en raison de l'explication scientifique que nous croyons en avoir donnée, nous ne pouvons que soutenir énergiquement la réalité de la diathèse tuberculeuse; dont nous croyons pouvoir condenser toute la pathogénie positive dans la formule suivante :

La tuberculose pulmonaire est une diathèse loca-

lisée dans les centres nerveux qui président au fonctionnement et à la nutrition des poumons et dont les fonctions sont altérées par l'apport incessant et habituel de sensations morbides émanant d'une lésion plus ou moins grave, siégeant tantôt dans un organe, tantôt dans un autre.

En d'autres termes, les lésions tuberculeuses des poumons ne sont ainsi que le retour, l'*écho*, si je puis m'exprimer ainsi, de la vibration ou de l'excitation nerveuse initiale, transmise au centre respiratoire et réfléchie ensuite dans le poumon sous forme de mouvements nutritifs anormaux.

Dira-t-on que la lésion initiale invoquée a déjà disparu ou qu'elle est trop insignifiante pour exercer sur le cerveau un retentissement suffisant pour amener de si graves conséquences? Mais n'avons-nous pas déjà péremptoirement répondu à cette objection, lorsque nous avons établi la loi de l'habitude et la loi de la coexistence, et que nous avons montré que rien n'est insignifiant quand il s'agit du cerveau. Et c'est ce que confirme Broussais, quand il dit : « Lorsque l'inflammation est sans douleur, elle réveille moins de sympathies de relation que lorsqu'elle est douloureuse, il y a même beaucoup de sub-inflammations, suite ou non de phlegmasies véritables qui n'excitent que des sympathies organiques, » sympathies dont nous n'avons nulle connaissance que par la constatation de leurs effets qui sont dans l'espèce les lésions pulmonaires. D'ailleurs, quelle que soit la sensation anormale produite, elle occasionne toujours fatalement son mouvement nutritif anormal ; absolument comme dans un orchestre où l'on introduirait un instrument faux sous prétexte que les autres instruments en couvriront les sons, rien ne pourrait empêcher l'harmonie de l'ensemble d'être détruite par les fausses notes de ce faux instrument.

Dira-t-on que rien ne démontre cette action organique sur le cerveau et cette réaction du cerveau sur les poumons, sous l'influence des sensations émanées d'un organe lésé, de l'utérus par exemple ? Mais comme nous l'avons déjà dit, où le plus arrive, le moins peut arriver plus facilement encore. Or d'un utérus gravide, par exemple, partent, par le fait de la grossesse, des actions réflexes qui provoquent, ici des vomissements souvent incoercibles, là de la boulimie, chez celle-ci des névralgies faciales, chez celle-là, la folie puerpérale, etc., etc... Et cet organe, qui remplit cependant alors une fonction physiologique, pourrait produire de tels accidents, et le même organe tuméfié, enflammé, dévié, ulcéré, malade en un mot, ne le pourrait pas ? Il faut ou bien admettre l'évidence dans le second cas, ou bien la nier dans le premier, ce qui ne viendra jamais à l'idée de personne. Il faudrait aussi rejeter alors la réalité des sympathies morbides que Broussais a si catégoriquement établies dans les propositions suivantes : « L'irritation peut exister dans un système sans qu'aucun autre y participe ; mais cela n'a lieu que lorsqu'elle est peu considérable. Elle ne porte alors que sur les mouvements organiques locaux et sur la nutrition de la partie. Mais aussitôt que l'irritation locale s'élève à un certain degré, elle se répète dans d'autres systèmes ou dans d'autres appareils plus ou moins éloignés, et toujours sans changer de nature. » « Les nerfs sont les seuls *agents de la transmission de l'irritation*, ce qui constitue les sympathies morbides. Les sympathies morbides s'opèrent donc de la même manière que les sympathies de l'état de santé; elles n'en diffèrent qu'en ce que, dans ce dernier cas, les nerfs transmettent *plus d'irritation, ou un mode d'excitation* qui répugne aux lois vitales. »

Ainsi donc, on ne saurait le contester, toute lésion organique, quels qu'en soient le siège et la nature, en vertu des sympathiques morbides qui dominent toute la pathologie animale, peut, soit immédiatement par son intensité première, soit à la longue par sa coexistence, retentir en passant par les ganglions cérébraux, dans d'autres appareils, et notamment dans l'appareil pulmonaire.

Dira-t-on encore qu'il n'est pas bien compréhensible comment les perturbations d'une même et unique cause morbide sont, dans certains cas, si graves et si diverses, et comment dans d'autres, au contraire, elles sont ou nulles ou insignifiantes? Nous avouons qu'il y a là une inconnue qu'il importerait fort de dégager[1]. Mais nous ne pensons pas que l'existence de cette inconnue puisse être jamais con-

[1] Comment dégager cette inconnue? Elle se dissiperait dans la plupart des cas, si nous savions l'histoire complète des impressions éprouvées par chaque individu et des sensations qu'elles ont provoquées. Nous savons en effet, et c'est là le corollaire immédiat de la loi de l'habitude qui régit l'animalité, nous savons que les impressions du même genre, de froid, par exemple, tendent à se rendre toujours aux mêmes cellules nerveuses, et que celles-ci entrent en vibration

tradictoire avec notre explication de la diathèse. Car elle se retrouve dans beaucoup d'autres cas incontestables. Par exemple : Des soldats sont arrêtés dans une plaine où souffle un vent glacial, ils sont immobiles, l'arme au bras. Est-ce que ces soldats, quoique placés dans la même condition pathogénique, le froid, auront tous une seule et unique affection? Non certes, et l'on observera parmi eux, la pneumonie, le coryza, la bronchite, la néphrite, la myélite, etc. ; pendant que quelques-uns sortiront absolument indemnes de cette épreuve, parce que leur puissance réactionnelle aura été suffisante pour contre-balancer l'action pathogénique du refroidissement. Comment expliquer chez ces divers soldats, la différence d'action exercée par le froid? Comment le refroidissement n'a-t-il rien produit sur ceux-ci, ou n'a-t-il produit sur ceux-là que des troubles légers et bénins, tandis qu'il a provoqué chez les autres des affections très graves, voire même mortelles ? Par conséquent la même inconnue qui existe pour les lésions provocatrices de la tuberculose, ne saurait être contestée en aucune façon dans un cas beaucoup plus simple et beaucoup moins complexe, pour le froid. Ce n'est donc pas encore du côté de la localisation et de la nature de la lésion que vien-

d'autant plus facilement qu'elles y sont sollicitées par des impressions identiques. Si donc nous savions quelles cellules ont vibré sous l'influence du premier refroidissement subi par chacun de ces soldats, nous pourrions presque à coup sûr prévoir l'appareil sur lequel se portera l'action morbigène et l'affection dont chaque soldat sera atteint après ce refroidissement auquel nous l'avons vu exposé.

dront à notre explication de la diathèse tuberculeuse ni la contradiction ni la réfutation.

Dira-t-on enfin que, si cette lésion primitive existait toujours à l'origine de la diathèse, il semblerait bien inexplicable qu'elle n'eût jamais été reconnue? Mais on a mis bien longtemps à reconnaître qu'il n'y a pas d'idées innées et que toutes, jusqu'aux axiomes mathématiques eux-mêmes, viennent uniquement des sens. Et l'on a mis aussi bien longtemps à s'apercevoir que c'est la pesanteur de l'air qui fait que l'eau et les autres liquides montent à une certaine hauteur dans les tubes qui les contiennent. Or, nous savons que l'homme nécessairement cherche et trouve toujours une solution quelconque aux problèmes posés par les phénomènes qu'il observe; aussi, il imagina, dans le premier cas, l'*innéité des idées*, et dans le second, l'*horreur de la nature pour le vide*. Ici, il ignorait que l'air, quoique invisible, est pesant; et là, il oubliait l'époque à laquelle il avait éprouvé les sensations qui avaient produit en lui les idées innées qu'il croyait avoir toujours possédées.

Et ce qui s'observe dans la physique et la physio-psychologie s'observe aussi dans tous les autres départements de la science humaine. La contradiction, notamment, et l'incompréhensibilité inhérente à toutes les légendes et à tous les mythes qu'on retrouve au seuil de toutes les religions, ne proviennent-elles pas de l'ignorance et de l'oubli dans lequel l'humanité est tombée du fait concret, d'où dérivent directement ces légendes et ces mythes? Comme un témoignage probant de ce que je viens d'avancer, qu'il me soit permis de citer textuellement un passage de « Science et Religion » au sujet du culte de la Croix et du mystère de la Trinité, qui sont absolument contradictoires et incompréhensibles, si l'on n'a pas présents à l'esprit leurs liens de directe parenté avec l'instrument, pourtant si simple, mais si nécessaire au début et si inutile depuis si longtemps, qui servait à nos ancêtres pour la production du feu.

« L'origine[1] de cette découverte merveilleuse fut vraisemblablement le frottement de deux bâtons de bois glissant l'un sur l'autre dans un mouvement de va-et-vient. Aujourd'hui encore les Canaques, pour se procurer du feu, frottent deux morceaux de bois sec, l'un moins grand en bois tendre, l'autre plus grand en bois dur.

« Ce procédé de production et par suite de conservation du feu, si simple en apparence, a été la source de l'industrie, des arts et de la civilisation. C'est lui qui a permis à l'homme de résister à l'intempérie des saisons, de préparer par la cuisson et de conserver sa nourriture, de se préserver la nuit, contre les attaques des bêtes fauves et des reptiles. de fabriquer des poteries, puis le bronze et le fer, qui lui ont fourni des instruments précieux, des armes terribles, une habitation solide, et lui ont permis de conquérir le monde. On peut dire que cette découverte a été le salut de l'Humanité. »

Aussi a-t-elle produit sur l'esprit humain une impression ineffaçable. Depuis des siècles l'humanité

[1] Max Vert. *Science et Religion*. p. 3.

n'a cessé de vénérer, comme un signe mystérieux et divin, l'image[1] de l'instrument d'où l'homme avait vu jaillir le feu pour la première fois. On la voit, dans les temps préhistoriques, dès la période qui précède l'âge de fer, gravée sur les monuments mégalithiques et sur les tombeaux.

« On trouve ensuite le même signe sacré sous la forme de deux barres transversales terminées à chaque extrémité par un crochet. C'est le *swastika* ou croix gammée, qui fut un perfectionnement de l'instrument primitif. Le swastika se compose de deux bâtons dont les extrémités sont recourbées pour être retenues avec quatre clous. Au point de jonction, dans une petite cavité pratiquée dans le bâton supérieur, on plaçait un morceau de bois en forme de cône qu'une lanière enroulée permettait de faire tourner rapidement, par un jeu d'archet, jusqu'à ce que l'étincelle vînt à jaillir.

« Ces procédés primitifs de fabrication du feu ont donné lieu à bien des mythes et des légendes, variant selon l'imagination des peuples qui les créaient. On connaît la fable de Persée, faisant descendre le feu du ciel sur la terre ; celle de Prométhée, dérobant le feu du ciel et condamné, pour ce fait, à être étendu en croix sur le Caucase, cloué sur l'instrument qui lui avait servi à commettre son larcin.

« Le mythe arien, qui a combiné le culte du soleil avec celui du feu, offre, par son caractère scientifique, une grande supériorité sur tous les autres.

« Trois mille ans avant notre ère, des hommes

[1] La Croix.

qui étaient à la fois prêtres, philosophes et savants, ont présenté et, pour ainsi dire, deviné le grand phénomène de l'accumulation de la chaleur solaire dans les plantes. La science a récemment mis en lumière ce phénomène en établissant que le feu n'est autre chose que le dégagement, à une certaine température et sous l'action de l'air, de la chaleur solaire accumulée dans les plantes à l'état potentiel. Le soleil entretient la vie des animaux, directement par ses rayons, indirectement, par les aliments qu'ils absorbent, et dont la combustion est déterminée par l'air qu'ils respirent. Il en résulte que le soleil est le père du feu, qui lui est consubstantiel, et qui est engendré par le mouvement de l'air, dont le souffle (l'esprit) pénètre tous les êtres qui respirent et entretient la vie par la combustion. C'est l'explication du rôle et de l'action de chacun de ces trois éléments, le soleil, le feu et l'air personnifiés sous les noms imaginaires de Savistri, Agni et Vayu, qui constitue le mythe védique, autrement dit le mystère de la Sainte Trinité qui était resté, en effet, un mystère jusqu'au jour récent où la science en a révélé le secret.

« Les livres des Védas nous la présentent sous le voile d'une allégorie : Agni (le feu) est le fils incarné de Savistri le père céleste (le soleil). Il a été conçu et enfanté par la vierge Maya, et il a pour père terrestre Twasti, le charpentier (celui qui fabrique le swastika). C'est dans la cavité de celui des deux bâtons appelé la Mère et où réside la divine Maya, personnification de la puissance productrice, qu'il a été conçu, par l'opération de Vayu, l'esprit, le souffle de l'air, sans lequel le feu ne peut s'allumer.

« Il est intéressant de comparer ce mythe avec le Credo adopté par l'église romaine : Je crois en Dieu, le père tout-puissant (Savistri), créateur du ciel et de la terre, et en Jésus-Christ, son fils unique, lumière de lumière (Agni), qui n'a pas été créé, mais engendré, consubstantiel au père, qui a été conçu et est né dans le sein de la Vierge Marie (Maya), par l'opération du Saint-Esprit ; je crois au Saint-Esprit qui ranime la vie (Vayu), qui procède du père et du fils, qui est adoré et glorifié avec le père et le fils.

« L'identité est frappante ; les noms seuls sont changés.

« Pour être différents, les noms n'en expriment pas moins la même chose. Il importe peu que le mot Dieu, substitué à Sawistri, ait un sens abstrait, puisqu'il ne peut signifier autre chose que ce qu'exprime son sens originel, sa racine, *deva*, brillant. Toute expression d'une idée abstraite ne saurait être qu'une allégorie. Tout mot est l'image d'une image, le signe d'une illusion, pas autre chose. C'est avec les restes effacés et dénaturés d'images antiques et d'illusions grossières qu'on représente l'abstrait. »

Et, en effet, derrière tous ces mots dont se servent les ontologistes et dont ils ont altéré le sens, on oublie (ou on veut oublier) qu'il y a toujours une chose ou un fait sensible, et que ces mots ne sont et ne peuvent être créés qu'au fur et à mesure des besoins pour exprimer ce que l'on connaît, et non ce que l'on ne connaît pas. Les ontologistes qui déclarent leur prétendue science de la réalité tout à fait indépendante des apparences nuisibles ou des impressions produites par les choses sur notre corps, devraient aussi, pour être logiques, créer à leur usage une langue à eux, d'où serait banni avec soin tout mot exprimant une chose ou un fait d'expérience. Il est vrai qu'une telle langue ne signifierait rien du tout. Mais du moins on pourrait l'employer sans révolter le bon sens de personne et sans tomber sur le coup d'aucune critique. Nos enfants se livrent à un amusement de ce genre quand ils conviennent, par exemple, qu'ils veulent parler allemand et se mettent à enfiler au hasard des syllabes censées tudesques. Le difficile et le fin du jeu est précisément de ne former aucun assemblage de sons qui signifie quelque chose en *français.* » (P. E. Cathelineau.)

Et c'est bien ainsi que ce mot ou ce symbole[1] « diathèse » ne signifie rien, n'a aucun sens, parce qu'il ne répond à rien de symbolisé, tant qu'on ne le rapporte pas au fait concret, et, dans l'espèce, à la lésion et au trouble fonctionnels dont il était primitivement l'expression fidèle. Et si l'on n'entrevoit pas ce fait concret, en vérité, c'est qu'il a souvent dis-

[1] « On n'a nulle idée d'un mot abstrait, dit Diderot... On a exclu l'idée en séparant le signe de l'objet physique, et ce n'est qu'en rattachant le signe à l'objet physique que la science redevient une science d'idées; de là, le besoin si fréquent dans la conversation, dans les ouvrages, d'en venir à des exemples.

D'ailleurs la vraie définition générale des signes qui composent un langage quelconque, ne consiste-t-elle pas à concevoir tout signe proprement dit comme résulté d'une cer-

paru ou qu'il est actuellement oublié ; d'autres fois, c'est qu'il parait fort négligeable ; dans d'autres cas, enfin, c'est qu'on n'entrevoit pas encore le rapport qui existe entre lui et la fonction respiratoire. C'est qu'en effet, cette lésion primitive peut siéger sur tous les points de l'organisme, et, comme nous le montrent les observations relatées au début de ce travail, principalement dans les organes génito-urinaires, dans l'appareil digestif, sur la surface cutanée, et, bien entendu, dans les voies respiratoires ellesmêmes. Outre cette multiplicité dans le siège, cette lésion revêt la plus grande variété dans sa forme et dans son intensité. Et c'est cette variété même, sous laquelle eût succombé la faible intelligence humaine, qui a obscurci le vrai point de départ pour ne laisser entrevoir que le point d'arrivée, l'aboutissant, que nous nommons *diathèse* en général et, dans l'espèce, *diathèse tuberculeuse*, en raison de sa localisation ; et l'on ne pouvait pas se rendre compte que l'oubli ou l'ignorance du mécanisme intermédiaire qui conduisait au point d'arrivée, rendait scientifiquement incompréhensible cette notion, qui n'était dès lors admise que comme une nécessité logique. Avec rai-

taine liaison habituelle, d'ailleurs volontaire ou involontaire, entre un mouvement et une sensation », ou mieux sous une forme plus abstraite et plus précise, à restreindre « le nom de signe à la liaison constante entre une influence objective et une impression subjective » (Aug. Comte)? C'est bien cela et rien que cela, en effet; et, dans la conception de la diasthèse, c'est ce mouvement, ou cette influence objective qu'on a méconnu jusqu'à présent et qu'il importe de remettre en lumière pour dissiper enfin radicalement les ombres théologico-métaphysiques qui l'obscurcissent encore.

son, l'homme plaçait la *cause*, là où il ne trouvait pas la *loi*.

Toutefois, hâtons-nous de le noter, cette action de la lésion locale sur le cerveau et celle du cerveau sur le poumon avaient déjà été, très implicitement, il est vrai, entrevues par les anciens médecins ; et sur ce sujet, voici, par exemple, comment s'exprime au XVIIe siècle, Lazare Rivière, le fidèle écho de la doctrine hippocratique : « *Inter causas antecedentes, præcipue recensentur humores vitiosi, in toto corpore collecti, qui ubi a causis externis commoventur, ad cerebrum transmittuntur, et inde in pulmonem confluunt.* »

D'ailleurs dans la recherche des explications phénoménales et dans la poursuite de la réalité, il est plus facile et moins long d'imaginer que d'étudier ; aussi quand un malade accuse certains troubles nerveux, certains désordres viscéraux ou articulaires, certaines lésions muqueuses ou cutanées, il est fort commode et très expéditif de dire à ce malade : vous êtes neurasthénique, arthritique, tuberculeux, etc., tandis qu'il est beaucoup moins aisé et rapide de chercher comment il est devenu ou neurasthénique, ou arthritique, ou tuberculeux, etc., c'est-à-dire de découvrir quel est, dans son organisme, l'appareil, dans cet appareil l'organe, dans cet organe le tissu primitivement lésé, d'une part, et d'autre part qu'elle est l'erreur hygiénique ou la pratique *immorale* dont cette lésion organique est la conséquence immédiate. En un mot, c'est plus vite fait d'inventer et d'accuser comme cause de tous les méfaits ce que nous appelons la *diathèse* nerveuse, arthritique, tuberculeuse, etc., que d'arriver à la connaissance du point de l'organisme où son équilibre avec le milieu a été rompu, c'est-à-dire du fil du réseau qui a été blessé, enlevant par cette blessure à l'*origine* de ce réseau le commandement qui assure l'harmonie fonctionnelle, en produisant l'*anarchie* dans la machine humaine, c'est-à-dire la maladie. Ainsi la diathèse répond à tout, supprime bien des recherches et dispense de bien des efforts.

Et si, quand un phtisique se présente à l'observation du praticien, il comprenait toute l'importance d'un récit exact de tous les troubles morbides dont son existence a été traversée, le médecin, à son tour, ne tarderait pas à saisir, dans cette odyssée plus ou moins variée, un fait particulier d'où le fait général, la diathèse, lui paraîtrait logiquement surgir, et il ne ferait pas dépendre celui-là de celle-ci, comme cela arrive trop souvent, confondant l'effet avec la cause. On n'observerait plus pour la tuberculose ce qu'on observe même encore pour la chloro-anémie... Telle jeune fille chlorotique se plaint, au milieu de ses autres souffrances, de leucorrhée plus ou moins incommode et abondante et de dysménorrhée plus ou moins intense. De quoi s'occupe-t-elle? La leucorrhée et la dysménorrhée ne sont-elles pas les filles directes de la chlorose? Celle-ci guérie, celles-là ne disparaîtront-elles pas en même temps? Cependant, si l'on insistait, on apprendrait que, dans la plupart des cas, cette leucorrhée et cette dysménorrhée existaient déjà, même depuis longtemps, tandis que la santé générale paraissait entière, et que les phénomènes chlorotiques n'allaient pas apparaître encore de sitôt.

Chez d'autres les fonctions digestives étaient troublées bien longtemps avant que le symptôme chlorotique fût devenu réel. Mais comme tout à l'heure, *mettant la charrue avant les bœufs*, c'est la chlorose qui a provoqué les troubles digestifs et non *vice versa*, les troubles digestifs qui sont la cause de la chlorose. Cela est si vrai que, quand on traite spécialement ou systématiquement les troubles menstruels dans un cas et les troubles digestifs dans l'autre, sans même se préoccuper en aucune façon de l'état général, on voit presque toujours, sinon toujours, celui-ci s'améliorer rapidement en même temps que s'améliorent les lésions locales, ce qui vérifie une fois de plus cet antique adage : *naturam morborum curationes ostendunt*. Les troubles chlorotiques ne constituent donc pas à proprement parler une maladie, mais uniquement un syndrome qui est comme un écho de l'excitation cérébro-spinale produite par les désordres, ici des organes digestifs, et là des organes génitaux.

Il en est de même pour les phtisiques. Des troubles digestifs fatiguent plus ou moins un jeune homme, rien chez lui ne permet de soupçonner la phtisie. Qu'importe ? dès qu'elle aura éclaté, les troubles digestifs étaient la manifestation, l'effet même de la diathèse tuberculeuse, au lieu d'être l'origine, la cause réelle. N'est-il pas plus logique d'admettre encore ici, que la diathèse tuberculeuse, loin de provoquer si longtemps à l'avance ces désordres dans les voies digestives, a été, au contraire, provoquée par eux ? En un mot, au lieu de dire comme on le fait trop fréquemment encore, qu'une jeune fille est leucorrhéique parce qu'elle est chlorotique, ou qu'une autre est dyspeptique parce qu'elle est phtisique, il faut bien souvent dire que la première est chlorotique parce qu'elle était déjà leucorrhéique, et que la seconde est phtisique parce qu'elle était déjà dyspeptique; et j'affirme que tous ceux qui, sans s'arrêter aux idées actuellement reçues, voudront sérieusement s'enquérir de la date et de la filiation des divers accidents morbides, ne tarderont pas à s'apercevoir de la réalité de la proposition ci-dessus énoncée ; et dans beaucoup de cas éviteront à l'occasion de prendre le symptôme pour le principe.

Voilà un enfant auquel on fait suivre une hygiène alimentaire mauvaise, incendiaire comme j'ai l'habitude de l'appeler, c'est-à-dire qu'on trouve qu'il ne mange jamais assez, et surtout jamais assez de choses substantielles; on le pousse donc; on le contrarie même, tant on insiste pour le faire manger et boire. Mais bientôt il aura des maux de tête et des terreurs nocturnes, pendant que les fonctions digestives s'exécuteront mal, qu'il aura des alternatives de constipation et de diarrhée, et qu'en somme sa nutrition se fera d'une façon déplorable. Et puis, un beau jour, quand le cerveau sera désormais impuissant à réagir contre des secousses aussi violentes et aussi habituelles, cet enfant deviendra non seulement poitrinaire, mais encore pourra être atteint de méningite tuberculeuse et rapidement emporté par elle. (Obs. IX.) Dira-t-on encore ici que les premiers désordres digestifs et cérébraux sont sous la dépendance de la diathèse dont les accidents n'apparaitront que longtemps après? Est-ce que celle-ci n'est pas la conséquence de ceux-là et ne leur est-elle pas aussi intimement liée que l'ombre l'est au corps?

Je le répète donc, et j'insiste là-dessus, il n'y a pas et il ne peut pas y avoir de maladie générale, constitutionnelle, diathésique, en un mot, sans l'existence antérieure préalable d'une lésion organique locale et du trouble fonctionnel correspondant à l'organe lésé; et l'on peut affirmer sans conteste qu'un examen suffisamment minutieux et un interrogatoire complet du malade feront toujours découvrir chez lui, à l'origine de toute maladie, un certain organe lésé et une fonction troublée. Ainsi la diathèse tuberculeuse devient une fonction immanente à l'organisme humain comme la pesanteur est une fonction immanente à toute matière. Il n'y a pas de pesanteur sans corps pesants qui s'attirent entre eux en raison directe de leurs masses et en raison inverse du carré de leurs distances. De même il n'y aura pas de diathèse tuberculeuse, sans un trouble fonctionnel cérébro-spinal, qui suscitera dans les poumons des troubles nutritifs d'autant plus intenses que l'impression sensitive qui le provoque s'éloigne davantage elle-même de l'état moyen ou physiologique.

La matière manifeste sa propriété *pesanteur* suivant les lois de la masse et de la distance, et sa propriété *diathèse* selon les lois des réflexes : l'intensité et l'irradiation. C'est cette dernière surtout qui intervient dans le sujet qui nous occupe, car elle nous explique comment une impression sensitive partie du point de la surface cutanée, par exemple, se transmet jusqu'au centre respiratoire et excite des parties motrices autres que celles qui correspondent au nerf qui a recueilli cette même impression sensitive.

Le Dr Onimus, après avoir décrit les diverses variétés anatomiques des cellules nerveuses, s'exprime ainsi à ce sujet : « Ces différentes cellules communiquent entre elles par l'intermédiaire des tubes nerveux ; ces communications sont *locales*, c'est-à-dire qu'elles appartiennent à une seule et même région ; ou *provinciales*, c'est-à-dire qu'elles s'étendent vers des régions voisines, situées, soit au-dessus, soit au-dessous, et enfin pour la moelle on distingue encore les fibres *cérébrales* qui, de la région à laquelle elles appartiennent, montent directement jusqu'au cerveau. Ces différentes communications montrent parfaitement comment l'impression transmise par un nerf des membres inférieurs peut déterminer des phénomènes secondaires sur les nerfs de la même région, sur ceux des autres membres et enfin sur le cerveau.

« Pour mieux faire comprendre cette disposition du système nerveux central, je me servirai d'une comparaison grossière qui représente très bien ces différentes communications entre les cellules. Un bureau télégraphique important de province se trouve en communication directe avec Paris, mais en même temps il se trouve en communication avec les stations voisines, de sorte qu'en considérant sur une voie quelconque les différents fils télégraphiques, on y trouve à la fois des fils reliant deux bureaux voisins (communications locales) ou deux bureaux importants plus éloignés (communications provinciales), ou enfin ces différents bureaux directement avec le centre (communications centrales) représentant les communications cérébrales. »

Nous n'insisterons pas davantage sur ce point de physiologie qui est depuis longtemps scientifiquement établi et aujourd'hui bien connu de tous ; nous n'avons pas non plus besoin d'insister outre mesure sur sa parfaite concordance avec les exigences de notre théorie.

Ainsi donc, la conception de la diathèse en général, ou de la diathèse tuberculeuse en particulier, telle que nous venons de l'exposer, trouve une entière justification dans les données de l'anatomie et de la physiologie, aussi bien que dans celles de l'observation clinique ; d'où il découle que cette conception est désormais rigoureusement expurgée de tout élément théologique et métaphysique, direct ou indirect, et qu'elle ne repose plus que sur des considérations démontrables, soit anatomiques, soit physiologiques. Après avoir été théologique d'abord et métaphysique ensuite, la diathèse tuberculeuse est enfin devenue positive; et son évolution confirme une fois de plus l'importante loi de philosophie première connue sous le nom de « Loi des trois états » et découverte par le génie d'Aug. Comte.

Enfin, grâce à cette notion, la diathèse tuberculeuse implique à l'avenir un traitement dont les indications seront puisées non seulement dans l'état de l'appareil pulmonaire, mais encore dans l'état de tous les autres appareils et surtout dans l'état de l'appareil cérébral. Car, je ne crains pas de le dire nettement, la conception et la médication de cette maladie étaient jusqu'ici cherchées de-ci de-là, sans lieu synthétique pour rapprocher les divers troubles qu'on constatait et auxquels on attribuait une certaine influence dans son développement. Désormais il faudra uniquement s'attacher à reconnaître exactement le point de l'organisme d'où vient aux poumons par la voie cérébrale le trouble destructeur. Désormais aussi il faudra demander les indications thérapeutiques non plus aux symptômes, mais à cette pathogénie positive et bien déterminée, ou à la recherche précise « de ce qui empêche le mécanisme de la guérison naturelle » (Bouchard).

Mais une telle théorie n'aurait pas sa raison d'être si, en même temps qu'elle est devenue positive, elle n'apportait pas la lumière et la solution véritable dans des problèmes jusqu'alors reconnus ou restés insolubles : faisons-lui donc subir cette dernière épreuve.

a). On sait aujourd'hui que non seulement la tuberculose présente des trêves qui font croire à une véritable guérison, mais encore qu'elle guérit bien réellement dans un certain nombre de cas. Nombreuses sont, en effet, les autopsies qui attestent indubitablement la curabilité même spontanée de la tuberculose ; car elle s'observe chez des vieillards qui n'avaient jamais été soupçonnés, ni à plus forte raison traités comme poitrinaires. Si, dans beaucoup de cas, l'existence de la tuberculose était inexplicable jusqu'ici, ces cas nombreux de guérison spontanée étaient-ils moins inexplicables ? Avec la conception nouvelle de la diathèse tuberculeuse, au contraire, et les trêves, et la curabilité qu'on observe, sont suffisamment expliquées, d'un côté par la disparition possible de la lésion primitive, et, de l'autre, par le retour du centre nerveux à son fonctionnement normal ; en un mot, par le rétablissement de l'harmonie nécessaire entre le corps et l'âme, ce qui constitue le véritable « mécanisme de la guérison naturelle ».

b). Il est indéniable que la tuberculose augmente partout et devient même fréquente dans des contrées où elle était restée relativement rare (vallée de Campan, par exemple), et cela, malgré les mesures prophylactiques souvent excessives qui sont prises par les individus eux-mêmes, ou prescrites par les pouvoirs publics[1]. Comment, malgré les progrès de la biologie et de l'hygiène, expliquer cette fréquence et cette augmentation qui provoquent d'unanimes cris d'alarme ? Cette fréquence et cette augmentation ne viennent-elles pas de ce que nous vivons aujourd'hui plus cérébralement qu'autrefois, et que l'instabilité anarchique dans les institutions politiques et dans les situations économiques individuelles tient le cerveau dans un état continuel d'éréthisme qui le rend et plus vulnérable et moins vigilant ? D'ailleurs

[1] Parmi ces mesures prophylactiques, les unes paraissent utiles et présentent tout au moins un caractère à la fois logique et scientifique ; mais il en est d'autres, en revanche, qui ne me paraissent avoir aucune véritable efficacité. Telle est, par exemple, la loi sur la tuberculose des animaux de boucherie, qui a certainement porté le trouble et le désarroi dans les transactions commerciales, mais qui n'a jamais évité et qui n'évitera jamais un seul cas de tuberculose humaine. Et vraiment en présence de l'innombrable quantité de lois et de décrets souvent aussi inexplicables que contradictoires qui sont actuellement la loi de chaque citoyen français, il est permis de modifier l'aphorisme philosophique et de pro-

personne ne contestera que la vie cérébrale s'est considérablement agrandie et qu'elle s'agrandit chaque jour davantage, en même temps qu'elle devient plus agitée par les heurts des opinions et des intérêts. Je n'appuierai cette proposition que d'une seule considération d'ordre général, la trouvant suffisante pour la démonstration de ma thèse. Autrefois, au moyen âge encore, les hommes avaient une taille plus élevée et une constitution physique plus robuste que les hommes d'aujourd'hui. Eh bien! les hommes d'aujourd'hui, plus petits et moins robustes, ont un crâne et un cerveau beaucoup plus développés que les hommes d'autrefois. Alors que la puissance et le volume du corps diminuent, le volume du cerveau augmente et sa constitution anatomique se perfectionne. Or, cela ne saurait évidemment être sans entraîner corrélativement un fonctionnement cérébral et plus actif et plus délicat, et, par conséquent, une susceptibilité plus grande et une plus grande opportunité pour l'envahissement de l'organisme par la diathèse.

clamer hautement que « le difficile, dans les temps présents n'est pas d'obéir à la loi, mais bien de la connaître ».

Quand donc se lèvera-t-il ce législateur positiviste, qui portera courageusement la cognée dans cette inextricable forêt de lois et de décrets et qui mettra enfin nos codes à la hauteur de l'ensemble actuel des lois scientifiques et morales de l'humanité? Quand viendra-t-il faisant surgir les opinions et les mœurs du régime industriel ou pacifique et arrêtant les progrès de l'anarchie mentale et légale qui nous étreint en même temps que la révolution sociale qui en serait l'inévitable conséquence? Puisse-t-il, cet homme d'Etat, ne pas venir trop tard et surtout ne pas être méconnu et rejeté par les pouvoirs publics, comme le fut le grand Turgot par l'incapable et malheureux Louis XVI!

A ce point de vue de l'influence pathogène de la vie sociale, qu'il me soit permis en passant, pour y revenir dans un prochain travail, de l'illustrer d'un exemple frappant. Aujourd'hui les accidents puerpéraux sont de plus en plus fréquents dans nos campagnes, alors qu'il y a à peine vingt ans ils y étaient à peu près inconnus. Or, à cette époque, on n'y observait aucune règle d'hygiène et encore moins d'asepsie, tandis que de nos jours les soins appropriés de propreté et les antiseptiques sont devenus partout en honneur et d'un usage journalier et général. A quelle autre influence, par conséquent, pourrait-on bien attribuer cette fréquence inusitée et inexplicable par ailleurs, des accidents puerpéraux dans les campagnes, sinon à celle de notre vie sociale si inquiète, si agitée et si peu stable? Et quand, en effet, le praticien s'informe de ce qui se passe dans les ménages ainsi atteints, il constate toujours l'existence de rivalités, d'antipathies, de querelles et, trop souvent, les craintes de l'expropriation et de la misère. C'est dans ces cas surtout que le médecin positiviste, revenant à la pratique antique, doit être à la fois prêtre et médecin, guérisseur à la fois de l'âme et du corps.

c). C'est un fait d'observation quotidienne que la tuberculose est souvent limitée à un seul poumon. Or, ce fait s'explique mal ou plutôt est absolument inexplicable, si l'on persiste à ne faire intervenir dans l'étiologie de cette maladie que l'hérédité et la contagion.

Il est inutile d'insister en ce qui concerne l'hérédité, celle-ci ne pouvant pas s'exercer plus effectivement dans l'un que dans l'autre organe.

Quant à la contagion, on pourrait dire et l'on dira sans doute, que les premiers microbes envahisseurs n'ont pénétré que dans un seul poumon. Mais c'est là, qu'on le veuille ou non, une première et bien grande difficulté, puisqu'il n'y a aucune raison, ni anatomique ni physiologique, pour que les microbes pénètrent plutôt dans l'un que dans l'autre poumon, entraînés qu'ils sont tous par la même colonne d'air.

Même en admettant contre toute raison cette première localisation microbienne, il serait bien incompréhensible qu'elle persistât ainsi bien longtemps. L'expiration et la toux, en effet, ramèneront à chaque instant, jusque dans la trachée tout au moins, des mucosités pulmonaires qui contiendront inévitablement des bacilles ; or, ceux-ci ne peuvent pas manquer d'être, un moment ou l'autre, entraînés par l'inspiration dans le poumon jusque-là resté indemne.

On n'invoquera pas non plus, pour expliquer cette unilatéralité de la tuberculose, le transport des bacilles par le sang; on ne les rencontre pas dans cette humeur et si on les y rencontre d'après certains auteurs, c'est très exceptionnellement et pour très peu de temps[1]. D'ailleurs comment le sang les dépo-

[1] Le sang normal est un liquide vivant où les bacilles de Koch ne peuvent ni pulluler ni même vivre. Dès qu'ils sont plongés dans ce liquide organique, ils y meurent rapidement ou s'y transforment. Et le sang qui ne les tue pas, est un sang anormal, vicié, et déjà atteint par la diathèse. Et ce que je dis du pouvoir microbicide du sang en ce qui concerne le bacille tuberculeux, je puis le dire avec autant de raison du pouvoir du suc gastrique normal et des sucs intestinaux.

serait-il dans un des poumons et non dans l'autre? Aujourd'hui à la rigueur, c'est possible ; mais demain ?

En admettant donc qu'un poumon puisse tout d'abord seul recevoir des bacilles, il n'est pas possible que l'autre n'en reçoive pas à son tour dans un bref délai, venant sinon de l'extérieur, du moins de l'intérieur.

Les deux poumons seront donc contagionnés tous deux presque au même moment. Aussi, dans les nombreux cas où l'un d'eux reste seul malade pendant des années entières, il faut de toute nécessité faire intervenir un nouveau facteur. Pour comprendre qu'il soit seul atteint, il faut qu'il se trouve apte à fournir aux bacilles leur nourriture et un milieu favorable à leur pullulation et à leur action destructive; il faut, en un mot, faire intervenir la diathèse. Or, avec l'interprétation que nous en avons donnée, tout s'explique immédiatement, et l'unilatéralité primitive et la bilatéralité consécutive. Comment cela?

Le centre respiratoire n'est d'abord anormalement excité que du côté où se rend l'impression sensitive morbide et ne provoque, par conséquent, des mouvements nutritifs anormaux que dans le poumon correspondant, d'après la loi de l'*unilatéralité* des réflexes, qui s'énonce ainsi :

« Quand l'excitation d'un nerf sensitif ne provoque des mouvements réflexes que dans les muscles d'une seule moitié du corps, ces mouvements ont constamment lieu dans la moitié du corps correspondant au nerf excité. » (J.-V. Laborde.)

Mais les réflexes obéissent encore à la loi de la *bilatéralité* ou de la symétrie, qui peut se formuler de la manière suivante :

« Quand l'excitation, qui a produit un réflexe d'un côté, en provoque en même temps du côté opposé, ce sont les muscles similaires qui entrent en mouvement. » D'après cette loi, donc, soit en raison de l'intensité plus grande de l'impression sensitive, soit en raison de la persistance et de la répétition constante de cette impression, il pourra arriver, plus tôt ou plus tard, que l'excitation se propage à l'autre moitié du centre respiratoire qui, à son tour, provoquera dans le poumon correspondant les mêmes effets diathésiques qui ont été produits dans le poumon primitivement atteint.

Ainsi sont scientifiquement expliqués les cas si complexes d'unilatéralité primitive et de bilatéralité consécutive dans la tuberculose pulmonaire.

d). Qui ne connait le dicton vulgaire : il faut au plus tôt user des médicaments à la mode, pendant qu'ils guérissent encore ! On sait aussi que le même médicament qui a épuisé tous ses bons effets entre les mains d'un médecin, reprend sa vertu première quand il est prescrit au même malade avec une nouvelle autorité par un nouveau médecin.

Ces faits qui paraissent inexplicables au premier abord et contradictoires, ne deviennent-ils pas, au contraire, bien naturellement et logiquement explicables par la nouvelle pathogénie de la diathèse ? Les centres nerveux, en effet, sont fortement impressionnés par la confiance et la réputation dont jouissent le remède à la mode et le nouveau médecin. Cette impression, en un mot, est suffisante pour diminuer ou remplacer, rarement d'une manière définitive, souvent pour un temps plus ou moins long, l'excitation morbide et ses effets destructeurs. De là, physiologiquement, la guérison rare, mais l'amélioration fréquente qu'on constate dans ces conditions chez beaucoup de malades.

N'est-ce pas aussi d'après cette même conception qu'il faut interpréter ces guérisons réputées miraculeuses et celles qu'on obtient par la suggestion ? Et ces moyens thérapeutiques généraux, le massage et l'hydrothérapie, celle-ci n'étant en somme qu'une sorte de massage, n'agissent-ils pas en obligeant le cerveau à oublier les excitations morbides par l'apport qui lui est fait de sensations normales, suffisamment répétées et assez intenses pour imposer silence aux premières, et pour transformer dans un sens favorable les mouvements anormaux qui en étaient les échos fidèles, en un mot pour ramener le mécanisme de la guérison naturelle. J'ai dit transformer et non pas détruire, parce que c'est une loi universelle ou de philosophie première, qu'un mouvement une fois donné ne peut être anéanti.

e). « La grande question de l'hérédité est loin d'être élucidée, » écrit Ch. Letourneau dans son art. *Hérédité* du *Dictionnaire des sciences médicales* de Dechambre. « Le jour où ses lois seront suffisamment connues, la biologie entrera dans la phase glorieuse, rêvée par Claude Bernard ; alors l'hérédité pourra être scientifiquement dirigée, maîtrisée, et elle permettra, dans une plus ou moins large mesure, de modeler les organismes vivants. » Et plus loin encore : « C'est que encore une fois l'hérédité est fort capricieuse, ou plutôt c'est que nous en ignorons les lois. »

Si ces paroles sont l'expression fidèle de la désespérante réalité; si la science, malgré ses recherches et ses efforts persévérants, en est encore à découvrir la première loi de cette propriété de la matière vivante, l'*hérédité*, c'est qu'on a jusqu'ici beaucoup trop oublié que la matière vivante est totalement subordonnée à la matière inorganique; qu'à côté de l'organisme il y a le milieu, et que la sensation, produite par ce milieu sur cet organisme, constitue le fait fondamental, irréductible sur lequel la biologie positive tout entière doit être édifiée.

Et quand on aura enfin accordé à la sensation toute sa suprême importance, quand on lui aura demandé toutes les inductions positives qu'elle peut fournir, on s'apercevra clairement que la nouvelle conception de la diathèse tuberculeuse peut et doit s'étendre à l'étude même de l'hérédité et à la découverte importante de ses lois.

Les mutilations, comme la circoncision, l'avulsion de certaines dents, les déformations du crâne et des pieds, etc., même pratiquées pendant de long siècles, ne deviennent point héréditaires. « Et cela est naturel, dit encore M. Ch. Letourneau, puisqu'elles ne résultent ni de la constitution ni du tempérament, etc., de l'être vivant. »

Comment cela? C'est que le milieu rappelle constamment à l'animal l'utilité qu'il retirait de son organe mutilé pour la satisfaction intégrale de ses besoins ; et son cerveau conserve ainsi précieusement la mémoire de la sensation diminuée ou perdue par la mutilation de son organe.

Mais, au contraire, qu'un animal soit plongé dans un milieu qui ne provoque plus une certaine sensation, et que le besoin, dont celle-ci doit assurer la satisfaction, ne se fasse plus sentir, l'organe préposé à cette sensation devient aussi inutile, s'atrophie peu à peu par le défaut d'usage, et ce défaut d'usage continuant chez les descendants disparait enfin totalement après quelques générations. C'est ce qui certainement adviendrait pour l'ouïe, si l'on pouvait imaginer une espèce animale placée dans un milieu où ne se produirait plus absolument aucune onde sonore. Ce qui ne saurait se produire pour l'ouïe parait s'être produit pour la vue. Ne signale-t-on pas, notamment dans les grottes des Pyrénées, où ne pénètre plus aucun rayon lumineux, des insectes totalement aveugles?

Le maïs perd, en Europe, ses caractères au bout de trois ou quatre générations ; mais transplanté à nouveau dans son pays d'origine il recouvre ses anciens caractères dans un aussi court espace de temps.

Il en est de même pour les autres végétaux, et c'est encore ce que l'on observe aussi dans les différentes espèces zoologiques. Les animaux domestiques qui retournent à l'état sauvage perdent bientôt les qualités ou les défauts acquis pendant leur domestication ; ainsi, par exemple, les chiens qui retournent à l'état sauvage, ne tardent pas à oublier d'aboyer. Les animaux sauvages eux-mêmes, transportés hors de leur pays d'origine, se modifient souvent d'une façon notable : tels les renards gris d'Europe qui deviennent blancs en Sibérie, et, *vice versa*, les renards blancs de Sibérie qui deviennent gris en Europe.

Les considérations précédentes sur l'hérédité seraient bien loin d'être épuisées et comporteraient encore de longs développements ; mais ce que j'en ai dit déjà, suffit amplement pour la justification de ma théorie de la diathèse et pour la démonstration de ce théorème biologique :

Pour l'hérédité, comme pour la maladie ou la diathèse, le *milieu* et la *sensation* qui en émane sont les *deux principaux facteurs*, les *facteurs* dont l'*étude* est si *capitale*, qu'elle peut seule nous conduire à la découverte des lois qui régissent ces deux grands faits biologiques.

Un dernier mot avant de clore cette étude étiologique de la tuberculose pulmonaire.

Au rapport du Dr Constant Hillemant, M. Charcot raconta, à l'une de ses leçons du mardi, « comment causant un jour avec M. Pasteur de l'importance qu'avaient prise les notions microbiologiques en médecine, il avait été stupéfait d'entendre celui-ci déclarer que toute la médecine se réduisait au fond à la microbiologie, et qu'il avait provoqué en retour sa surprise en lui répondant : Pardon, vous oubliez l'hérédité ! »

Après tout ce qui précède et que nous croyons avoir démontré, n'aurions-nous pas eu le droit, à notre tour, de provoquer chez tous deux une égale surprise, en leur disant : Pardon, vous oubliez la sensation ! la sensation produite sur le cerveau, à travers l'organisme, par les milieux cosmologique, biologique et social.

Et comme le milieu social devient chaque jour plus étendu et plus complexe et que le cerveau est l'organe accumulateur de toutes les acquisitions humaines, on voit maintenant toute la justesse et toute la profondeur de cet aphorisme d'Auguste Comte : « Entre l'homme et le monde, il faut l'humanité. »

Et quand ces sensations, soit cosmologiques, soit biologiques, soit sociales, auront enfin suffisamment préparé le terrain et créé la diathèse, alors seulement pourront intervenir, pour déterminer la localisation et faire éclater les accidents, l'hérédité et la contagion.

Et c'est ainsi que cette théorie que nous avons peut-être trop longuement développée, systématise toutes les notions jusqu'ici accumulées sur l'étiologie de la tuberculose pulmonaire et montre enfin le lien qui unit cette trilogie pathologique : hérédité, contagion, diathèse.

Telle est la notion tuberculeuse que j'ai induite des théories et des faits épars çà et là dans les travaux des biologistes, et dans laquelle j'ai trouvé, pour ce qui me concerne, la solution de l'important problème posé par les observations cliniques relatées en tête de ce travail.

Cette nouvelle notion est l'œuvre de tous les éminents biologistes dont le nom est si souvent revenu sous ma plume; elle n'est, en un mot, que la systématisation et la formulation explicite des vues aussi ingénieuses que profondes, mais implicitement énoncées, des Diderot, des Cabanis, des Bichat, des Broussais, des Auguste Comte, des Pierre Laffitte, et surtout de notre plus éminent biologiste actuel, M. le professeur Bouchard.

Mais une telle synthèse doit toujours être subordonnée aux faits eux-mêmes parmi lesquels elle apporte la constance dans la variété; elle sera modifiée d'après eux, elle ne sera tenue pour vraie ou pour vraisemblable que si elle est d'accord avec eux; elle sera enfin perfectionnée ou rejetée, dès qu'on en découvrira qui cadrent mal avec elle ou qui la contredisent.

Aussi, abrité derrière ces importantes autorités que je viens de citer, j'ose soumettre cette théorie à la méditation de mes confrères et à leur appréciation impartiale.

Puissent-ils retirer, comme moi, quelque profit de son application méthodique!

TROISIÈME PARTIE

TRAITEMENT PROPHYLACTIQUE ET CURATIF DE LA PHTISIE PULMONAIRE

Par l'Éducation, ou l'Hygiène ou la Morale pratique

TRAITEMENT PROPHYLACTIQUE

> Établir et maintenir une bonne harmonie entre le corps et l'âme par une adaptation suffisante du corps au milieu dans lequel il vit : tel est le seul traitement véritablement prophylactique de la phtisie pulmonaire.

Ainsi que l'indique l'épigraphe de la deuxième partie de ce travail, il est certain que la seule et vraie voie de réduire au minimum la malfaisance de la maladie consiste à découvrir comment la maladie s'empare de l'organisme animal, ou, si l'on aime mieux, à prévoir la maladie pour se pourvoir contre elle.

Or nous savons, à l'heure actuelle et d'une façon formelle, que cet organisme vivant ne peut devenir malade que lorsque le milieu dans lequel il est plongé, exerce sur lui une action ou trop intense ou trop faible; car, d'après les conclusions certaines des philosophes et des physiologistes, il ne se produit, dans cet organisme, aucun mouvement, aucun phénomème quelconque sans l'intermédiaire obligé de l'excitation extérieure et de la sensation qui la suit. De sorte que H. Roger a pu dire avec toute raison les paroles que nous avons déjà citées et que nous reproduisons encore ici en raison de leur importance et de leur caractère axiomatique : « Si le milieu conservait une constitution invariable, si les agents externes ne subissaient aucune modification, les réactions vitales seraient en *concordance continue* avec les forces cosmiques; elles se manifesteraient avec une régularité imperturbable; la vie serait uniforme; il ne surviendrait aucun changement bon ou mauvais; il n'y aurait pas d'évolution, pas de dégénérescence, pas de maladie. »

C'est qu'en effet notre organisme est un véritable système, un système dans toute l'acception que ce mot possède en mécanique.

« Le système en mécanique, dit M. Pierre Laffitte, est un ensemble de points liés entre eux, soumis chacun à des forces déterminées, et qui agissent et réagissent les uns sur les autres d'après la loi de l'action égale à la réaction, cette action et cette réaction étant mesurées, en mécanique pure, suivant les principes posés par Newton. »

Et si nous généralisons la notion de système appliquée tout d'abord à la mécanique, nous voyons qu'elle s'applique également fort bien à la biologie.

« En premier lieu, continue M. Pierre Laffitte, au lieu de points, il faut dire éléments pour que la conception s'applique à tout ce qui existe. Par éléments nous entendons des systèmes partiels plus ou moins complexes, liés à d'autres systèmes. Dans ce cas le mode de liaison n'est pas seulement assujetti à la loi de l'action égale à la réaction ; mais à la loi plus générale de l'équivalence, dont la première n'est qu'un cas particulier. »

C'est ainsi que l'organisme humain est un système complexe formé de plusieurs systèmes partiels, système cérébral, système respiratoire, système circulatoire, système urinaire, etc., et qui reste soumis aux lois de philosophie première de la persistance, de la coexistence et de l'équivalence. Il n'entre pas dans mon plan d'étudier ces lois et d'expliquer comment elles s'appliquent à la biologie. Ceux qui voudraient avoir des renseignements à ce sujet, n'ont qu'à consulter la deuxième partie du *Cours de philosophie première* de M. Pierre Laffitte.

En outre, puisque l'organisme humain obéit à toutes les lois auxquelles obéissent tous les systèmes quelconques, tout déplacement de son centre de gravité suppose toujours une force extérieure, si bien que la locomotion même nous serait interdite si la pesanteur qui nous attache au sol ne faisait pas l'office de cette force extérieure : ce qui confirme ce que nous avons déjà dit, que l'action du monde est nécessaire à la mise en activité de notre système et à son maintien. De là suit aussi que ce système ne pourra normalement fonctionner que si les systèmes partiels sont soumis à l'action de forces équivalentes, de telle sorte que le *consensus* entre les divers éléments soit suffisant et suffisamment stable, pour qu'entre les diverses forces composantes du système, leur résultante étant nulle, il existe un juste équilibre, ce qui, dans l'espèce, est la santé. Si, au contraire, même un seul élément vient à éprouver, dans son action, une intensité ou un ralentissement dépassant les limites du mouvement moyen général, cette altération, en vertu de la loi de l'équivalence, se communique à tout l'ensemble; le consensus qui doit exister entre toutes les parties est détruit; en même temps que l'équilibre du système est rompu, ce qui, dans l'espèce, est la maladie.

Mais la multiplicité de ces systèmes partiels dont est composé l'organisme humain, suppose aussi la multiplicité des actions extérieures sur ce même organisme. Le monde, ou le milieu, dans lequel l'homme s'agite, exerce, en effet, sur lui, une triple action fondamentale, excitante, nutritive et régulatrice, à laquelle tout organisme vivant est entièrement subordonné.

Cette subordination nécessaire de l'organisme envers le milieu constitue le dogme réel sur lequel doivent désormais être édifiées toute biologie et toute pathologie positives. « Au début du siècle actuel, dit Auguste Comte, cette intime dépendance restait encore méconnue profondément par les plus éminents penseurs. Son appréciation graduelle constitue la principale acquisition scientifique de notre temps, quoique jusqu'ici elle demeure trop peu systématique. On ne peut la bien concevoir qu'en la bornant à l'existence végétative, première base de toute vie plus élevée. Dans ce cas irrécusable, on reconnaît aussitôt que l'intervention continue du milieu est triplement indispensable à l'être, soit pour lui fournir les matériaux de son alimentation, soit en stimulant sa vitalité, soit afin d'en régulariser l'exercice. Or, les mêmes influences extérieures s'étendent ensuite à l'animalité proprement dite, où la sensibilité et la contractilité s'y subordonnent pareillement. Si l'on passe enfin aux plus hautes fonctions humaines, on y voit aussi une semblable dépendance envers le milieu, soit comme aliment, soit comme stimulant, soit comme régulateur de l'existence cérébrale. Celle-ci donc, outre qu'elle repose sur les deux vitalités inférieures, se trouve, autant qu'elles, directement subordonnée au dehors. »

L'étude systématique de cette triple action fondamentale du milieu sur l'organisme a été dénommée *Mésologie* par Bertillon. La mésologie a été jusqu'ici rarement l'objet des méditations des biologistes. Hippocrate, cependant, l'avait, dès l'origine, conçue comme une science à part, ainsi qu'en fait preuve son célèbre *Traité des airs, des eaux et des lieux*. De Blainville d'abord, puis Auguste Comte ont repris la doctrine hippocratique; et Bertillon, enfin, en lui donnant un nom spécial, a définitivement consacré la science des milieux comme une division nécessaire de la biologie.

« Mésologie (μέσον, milieu). Science des milieux, ou science qui a pour objet la connaissance des rapports qui relient les êtres vivants aux milieux dans lesquels ils sont plongés; c'est dire que cette science s'efforce de découvrir les influences réciproques que les deux termes en présence, le milieu et l'être immergé, exercent l'un sur l'autre ainsi que les modifications qui en résultent pour chacun d'eux. »

Et plus loin : « Devant les innombrables objets de

la nature minérale ou de la nature vivante qui frappaient ses regards, l'homme a vainement essayé d'étudier complètement chacun d'eux dans son inextricable complexité. Combien se sont perdus dans cette entreprise ? Mais peu à peu une autre voie a été ouverte. Ainsi dans l'étude des corps bruts les uns se sont appliqués exclusivement aux formes extérieures, aux grandeurs, aux étendues qu'ils occupaient dans l'espace et par là ont créé la science des *géomètres;* d'autres se sont attachés aux forces ou activités inhérentes à ces corps : poids, cohésion, dureté, élasticité, couleur, caloricité, etc., et ont constitué la *physique;* d'autres enfin, faisant abstraction et des formes et des qualités physiques, se sont appliqués à pénétrer plus profondément dans la nature des corps en interrogeant leurs actions réciproques, en cherchant à découvrir les influences, les modifications profondes qu'ils éprouvent quand on les met en présence les uns des autres ou quand on change les conditions de leur milieu ordinaire; et en déterminant comment ils sont modifiés, altérés ou détruits; c'est la *chimie*, qui est proprement la *Mésologie* des *corps inanimés*.

« Ainsi l'homme n'est arrivé à la science qu'en abandonnant momentanément l'étude concrète ou complète de chaque corps pour étudier en chacun une seule propriété, ou du moins un groupe de propriétés de même ordre. C'est ainsi qu'il a constitué les sciences abstraites que j'ai nommées.

« La connaissance des êtres vivants a exigé la même marche. D'abord l'étude des formes, des organes, des tissus etc., etc., c'est l'*anatomie*. Ensuite la recherche des activités dans leur milieu *normal*, c'est la *physiologie* proprement dite. Mais après cette étude des êtres vivants en eux-mêmes et abstraction faite de ce qui les entoure, se présente une autre étude, c'est celle des influences que les autres existences, soit de la nature minérale, soit de la matière vivante, exercent sur les êtres vivants *qu'elles entourent* : la connaissance des rapports qui s'établissent entre eux et des modifications que chaque changement de milieu exerce sur l'être vivant et réciproquement, tel est précisément l'objet de la *Mésologie*. » (Bertillon, art. *Mésologie* in *Dict. des sciences médicales*.)

C'est avec raison que Bertillon divise l'ensemble de la biologie en trois branches principales : l'*anatomie*, la *mésologie* et la *physiologie*. Et l'ordre dans lequel il convient d'étudier ces trois compartiments biologiques est nécessairement indiqué par la loi de philosophie première, dite loi de l'*Intermédiaire* et qui s'énonce ainsi : *tout intermédiare doit être normalement subordonné aux deux extrêmes dont il opère la liaison*. Entre l'anatomie et la physiologie, c'est-à-dire entre l'agent ou l'organe et l'acte ou la fonction, l'intermédiaire qui les lie indissolublement, c'est bien le monde, ou le milieu, qui fournit l'excitation ou la force nécessaire à l'agent pour entrer en activité et être à même de remplir la fonction dont il est seulement le nécessaire substrâtum anatomique.

Cependant les créateurs de la mésologie, de Blainville d'abord, et ensuite Auguste Comte, dans son ouvrage fondamental, commirent la grave erreur de placer l'étude de la mésologie avant celle de la physiologie. Et voici à ce sujet comment un homme supérieur, tel qu'Auguste Comte, sait confesser avec autant de modestie que de franchise l'erreur dans laquelle il est tombé. Citons ses propres paroles : « Envers cette étude capitale (la théorie des milieux), je dois ici rectifier d'abord une faute encyclopédique, où je fus entraîné par une déférence exagérée pour la juste autorité de Blainville. D'après cet éminent biologiste, je la plaçai avant la physiologie et à la suite de l'anatomie générale; cette erreur était d'autant plus grave qu'elle choquait directement ma règle constante de n'apprécier les notions intermédiaires qu'après les deux extrêmes dont elles doivent instituer la liaison. Au cas actuel, on reconnaît surtout que, faute d'une juste connaissance préalable de l'être vivant, sa relation avec le milieu ne peut susciter que des appréciations vagues et incohérentes, qui ne sauraient aboutir à aucune doctrine décisive sans une revision ultérieure, fondée sur l'ensemble de la physiologie. Mais quelque spontanée que fût à cet égard ma rectification dogmatique aussitôt que je reviendrais à un tel sujet, je dois ici déclarer franchement qu'elle vient d'être accomplie avant moi par un nouveau biologiste, M. le Dr Segond. »

Ainsi donc la mésologie doit être conçue et étudiée après les deux extrêmes, l'anatomie et la physiologie, et, après tout ce qui précède, il serait absolument oiseux d'insister longuement sur son utilité, car, des deux grands facteurs qui président à l'évolution de tout être vivant, la constitution anatomique qu'il tient de ses générateurs, et la composition du milieu dans lequel il est plongé, c'est ce dernier surtout qu'il nous importe de connaître le plus possible, puisqu'il est le seul auquel nous ayons la possibilité d'apporter des modifications salutaires.

Et cependant peu d'auteurs, depuis Auguste Comte et Bertillon, ont systématiquement étudié la mésologie, et nous pouvons encore dire de la science des milieux ce qu'Auguste Comte en disait en 1838. « Si l'idée de vie est réellement inséparable de celle d'organisation, l'une et l'autre ne sauraient s'isoler davantage, comme je l'ai établi, de celle d'un milieu spécial, en relation déterminée avec elles. Il en résulte donc un troisième aspect élémentaire, non moins indispensable du sujet fondamental de la biologie, savoir la théorie générale des milieux organiques et de leur action sur l'organisme, envisagée d'une manière abstraite. Les philosophes naturistes de l'Allemagne contemporaine ont eu, ce me semble, un sentiment confus, mais irrécusable, de cette nouvelle partie essentielle, lorsqu'ils ont ébauché leur célèbre conception d'une sorte de règne intermédiaire, composé de l'air et de l'eau, servant de lien général entre le monde inorganique et le monde organique. Toutefois, personne ne me paraît en avoir nettement conçu une juste idée avant M. de Blainville, qui, le premier, a directement tenté de l'introduire dans son grand cours de physiologie sous le nom très expressif d'étude des modificateurs externes, soit généraux, soit spéciaux. Malheureusement cette partie, qui, après l'anatomie proprement dite, constitue le préliminaire général le plus indispensable de la biologie définitive, est encore tellement imparfaite et même si peu caractérisée, que la plupart des physiologistes actuels n'en soupçonnent pas l'existence distincte et nécessaire. »

« Et en effet, où sont les travaux dans lesquels la mésologie est étudiée d'une façon systématique et abstraite ? Que sait-on de plus aujourd'hui qu'au temps d'Auguste Comte sur les influences exercées par la pesanteur, la chaleur, l'électricité, le magnétisme, etc. Sans doute nombreux sont les auteurs qui ont été amenés à s'occuper incidemment de ces diverses influences ; mais quel est celui qui a tenté de réduire à des lois scientifiques ces nombreuses observations concrètes ? Quel est celui qui s'est efforcé de faire arriver nos connaissances mésologiques de l'état implicite jusqu'à l'état explicite, c'est-à-dire jusqu'à ce point précis où l'on peut, non seulement apprécier tous les cas réels, mais encore déterminer tous les cas possibles ; ce qui constitue la science véritable, laquelle, à son tour, nous indique la voie à suivre pour modifier le monde à notre avantage et à notre utilité ? Et que savons-nous même de plus aujourd'hui qu'à cette époque sur ce milieu commun nécessaire à tout organisme, c'est-à-dire sur le mélange intime d'air et d'eau, dont l'action sur l'être vivant est pourtant tellement fondamentale que « les mammifères les plus élevés et l'homme lui-même périssent nécessairement par la seule influence d'un dessèchement convenable de l'air ambiant aussi bien que les poissons placés dans une eau que la distillation a suffisamment privée d'air ». Et qui sur ce point pourrait encore de nos jours trouver exagérées les réflexions d'Auguste Comte ? Si un judicieux examen sommaire d'un tel sujet, disait-il, a rendu désormais incontestables la réalité et l'importance de cette étude fondamentale, il est malheureusement trop facile de reconnaitre, quand on veut entreprendre une analyse vraiment scientifique, que la biologie est aujourd'hui à cet égard dans une véritable enfance, puisque la question peut tout au plus être ainsi regardée comme posée : et encore ne l'est-elle habituellement que d'une manière *vague et obscure*. Outre que les limites physiologiques des variations relatives, à la proportion des deux fluides, sont jusqu'ici très mal déterminées pour la plupart des cas, nous n'avons encore que des *notions extrêmement confuses* sur le mode de participation de chaque fluide à l'entretien de la vie générale.

Certes, je n'ai pas la téméraire pensée de combler ici cette importante lacune. Le but infiniment plus modeste que je me propose dans ce travail, c'est d'utiliser systématiquement à la lumière de la théorie de la diathèse ci-dessus énoncée, les notions éparses chez les différents auteurs, dans l'unique but de déterminer, dans la mesure du possible, la conduite la plus propre à adapter notre organisme au monde qui l'impressionne, afin que le cerveau ne soit point blessé, ou trop fortement ou trop faiblement excité par les sensations qu'il reçoit du milieu dans lequel il fonctionne,

Ce qui revient à dire que je dois m'efforcer ici, d'indiquer d'une manière aussi précise et aussi explicite que le permet actuellement l'état de nos connaissances, quelle est l'éducation qui convient à chacun de nos sens et à quelle morale leur fonctionnement doit être subordonné.

Mais avant de procéder à cette étude essentielle, nous devons nécessairement faire connaître et énumérer les sens à travers lesquels le monde agit si puissamment sur nous, et au moyen desquels, en outre, nous prenons connaissance de ce même monde.

Jusqu'à Cabanis, Bichat, Gall, Blainville et Auguste Comte, on n'admettait et on n'admet même encore en général que l'existence de cinq sens : le toucher, la vue, l'ouïe, l'odorat et le goût. Mais à l'encontre de l'opinion alors universellement reçue, ces biologistes philosophes, après une analyse biologique aussi exacte que profonde, décomposèrent le sens du toucher en quatre sens particuliers : le tact, la musculation, la calorition et l'électrition. Et ainsi, le nombre de nos sens est porté à huit, qui sont : le tact, la vue, l'ouïe, l'odorat, le goût, la musculation, la calorition et l'électrition.

Si l'existence des cinq premiers n'est mise en doute par personne, c'est qu'on connaît avec plus ou moins de précision et leur siège anatomique et leur physiologie. Mais il n'en va pas de même pour la musculation, la calorition et l'électrition : et l'on étonnera bien des personnes, même des biologistes, si l'on insiste sur l'existence spéciale de ces trois sens.

Le sens de la musculation, cependant, a été soupçonné par un grand nombre de penseurs ; mais il a été pour ainsi dire explicitement reconnu par Newton, lorsque ce dernier, réfutant Descartes qui voulait tout réduire à la forme, objecta que la forme n'est pas tout et que la masse entrait aussi pour une large part dans les sensations qui nous font connaître le monde.

Supposez, disait-il, deux sphères de même métal et exactement de même diamètre ; leur forme sera nécessairement identique. Mais supposez maintenant que l'une soit creuse et l'autre pleine, et que l'une et l'autre vous soient lancées à la figure... Elles produiront sur vous des sensations certainement bien différentes ; et la différence de ces sensations sera égale à la différence des efforts que leur soulèvement et leur projection auront nécessités.

D'ailleurs, l'exacte appréciation de nombreux cas pathologiques et l'examen nécroscopique de ces malades ont mis hors de doute l'existence indépendante de ce sens de la musculation et presque scientifiquement démontré son siège anatomique.

Et il en est de même, pour la calorition et l'électrition. Bien des malades, en effet, chez lesquels persistent encore le sens général du tact, qui les renseigne sur la forme des corps, et le sens spécial de la musculation, qui les renseigne sur leur masse, n'éprouvent plus, soit simultanément, soit séparément les impressions des corps chauds ou froids et celles des applications électriques. Et ici encore, l'anatomo-pathologie, est entièrement d'accord avec la symptomalogie pour attester l'existence indépendante de ces deux sens, la calorition et l'électrition [1].

[1] La validité indéniable de l'induction tirée de faits analogues devrait même, en dehors de tout autre motif, faire admettre l'existence de ces trois nouveaux sens spéciaux. Il doit en être pour eux comme il en fut pour les nerfs sensitifs

Et Auguste Comte résume ainsi son étude des sens : « Je crois devoir finalement en reconnaître huit vraiment distincts : un général, le tact, et sept spéciaux, la musculation, la gustation, la calorition, l'olfaction, l'audition, la vision et l'électrition. Je range ceux-ci, d'après Gall et Blainville suivant leur spécialité croissante, conforme à celle des phénomènes correspondants, et mesurée par l'avènement successif dans l'échelle animale. Les deux extrêmes exigent seuls un éclaircissement particulier. Envers le premier, j'adopte essentiellement l'opinion de Blainville qui le sépare du sens général de pression, en lui réservant l'appréciation directe des efforts musculaires et de la fatigue qu'ils suscitent. Quant au dernier, son peu de développement habituel chez l'homme ne doit pas empêcher de lui reconnaître une existence distincte, très prononcée dans certains animaux et plus ou moins commune à tous les vertébrés. Pour chacun des huit sens, il faut admettre des nerfs propres, moins appréciables, aussi autant indépendants que ceux de la vue et de l'ouïe, sans quoi les attributs correspondants resteraient aussi confondus que d'après les organismes inférieurs.

« Le même motif conduit à reconnaître envers chaque sens, l'existence nécessaire d'un ganglion

et pour les nerfs moteurs. La persistance de la sensibilité dans des cas pathologiques où la motilité était abolie, et *vice versa*, la persistance de la motilité dans des cas où la sensibilité n'existait plus, avait dû ou du moins aurait dû faire admettre l'existence indépendante de ces deux espèces de nerfs, bien qu'elle ne fût pas encore objectivement démontrée par les vivisections des physiologistes et les observations des anatomo-pathologistes.

cérébral où se termine l'appareil nerveux, soit quand son siège se trouve circonscrit, soit lorsqu'il s'étend à l'ensemble de l'enveloppe, tant intérieure qu'extérieure. »

L'existence évidente de ces huit sens nous montre bien comment le monde est en connexité étroite avec le cerveau, en ce qui concerne les impressions déposées à la périphérie de notre corps. Mais jusqu'à présent, nous ne voyons pas comment le monde serait l'origine de toutes les impressions qui naissent dans la profondeur de nos tissus. Et cependant, nous l'avons dit et répété à satiété, le cerveau ne possède rien, ne crée rien par lui-même ; il lui faut des objets pour sentir, comme à l'œil pour voir; toutes les sensations qu'il perçoit et tous les mouvements qu'il commande, quelle qu'en soit la nature, proviennent toujours et uniquement de l'action du monde sur l'organisme. Et, si nous ne montrions pas irréfutablement qu'il en est toujours ainsi, aussi bien pour les sensations internes que pour les sensations externes ; si nous ne découvrions pas l'agent et la voie de ces impressions internes vers le cerveau, la théorie de la diathèse que nous avons si longuement développée pècherait essentiellement par la base et ne mériterait certes pas d'être prise en considération ; toute notre tentative de systématisation et d'explication scientifique serait alors vaine et incohérente.

Mais l'aliment, quel qu'il soit, le sang et le lait maternel d'abord, puis, plus tard, le pain, la viande, etc., constitue le monde pour nos organes de la vie végétative. C'est cet aliment, ce monde, qui, après avoir été élaboré dans les organes digestifs, absorbé et transporté par les liquides organiques, notamment par le sang qui les résume, arrive au contact des éléments anatomiques et les impressionne, bien s'il est bon, mal s'il est mauvais, trop fortement s'il est trop abondant ou trop excitant, trop faiblement s'il est insuffisant quant à la quantité ou à la qualité. De là, c'est-à-dire, des éléments anatomiques, ces impressions sont transportées par les nerfs sensitifs jusqu'aux ganglions nutritifs où elles sont transformées en sensations, le plus souvent inconscientes.

Et c'est ce qui se passe pour les autres sens : le rayon lumineux, par exemple, est conduit à travers les milieux de l'œil jusqu'à la rétine, qu'il impressionne plus ou moins vivement, suivant qu'il est lui-même plus ou moins intense; le nerf optique porte cette impression à son ganglion correspondant qui le transforme en sensation visuelle.

Ainsi le sang est l'agent, ou le milieu, qui établit la connexité, nécessaire au fonctionnement vital, entre le monde ou l'aliment et l'organe même du sens nutritif, si je puis ainsi parler, que cet aliment impressionne; et les aliments transportés par les liquides organiques sont aux éléments anatomiques ce que les rayons lumineux conduits par les milieux oculaires sont aux éléments de la rétine.

« Prétendrait-on, écrit à ce sujet Bertillon, que l'aliment une fois introduit dans nos organes digestifs ne saurait être considéré comme milieu parce que, au lieu d'être enveloppant, il est enveloppé ? Mais si l'on se laissait dominer par cette considération tout à fait secondaire, l'air, milieu par excellence, devenant intérieur chez les pulmonés, dans l'acte de la respiration, cesserait d'être un milieu pour eux, tandis qu'il resterait milieu pour tous ceux qui respirent ou par des branchies flottantes, ou par la peau, et pour les végétaux qui respirent, ou plutôt se nourrissent, par les feuilles : non, le milieu ne saurait perdre son nom parce qu'il a pénétré dans les voies intérieures mais librement ouvertes, dont notre économie est sillonnée. Ce qui constitue le milieu d'un être, ce sont les existences *étrangères*, vivantes ou non vivantes, avec lesquelles il entre en rapport. En vertu de l'impénétrabilité, ces existences sont nécessairement extérieures à sa substance, quelle que soit la situation anatomique, interne ou externe, quelles que soient les surfaces, cutanées ou muqueuses, où s'effectuent ces rapports. Quand le milieu extérieur, plus ou moins modifié, a été absorbé, comme l'aliment dans la digestion, l'oxygène dans l'hématose, etc.; il cesse, il est vrai, d'être milieu *extérieur* de l'*individu*, mais il devient ce milieu *intérieur* dont parle Cl. Bernard et après lui le professeur Verneuil, milieu dans lequel sont plongés les éléments histologiques, enfin, par une dernière transformation, une portion de ce milieu intérieur servant à la nutrition des éléments anatomiques, se change en la substance vivante de l'être immergé, et alors seulement, il cesse absolument d'être milieu. »

Mais qu'on le remarque bien, cette transformation de l'aliment en substance vivante, cessant alors d'être milieu, ne se produit pas immédiatement par la seule activité des éléments anatomiques et sans l'intermédiaire obligé du cerveau.

Comment ? Les éléments anatomiques sont impressionnés au contact des aliments; ces impressions sont conduites par les nerfs sensitifs, tant du système cérébro-spinal que du grand sympathique, jusqu'aux ganglions ou centres nerveux correspondants. Ceux-ci transforment les impressions en sensations; ces dernières à leur tour, s'irradiant dans la substance corticale de la partie active du cerveau, y subissent une nouvelle élaboration à la suite de laquelle elles sont changées en mouvements, puisque, ainsi que nous l'avons vu, il n'y a pas plus de mouvement sans sensation préalable que de sensation sans mouvement consécutif. Ces mouvements ainsi provoqués sont alors communiqués par les nerfs moteurs aux parties dont les nerfs sensitifs ont transmis les impressions; et le résultat final de ces mouvements, c'est cette surprenante et mystérieuse transsubstantiation.

De même, le cerveau, averti par la sensation visuelle, commande les mouvements qui nous rapprochent de l'objet vu, pour le saisir, si nous en avons besoin, ou pour nous en éloigner, pour l'éviter, s'il est un danger pour nous.

Que chaque cellule donc, avertie par le cerveau, puise bien dans le milieu sanguin les aliments qui lui conviennent, et sa régénération et son évolution physiologique s'accompliront avec une suffisante régularité pour le maintien de la santé ; mais que cet avertissement salutaire vienne à manquer ou à être erroné, la cellule, ignorante de ses besoins physiologiques ou incapable de les satisfaire normalement, d'abord sera troublée et viciée dans sa constitution anatomique et dans son fonctionnement, puis subira bientôt après l'involution ou la dégénérescence, c'est-à-dire la maladie ; et selon le sens de la dégérescence ou de l'involution, elle deviendra graisseuse, celluleuse, cancéreuse, tuberculeuse, etc., etc.

L'importance de ces considérations biologiques n'échappera à personne, et je reconnais qu'en raison même de cette importance elles mériteraient des développements beaucoup plus étendus que ne le comporte le plan que je me suis tracé. Mais elles suffiront, j'espère, à démontrer combien il est nécessaire, si l'on veut maintenir l'organisme en santé, de faire l'éducation de ce sens nutritif, beaucoup plus encore que celle des autres sens et de la soumettre à la discipline et à la morale les plus sévères.

Sans doute beaucoup s'étonneront de cette extension accordée ici à la signification des mots : *Education* et *morale;* et ils hésiteront à l'accepter, si même ils ne la traitent pas d'éminemment paradoxale. Cependant implicitement elle a été toujours reconnue par tous ceux qui se sont occupés de callipédie et de pédiâtrie ; et tous, plus ou moins expressément, ont dit avec Erasme : « Combien de gens qui sont atteints des maladies et des infirmités les plus graves, telles que l'épilepsie, la maigreur, la faiblesse, la surdité, qui ont les reins brisés, les membres contrefaits, le cerveau ramolli, l'intelligence obtuse, uniquement parce qu'en nourrice ils ont été mal soignés ! » Et encore : « Par là même vous pouvez donc rendre un grand service à votre enfant en faisant que son âme ait un luth bien monté et sans défaut, dont les cordes ne seront ni détendues par la paresse, ni aigries par la colère, ni rauques par l'ivresse. Car ces passions nous sont inculquées souvent par l'*éducation* et le *genre de nourriture.* »

Oui, proclamons hardiment avec Erasme que l'éducation, ainsi entendue et généralisée, nous procurera la santé, si elle est bonne, et nous donnera la maladie si elle est mauvaise. Oui, c'est d'elle que dépend, en définitive, l'immunité ou la réceptivité de l'homme pour la maladie et, notamment, pour la diathèse tuberculeuse ; et par conséquent en elle réside la véritable méthode pour le traitement préventif de la phtisie pulmonaire. C'est qu'en effet, l'éducation des êtres vivants, végétaux et animaux, ou l'art correspondant à la biologie, consiste dans la direction systématique de l'ensemble de leur développement vers un but déterminé ; et, par conséquent, en ce qui concerne l'homme, l'éducation est la direction systématique de son entier développement vers l'accomplissement de la destinée humaine. Or, comment atteindrait-il ce but précis, s'il ne se portait pas bien. L'éducation doit donc tendre à lui assurer un fonctionnement vital régulier et normal, c'est-à-dire, à le maintenir en santé et à défendre son organisme contre l'envahissement de la maladie.

Mais cette éducation qui se trouve ainsi placée au premier plan de la pathogénie de la diathèse tuberculeuse, quels en sont la base essentielle et le principe directeur? Tel est, avant d'aller plus loin, le problème dont la solution s'impose.

« L'institution systématique de l'éducation humaine, ou de la direction de la vie, écrit à ce sujet M. Pierre Laffitte, ne pouvait être constitué avant l'avènement du positivisme. Car le positivisme seul a montré le but effectif de la destinée humaine et caractérisé les conditions qui permettent à chaque individu de l'atteindre, au moins dans une certaine mesure. J'ai établi, en effet, que la fin de l'existence de l'homme est de vivre par et pour : la famille, la patrie et l'humanité, sous un effort continu de perfectionnement physique et moral. Le catholicisme seul, a su jusqu'ici coordonner l'existence humaine, mais en lui donnant un but chimérique. Il en résulte que la vie réelle a été ainsi dirigée d'une manière seulement indirecte et par suite absolument insuffisante. Quant aux philosophes, quelle que soit la valeur, souvent remarquable, de leurs travaux spéciaux, aucun d'eux n'a conçu le but de la destinée humaine. C'est ce qu'il est facile de voir, depuis Aristote jusqu'à Rousseau et à nos contemporains. Et cette grande insuffisance venait, comme je l'ai mis en évidence, de la lacune sociologique qui empêchait de concevoir nettement les êtres collectifs par qui et pour qui nous vivons. »

Ainsi donc la base essentielle de l'éducation est de nous faire connaitre le but de notre destinée, qui est le service actif des êtres collectifs : famille, patrie, humanité ; et son principe directeur consiste à nous placer dans les meilleures conditions pour atteindre cette même destinée, c'est-à-dire à nous rendre capables d'un effort constant et continu en vue de notre perfectionnement progressif, physique et moral.

Or, cet effort constant et continu de perfectionnement, constitue précisément la *morale personnelle* proprement dite.

En déterminant exactement le domaine de cette morale personnelle, nous aurons aussi déterminé le rapport qui la lie à la maladie en général et à la diathèse tuberculeuse en particulier.

« Elle porte à la fois sur la *Santé* et sur la *Vertu*, c'est-à-dire sur le corps et l'âme, et sur leur meilleure organisation. Le premier but de la morale personnelle est de constituer la santé, c'est-à-dire un corps sain dans tous les éléments de sa vie organique et aussi animale, c'est-à-dire, à cet égard, des muscles, actifs, solides, persévérants, et des *sens* à la fois excellents et bien dressés. Le premier but de la morale personnelle consiste donc à nous permettre d'atteindre une telle destination. Le catholicisme, préoccupé surtout du salut personnel, comme étant le but même de notre vie, a presque complètement négligé cette partie de la morale personnelle. Par une préoccupation exclusive de perfectionnement moral, le catholicisme, comme le boudhisme, du reste, avait considéré la souffrance, la privation et la diminution de la puissance corporelle comme une condition indispensable à la vie morale la plus parfaite. Les Grecs et les Romains, dominés par la préoccupation de la destination civique et militaire des hommes libres, n'ont pas commis un telle erreur. Ils se sont grandement occupés du perfectionnement du corps autant que le comportait l'état des connaissances réelles à cette époque, et les Grecs ont même tenté une systématisation abstraite des procédés propres à résoudre le problème d'un corps véritablement sain. Quant au positivisme, son caractère scientifique lui impose la solution d'une telle question d'autant plus que, pour lui, l'âme n'étant que l'ensemble des manifestations cérébrales, l'état du corps se trouve profondément lié à celui de l'âme ou du cerveau, et réciproquement.

« Le second objet de la morale personnelle, c'est la culture de l'âme, pour constituer un cœur droit, un esprit juste, prompt et solide et un caractère à la fois prudent et persévérant, en même temps qu'énergique. Le résultat final de cette culture de l'âme c'est d'instituer la puissance de l'homme sur lui-même. La seconde destination de la théorie de la morale personnelle est donc d'instituer les règles et les exercices propres à atteindre un tel but et à y persévérer. »

Il est bien évident que cette éducation et la morale personnelle qu'elle inspire varieront suivant les diverses périodes de la vie humaine : enfance, adolescence, jeunesse, virilité, maturité et vieillesse. Il convient même d'étudier cette éducation dans les deux générateurs du nouvel être, d'abord, et ensuite dans la mère et dans le fœtus pendant la période de gestation. Mais nous ne nous attarderons pas à décrire en détail l'éducation propre à chaque étape de la vie humaine. Nous nous contenterons de nous étendre suffisamment sur celle de la première enfance ; car celle de cette première période renferme à l'état naissant toutes les indications qui seront applicables à chacune des autres périodes, de même que l'enfant, dès sa naissance, présente le germe de toutes les facultés qui se développent plus tard chez l'adulte.

Il serait beaucoup à désirer qu'un semblable travail fût fait *ex professo* et placé entre les mains de tous les enfants. Rédigé comme un catéchisme, c'est-à-dire par demandes et par réponses et de plus en plus développé selon l'âge des enfants, que de maladies il éviterait ! Que d'êtres humains il conserverait à la société ! Et de combien en même temps il diminuerait le nombre des détraqués, des névrosés, des dégénérés et des aliénés ; et par conséquent combien il aiderait à la pacification et à la concorde sociales[1] ! Nous espérons que M. Pierre

[1] Et quand nous disons que l'éducation peut, dans une large mesure, contre-balancer les fâcheux effets des tares héréditaires, qu'on ne nous objecte point que notre affirmation est une simple vue de l'esprit ne reposant sur aucune base expérimentale ni sur aucun fait d'observation. Car l'observation même démontre et vérifie son exactitude.

Indubitablement, si l'hérédité doit quelque part exercer des ravages, c'est assurément sur les enfants moralement abandonnés qu'elle paraît devoir surtout en exercer de nombreux et d'irréparables. Ces enfants, en effet, ne sont-ils pas tous ou presque tous issus de parents dégénérés, névrosés, alcooliques, tuberculeux, etc.? Eh bien! interrogez, pour savoir effectivement ce qui se passe dans ce cas, les hommes de tous les pays qui se dévouent à la régénération de ces enfants moralement abandonnés. Que vous répondent ces éducateurs dont la bonne foi et la compétence sont indéniables ? Ils vous répondent unanimement que l'hérédité se fait sentir réellement sur un nombre fort restreint de ces enfants, et qu'elle paraît même s'y faire sentir moins que sur les enfants élevés dans leurs familles également dégénérées, alcooliques ou malades. Comment expliquer ce phénomène assurément inattendu et pourtant authentique? C'est qu'à l'influence si bienfaisante de l'éducation régulière que reçoivent les premiers, il faut ajouter l'influence si néfaste de l'imitation chez les seconds. Ceux-ci, en effet, vivant avec leurs parents, en partagent le genre de vie et la mauvaise hygiène, en même temps qu'ils sont témoins de leurs désordres nerveux et pathologiques; ils voient, par ce fait, doublement diminuées les chances qu'ils pouvaient avoir d'échapper aux fatalités socio-

Laffitte, le mieux placé pour mener à bien une œuvre si capitale, ne nous la fera pas attendre trop longtemps, et qu'ainsi sera bientôt comblée cette si regrettable lacune de notre éducation nationale.

I. Chez les générateurs. — Je ne puis m'occuper ici de ce sujet, il est trop vaste, il me faudrait en effet entreprendre l'histoire même du mariage, en montrer la nécessité et les avantages, et en même temps énumérer les améliorations que réclame actuellement cette primordiale institution sociale.

A ceux qui voudront sur ce point des renseignements précis et complets, je conseillerai l'étude attentive et soutenue des trois beaux livres de Michelet intitulés : 1° *l'Amour*; 2° *la Femme*; 3° *le Prêtre, la Femme et la Famille*; ensuite la belle monographie que Bertillon a publiée dans le *Dictionnaire encyclopédique des sciences médicales*, à l'article *Mariage*; puis la théorie qu'ont donnée du mariage Auguste Comte dans le *Système de politique positive*, et M. Pierre Laffitte dans son *Cours de morale pratique*.

II. Pendant la grossesse. — Ici encore je serai bref, d'autant plus que « les lois de l'évolution de l'enfant dans l'utérus sont encore trop peu connues, pour que les conseils et les règles puissent dépasser un empirisme coordonné ; nous devons donc nous

logiques qui les tiennent. Il ne faut pas, d'ailleurs, oublier que l'enfant est un être imitatif par excellence ; et que l'imitation est un des plus puissants moyens d'une bonne ou d'une mauvaise éducation.

réduire à des indications générales qui disposeront la mère et la famille à accepter des conseils motivés.

« La famille, comme le public, doit considérer la femme comme l'appareil destiné à la production d'un futur organe de l'humanité, production capitale par laquelle elle se continue et qui fait que l'enfant est le but même du travail de la société. En outre, comme on doit toujours faire la meilleure hypothèse sur l'enfant qui doit naître, on doit toujours admettre qu'il peut devenir un élément important de la famille et de la société. De la vue précise de ce principe se déduit le respect que la femme doit à ce titre avoir pour elle-même, et les précautions qu'elle est tenue de prendre, non pas seulement pour elle-même, mais pour la destination collective qui lui incombe. De là aussi les précautions, les soins et les respects de la famille et du public pour la femme enceinte. Mais il faut que ces soins et ce respect ne soient pas pour elle une occasion d'abus, suivant une tendance trop conforme aux dispositions actuelles, où l'on tend à énerver l'énergie et la fermeté des prescriptions par une préoccupation exagérée de ce qu'on doit aux faibles. Quant aux soins eux-mêmes, ils doivent tenir un juste milieu entre trop de précautions conduisant à une mollesse fâcheuse et un excès d'activité qui est surtout à craindre dans la masse de la population essentiellement prolétaire. »

Donnons quelques courts développements à ces sages et excellents préceptes.

Remarquons d'abord que c'est la mère qui fournit tous les éléments du développement organique du nouvel être depuis sa conception jusqu'à sa naissance. C'est elle, par son sang, qui communique à l'embryon et au fœtus les excitations qui provoquent en lui les mouvements tant de la vie animale que de la vie végétative. Il faut donc attentivement veiller à ce que, du côté de la mère, aucune erreur hygiénique ne puisse communiquer, aucune qualité mauvaise par excès ou par défaut, à ce vivant liquide qui les transmettrait incessamment et fatalement au jeune être, dont l'évolution intra-utérine pourrait être ainsi déviée de la voie physiologique.

Il faut surtout surveiller l'alimentation, puisque d'elle, certainement, dépend pour la plus grande part la qualité bonne ou mauvaise du sang. Elle ne sera ni trop ni trop peu abondante, et sera prise à des heures régulières : elle ne se composera point, ainsi que le veut la théorie actuelle de l'alimentation tonique et reconstituante[1], de ces viandes rouges et noires, de ces jus de viande, de ces bouillons concentrés, etc., qui n'ont sur les autres aliments que le triste avantage d'introduire, en plus grande quantité, dans l'économie, des produits de décomposition, des sels minéraux et des toxines, dont ces préparations culinaires sont surchargées. Comment le sang maternel, ainsi vicié, n'aurait-il pas fatalement sur le fœtus une action plus ou moins nocive ? Et ne peut-on pas soupçonner que là est la source de bien des cas de maladies réputées héréditaires ?

Il faut ensuite éviter à la femme enceinte les fatigues des longs voyages, les efforts musculaires ex-

[1] Nous ne faisons qu'indiquer ici l'importance de l'alimentation; nous développerons cette question ultérieurement à sa place.

cessifs, les secousses et les chutes quelconques, puisqu'il est certain aujourd'hui, sans qu'on sache encore exactement dans quelle mesure, que les ébranlements imprimés à l'œuf peuvent produire des monstruosités et, *à fortiori*, de simples troubles organiques qui, plus tôt ou plus tard, par leur retentissement trop intense ou trop prolongé sur le système nerveux central, deviendront la maladie elle-même.

Il faut encore avec le plus grand soin éviter à la femme enceinte les émotions violentes et les contrariétés, ainsi que les excitations si malsaines de la vie mondaine, qui, tour à tour, accélèrent et ralentissent le torrent sanguin et modifient consécutivement dans l'un et l'autre sens les impressions du fœtus, et, par suite, les mouvements nutritifs eux-mêmes.

En outre de ces précautions générales et nécessaires, il est à peine besoin de dire que cette mère prendra bien strictement les soins hygiéniques usités en pareil cas, notamment des bains plus ou moins fréquents, simples ou mieux alcalins, de manière à assurer le fonctionnement régulier de la peau et à éviter ainsi l'accumulation dans l'organisme des toxines et des autres produits de décomposition, provenant soit de l'alimentation elle-même, soit du mouvement continuel de désassimilation organique. Elle assurera aussi, par les lavages vaginaux, la propreté constante et l'asepsie des voies génitales ; vers la fin de la grossesse ces lavages seront répétés deux fois par jour ou tout au moins une fois.

Jusqu'à la naissance, l'éducation n'intervient donc point directement sur le nouvel être lui-même ; elle ne peut agir sur lui que par l'intermédiaire des deux

nérateurs avant la conception, et que par l'inter-
édiaire de la mère seule pendant la gestation.

On comprend combien actuellement cette inter-
ntion doit être peu efficace, dans l'ignorance pres-
ıe absolue où nous sommes encore des conditions
êmes de la génération et des actes qui se passent,
orès la fécondation, pendant la vie intra-utérine
itre la mère et son enfant.

On peut dire que cette physiologie et cette patho-
gie intra-utérines sont encore à peine ébauchées et
ı'elles réservent, à ceux qui les exploreront avec la
éthode et la patience qu'elles exigent, une pleine
oisson de découvertes utiles et fécondes.

III. Pendant la première enfance. — Enfin
enfant vient de naître. Dès ce moment, l'éducation
urnit les applications les plus pratiques et les plus
tissantes pour assurer l'harmonie entre le nouvel
ganisme et le milieu dans lequel il vient d'être
ongé. On peut même dire que de cette éducation des
emiers moments dépend pour le reste de la vie
ptitude du nouvel être, soit à persister dans l'état
ysiologique ou la santé, soit à tomber dans l'état
ormal ou la maladie.

Ce nouveau système organique, en effet, se main-
endra en équilibre, ce qui est la santé, d'autant
ieux que cet équilibre aura été plus rapidement et
us systématiquement établi : c'est-à-dire que l'har-
onie entre le corps et le monde qui va l'animer,
ra plus exacte, plus parfaite et plus vite constituée.

Et cette éducation des premiers moments mérite
utant plus d'attention et doit être plus tôt ins-

tituée que le cerveau n'est pas encore, à la naissance, définitivement constitué anatomiquement. Cette constitution anatomique du cerveau se fait, en effet, au fur et à mesure que les actions du monde extérieur sur le corps lui parviennent et l'impressionnent. Elle sera, conséquemment, régulière et normale si, à son tour, l'éducation procure au cerveau des sensations régulières et normales.

En effet, « la santé, dit avec juste raison notre éminent Broussais, ne s'altère jamais spontanément, mais toujours parce que les stimulants extérieurs destinés à entretenir les fonctions ont annulé l'excitation dans quelque partie, ou parce qu'ils ont manqué à l'économie, ou parce que l'économie a été stimulée d'une manière qui répugne à l'exercice des lois vitales ; car il existe des rapports entre les modificateurs extérieurs et l'ensemble ou les différentes parties de l'organisme tels que les uns favorisent, les autres entravent les lois vitales ; et ces derniers sont les poisons ». Le rôle essentiel de l'éducation sera donc de nous faire connaître la qualité et la quantité de ces modificateurs extérieurs qui *favorisent les lois vitales* pour nous les procurer et en user sagement.

Et de même que toutes nos idées, tous nos sentiments et tous nos actes, ainsi que nous l'avons péremptoirement démontré, n'ont d'autre origine que les actions infiniment multipliées du milieu sur nos organes ; de même la maladie, qui n'est, somme toute, que la conséquence d'une ou de plusieurs de ces actions portées au-dessus ou au-dessous du degré moyen ou physiologique, ne peut nécessairement jamais dériver que de ces mêmes actions, trop énergiques ou trop faibles, du monde sur notre organisme.

Or, ces excitations extérieures n'auront jamais plus de puissance qu'au moment où pour la première fois elles atteignent les organes de l'être vivant, et, où pour la première fois aussi elles font vibrer les cellules cérébrales auxquelles elles sont portées par les nerfs périphériques correspondants ; et ces faits de la persistance des vibrations nerveuses se conçoivent aisément ; chez l'enfant, les cellules cérébrales sont vierges d'impressions ; elles sont pleinement occupées et dominées par les premières qui les font vibrer, et elles les gardent aussi facilement qu'elles les ont reçues ; en un mot dès qu'une vibration a été produite par une impression, elle ne s'efface jamais plus.

D'ailleurs l'organisme, dans son ensemble aussi bien que dans ses parties, ne se développe que suivant la direction et l'intensité qui lui sont communiquées par ces mêmes impressions ; enfin le cerveau, surtout, sera, si je puis m'exprimer ainsi, leur image fidèle : violent et inégal si elles sont excessives ; apathique et indifférent, si elles sont insuffisantes ; modéré, calme, maître de soi, — *mentis compos* — si elles sont bonnes et normales tant en qualité qu'en intensité.

L'habitude est une seconde nature, a-t-on dit, et non sans raison ; or tout le monde sait l'extrême influence, d'ailleurs bonne ou mauvaise, qu'exercent sur nous à tous égards les habitudes que nous contractons, suivant qu'elles sont elles-mêmes bonnes ou mauvaises. C'est dans la première enfance et surtout dans sa première période, que l'enfant est dans une dépendance complète des hommes et des choses ; il est à la discrétion absolue de sa réelle providence et, on peut le dire, de sa véritable déesse : sa mère. De celle-ci dépendent donc les habitudes qu'il contractera ; c'est à elle à ne lui en laisser prendre que d'excellentes et de salutaires ; et c'est elle qui sera ainsi responsable de sa bonne ou de sa mauvaise santé.

Il serait oiseux d'insister davantage sur l'urgence absolue qu'il y a à instituer l'éducation dès la première enfance, mais il est évident que la même éducation ne convient pas à tous les âges de l'homme et qu'elle doit suivre une marche graduelle. Aussi convient-il, avant d'aller plus loin, de fixer les limites et les divisions que comporte la période de la vie humaine désignée par ces mots : première enfance.

La première enfance va de 0 à sept ans, ou de la naissance à la seconde dentition et se partage en trois phases que caractérise l'acquisition successive du triple système des communications que les hommes établissent entre eux. « Dans la première de 0 à deux ans, le système de communication consiste dans les cris, dans les gestes, en un mot dans le langage d'action. Ce système de communication est le plus sympathique, le plus esthétique et le plus synthétique, mais aussi le plus implicite, ce qui est en rapport avec la situation et la nature même de l'évolution cérébrale, qui part toujours, comme je l'ai établi dans un travail spécial, d'un état implicite qui devient graduellement de plus en plus explicite et analytique.

« La seconde période de la première enfance va de deux ans à six ans; elle est caractérisée par le développement croissant du second procédé de communication : le langage articulé. Grâce à cette connaissance de plus en plus grande de la langue maternelle, les communications entre la mère et l'enfant deviennent de plus en plus étendues comme de plus en plus explicites.

« Enfin, dans la troisième période, qui contient la septième année, l'enfant acquiert un nouveau procédé de communication par la lecture. Ce procédé, à la fois plus précis et en même temps plus à la disposition de l'enfant lui-même, commence à l'initier par les images et les récits à une certaine connaissance empirique, mais effective des êtres collectifs, patrie et humanité, dans lesquels vit la famille qui le domine.

« On voit donc ainsi se développer graduellement dans l'enfant, son cœur, son intelligence et son corps, s'adaptant avec des connaissances convenables à une situation grandissante, de manière à être préparé pour la suivante avec toutes les conditions convenables de stabilité et de progrès[1]. » Il est bien entendu qu'en divisant ainsi la première enfance en diverses phases nous ne devons jamais oublier qu'il y a continuité, mais que ces divisions sont indispensables pour établir une saine théorie.

Cela étant donné, nous pouvons aborder l'étude de l'éducation propre à la première enfance.

[1] Pierre Laffitte.

I. — PREMIÈRE PÉRIODE

A. Accouchement, Cordon ombilical, Habillement, Maillot, Berceau. — L'enfant va naître, le travail de l'accouchement est commencé. Les organes de la parturiente, les personnes qui l'assisteront et les linges et les objets qui serviront, seront soumis à l'asepsie la plus rigoureuse : c'est entendu.

L'enfant est né, il a poussé son premier vagissement, et il est séparé de l'organe maternel par la ligature et la section du cordon ombilical.

Pendant que le médecin s'occupe de la mère et s'enquiert minute par minute de l'état de l'utérus et de l'abondance de l'écoulement sanguin et se tient prêt à parer à toute éventualité, la sage-femme lave l'enfant et le baigne pour le débarrasser de la matière sébacée qui le recouvre.

Cela fait, il faut procéder au pansement de la plaie ombilicale. On sait que l'infection de cette plaie provoque dans maintes circonstances l'ictère toujours rapidement mortel dans ces cas. Ce pansement sera donc fait avec toutes les précautions antiseptiques conseillées de nos jours,

Il faut maintenant habiller l'enfant. Que va-t-on lui mettre ? Une petite chemisette d'abord, plutôt en toile de coton qu'en tissu de lin ou de chanvre, et au besoin, suivant les exigences de la temperature extérieure, des brassières en coton ou en laine douce. C'est tout pour le moment. Et surtout qu'on ne recouvre son cou d'aucun tissu ; il faut aguerrir, en l'habituant à n'être pas couverte, la surface cutanée de cette région contre les variations de la température dont l'influence autrement serait plus tard des plus fâcheuses.

Il ne faut pas non plus couvrir la tête de l'enfant dès sa naissance ? L'air qui l'environne n'est-il pas à la température de l'air de la chambre dans laquelle il va vivre et qui est aussi celui qu'il respire ? Il n'y a donc rien à craindre du côté d'une impression trop froide ou trop chaude que l'air exercerait directement sur le cuir chevelu ; et il y a le grave inconvénient de gêner plus ou moins le libre développement de la cavité cranienne et d'agacer l'enfant par cette gêne.

Il est temps de l'emmailloter. Quelles sont les indications que doit remplir un bon maillot ? Et d'abord faut-il que l'enfant soit immobilisé selon l'habitude courante ? Ou bien faut-il qu'il puisse exécuter tous les mouvements qu'il sera sollicité de faire? Oui, il faut qu'il puisse se mouvoir dans tous les sens. Souvenons-nous que déjà ses mouvements étaient largement assurés dans le sein maternel et qu'il agitait fort librement les membres au milieu du liquide amniotique. Et maintenant qu'il est plongé dans un milieu plus léger sans doute, dans l'air atmosphérique, il n'éprouverait plus le besoin de remuer ! Il serait bon et sain de l'immobiliser, lui qui est destiné à l'activité ! Allons donc ! Il ne faut pas, comme on le faisait autrefois, et comme on le fait trop souvent encore aujourd'hui, l'emmailloter de la tête aux pieds, le ligoter, le *saucissonner*, si j'ose m'exprimer ainsi.

Il ne faut pas, sous prétexte d'empêcher l'enfant de s'égratigner ou d'avoir froid aux mains et aux bras, emprisonner ceux-ci le long du thorax, si bien qu'il ne puisse plus leur imprimer aucun mouvement. Outre qu'il lui fait éprouver un fort malaise, cet emprisonnement des bras gêne sa respiration et le prédispose à la phtisie en apportant un obstacle au libre développement de la cage thoracique.

Les jambes, également, doivent être laissées dans le maillot aussi libres que possible; car, si elles sont serrées l'une contre l'autre, et l'enfant éprouvant, malgré tout, le besoin irrésistible de les remuer à tout instant, les frottements qui résultent de ces mouvements provoquent souvent des excoriations aux malléoles ou aux talons; et ces excoriations occasionnent à cet être si chétif et si impressionnable des souffrances parfois si violentes qu'elles sont l'origine d'attaques convulsives, toujours graves, souvent mortelles, si l'on n'en reconnait immédiatement la cause pour y porter remède.

Quel que soit le système de maillot qu'on emploiera, français, anglais, espagnol, etc., qu'il ne soit serré et encore fort légèrement qu'autour du thorax et de la partie supérieure de l'abdomen. Les bras seront maintenus au dehors: et la partie du maillot qui recouvrira les jambes sera si ample qu'elles pourront, pour ainsi dire, se mouvoir, se replier et s'étendre aussi librement que si elles n'étaient pas enveloppées du tout.

L'enfant est fait pour le mouvement; il doit pouvoir remuer même pendant son sommeil; et non-seulement le maillot met déjà un certain obstacle à ces mouvements, mais ensuite le berceau où il sera déposé apportera un nouvel obstacle, et un obstacle beaucoup plus grand. « Ayant vu, dit Michelet, l'organisme qui fait de l'enfant un être fatalement mobile, à qui la nature impose un changement continuel, je pensai à l'enfer d'immobilité que lui inflige l'école. » Qu'il est plus atroce encore l'enfer d'immobilité que lui inflige le berceau !

L'idéal consisterait donc à trouver un berceau qui laissât tous ses mouvements à l'enfant et qui permît en même temps de se passer du maillot. Eh bien ! ce berceau rêvé existe ; j'en ai trouvé la description dans le *Supplément à la médecine moderne* du 21 mai 1891 (p. 81). Je cite textuellement ce journal :

« *Suppression du maillot. Élevage dans le son.* — Le Dr François Hue, chirurgien des hôpitaux de Rouen, décrit ainsi ce nouveau système, qu'il a pu expérimenter nombre de fois déjà et toujours avec grand avantage. Voilà cette description d'après la *Normandie médicale*. Bien qu'elle soit un peu longue, nous pensons qu'il y a un réel intérêt pratique à la donner *in extenso* :

« Le berceau doit être rempli de son ; aussi est-il
« nécessaire de le doubler à l'intérieur d'une forte
« toile montant jusqu'à son pourtour et solidement
« fixée pour pouvoir supporter le poids du contenu.
« On le remplit de son aux deux tiers à peu près,
« c'est-à-dire qu'on en verse un demi-sac, dont
« l'épaisseur peut être de 30, 40 ou 50 centimètres.
« Il convient de n'employer que du son de fro-
« ment, choisi parmi celui dont les paillettes sont
« les plus grosses et les plus larges. On aura détruit

« préalablement tous les insectes qu'il peut renfermer « en le laissant sécher sur un four de boulanger, ou « simplement dans le four d'un fourneau de cuisine. « Trop échauffé, il devient dur et moins convenable. « Sur cette couche uniforme, on place au niveau de « la tête du berceau un oreiller de crin. L'enfant, « vêtu d'une chemisette, d'une brassière et, au besoin, « d'un petit tricot de laine, est posé sur cette couche « molle, de telle sorte que sa tête et ses épaules « portent sur l'oreiller de crin. Le reste du corps, « nu à partir de l'ombilic, est couché directement « sur le son. Vers les pieds, on peut enfouir une « boule d'eau chaude. La couverture se compose, « soit d'une couverture de laine, soit d'une peau de « mouton doublée d'un petit drap facultatif. Cette « couverture ou cette peau sont garnies à leur pour- « tour de cordons solides qui se nouent à des cordons « similaires fixés aux parois du berceau, de telle « sorte que les mouvements de l'enfant ne l'expo- « sent pas à se découvrir. L'enfant ne s'enfonce pas « dans le son, comme on pourrait le craindre, il « reste à la surface ; même quand il a beaucoup « remué, il est rare qu'un pied tout entier soit enfoui.

« Pour les tetées, on enlève le bébé et on le roule « provisoirement dans des langes dont le seul but « est de le préserver des changements de tempé- « rature. Aussitôt après le repas, on le remet dans le « son. Pour le sortir, on l'habille à l'anglaise, avec « une petite culotte et des chaussons de laine, le « tout recouvert d'une grande robe très ample.

« Les avantages, sur tous les autres modes d'éle- « vage, sont les suivants : liberté absolue des mou-

« vements, que rien n'entrave, chaleur égale et cons-
« tante sous les couvertures avec renouvellement de
« la couche d'air ambiante, sécheresse constante de
« la peau ; aussi les enfants n'ont-ils l'habitude de
« crier que lorsqu'on laisse passer les heures de la
« tetée. Les déjections, liquides ou solides, se roulent
« en boulettes ou en plaques, que l'on enlève faci-
« lement et sans inconvénient, en passant les deux
« mains tous les jours dans la couche de son que l'on
« remplace par une quantité équivalente à celle que
« l'on a enlevée. Ces déjections ainsi enrobées n'ont
« jamais d'odeur désagréable, ce qui n'est pas à
« dédaigner. On ne sent jamais que le son dans la
« pièce où l'enfant est élevé. Tous les quinze ou vingt
« jours à peu près, on remplace la totalité du son.
« La dépense est des plus minimes et épargne un
« blanchissage parfois encombrant.

« Il y a cependant deux inconvénients à cette
« méthode ; ils sont des plus insignifiants. Le pre-
« mier, c'est qu'il faut se résoudre à voir un peu de
« poussière se répandre autour du berceau quand on
« enlève l'enfant pour le faire téter ; le second, c'est
« que des grains de son s'attachent au siège de
« l'enfant et nécessitent tous les matins une toilette
« à grande eau. C'est un inconvénient qui peut être
« un bien. On a encore fait l'objection qu'il était
« difficile de se rendre compte de la nature des déjec-
« tions. Mais comme il s'oublie parfois pendant les
« tetées, on a tout le loisir de faire cet examen dans
« le lange dont il est alors enveloppé ! Enfin, cette
« méthode ne convient que jusqu'à un an environ.
« Les enfants jouent alors avec ce qui leur tombe

« sous la main. A cet âge, il est déjà possible de « les avoir propres et moins utile de prendre les « précautions des premiers mois. »

Jusqu'ici, malgré mes instances, je n'ai pas encore pu obtenir une seule fois, dans nos pays de montagnes que la routine tient si puissamment, qu'on adoptât ce berceau. Je n'en ai donc aucune expérience personnelle, et je n'en connais d'autres résultats que ceux qui m'ont été communiqués par une excellente famille de Fécamp, laquelle s'en est si bien trouvée à trois reprises différentes, qu'elle affirme ne vouloir jamais plus faire usage d'aucun autre.

Quoi qu'il en soit, je ne crois pas qu'on puisse construire un berceau répondant plus parfaitement que celui-là aux indications précises fournies par une saine physiologie : suppression du maillot, et possibilité d'exécuter librement tous les mouvements dans un milieu très peu dense. Il mériterait donc d'être expérimenté dans tous les pays : et les praticiens qui l'ont déjà employé devraient en faire connaître les résultats qu'il leur a donnés, pour en vulgariser l'usage, si ces résultats sont réellement bons.

B. Allaitement maternel. — Plus encore que la question du maillot et du berceau, la question de l'alimentation est capitale pour l'institution d'une saine éducation. Sans doute, « la théorie de la nutrition, dit M. Pierre Laffitte, est encore bien imparfaite ; cependant elle a fait des progrès ; et l'on peut prévoir le moment où, par la combinaison des théories scientifiques avec les modifications empiriques, on pourra arriver à refaire, *a priori*, au moins en partie, la constitution malheureuse des nouveau-nés victimes des fatalités sociologiques. » Qu'est-ce à dire ? Sinon qu'une nutrition physiologique peut et doit efficacement contrebalancer les prédispositions héréditaires et les atteintes de la contagion. Et c'est bien ainsi, je ne cesserai point de le répéter, qu'une éducation bien dirigée et une morale personnelle bien instituée pourront et devront garantir de la diathèse tuberculeuse beaucoup de ces créatures humaines qui autrement en deviendraient promptement les malheureuses victimes.

Mais quelle sera cette alimentation ? Comment assurer à l'enfant une nutrition vraiment physiologique ?

Et tout d'abord nous devons nous élever très énergiquement contre cette funeste coutume qui consiste à donner à l'enfant dès sa naissance, souvent même avant d'être emmailloté, des boissons diverses : eau sucrée, eau de fleur d'oranger, voire de la pomme cuite, etc. L'enfant n'a nul besoin de tout cela ; et rien de tout cela, d'ailleurs, ne vaudra jamais le lait maternel.

Ces boissons sucrées et aromatisées sont l'origine d'impressions sensitives factices et trop intenses, dont l'enfant gardera un souvenir d'autant plus vivace qu'elles auront été les premières de ce genre qu'il aura senties, et qu'elles s'imposeront plus irrésistiblement à son cerveau. L'enfant ensuite hésitera à prendre le sein, pour le double motif que la succion exige un effort et que le lait maternel n'est ni aussi sucré ni aussi aromatisé que ces boissons dont vous l'aurez préalablement abreuvé ; c'est dire qu'il prendra déjà des habitudes de gourmandise et de paresse.

Donner à l'enfant qui vient de naître autre chose que le lait maternel, constitue donc une pratique funeste autant qu'immorale. Mais si, contre toute nécessité, vous voulez avant de mettre l'enfant au sein, lui offrir quelque chose à boire, donnez-lui tout simplement de l'eau de fontaine pure, qu'un séjour suffisant dans l'appartement qu'il habite aura mise en équilibre de température avec l'air ambiant, c'est-à-dire avec l'air qu'il respire. Il y a urgence, en effet, à ne lui rien faire ingurgiter de trop froid ou de trop chaud, pour ne point provoquer dans les organes pharyngo-laryngiens ces réactions qui, par leur répétition et leur intensité, prédisposent infailliblement l'enfant aux inflammations si redoutées et réellement si dangereuses de cette région.

Il résulte de là que, sauf de l'eau pure, l'enfant ne doit recevoir pour toute nourriture que le sein, et qu'il doit être seulement allaité !

Qui l'allaitera ? Nous avons déjà répondu à cette question. La mère, la mère seule allaitera son enfant, sauf les cas très rares où il existera des contre-indications suffisantes, des empêchements réels à l'accomplissement de cette fonction maternelle. En dehors de ces cas, la mère doit nécessairement allaiter son enfant : c'est le vœu de la nature ; c'est la pratique constante de l'humanité. En outre, l'allaitement maternel est une des premières conditions de la santé de la mère et de l'enfant.

Est-il possible, en effet, d'admettre qu'on puisse impunément supprimer de la sorte une fonction physiologique aussi importante ? La congestion active qui se fait vers les mamelles et le travail secrétoire dont elles sont le siège avant et surtout après l'accouchement, ne sauraient être supprimés sans causer dans un autre point de l'organisme des actions réflexes, vicariantes, si je puis m'exprimer ainsi, mais anormales, et des mouvements nutritifs désordonnés. Et l'observation vulgaire, qu'on retrouve toujours comme point de départ de la science, a bien vu le fait, si elle n'en a pas saisi l'explication véritable, lorsqu'elle attribue les nombreuses souffrances des accouchées au *lait répandu* dans l'économie. Les maladies, en effet, notamment les maladies utérines et pulmonaires, sont plus fréquentes et plus graves chez les femmes qui n'allaitent pas leurs enfants ; c'est un fait d'observation indéniable.

Quant à l'enfant, il a tout d'abord besoin d'être débarrassé du méconium qui encombre l'intestin ; or le colostrum qu'il puise dans le sein maternel, exerce à cet égard une action purgative des plus favorables, pendant que son pouvoir nutritif et sa digestibilité sont proportionnés aux besoins et à la débilité organique du nouvel être. Et si la mère, avec son sang, a pu bien assurer le développement intra-utérin de son enfant, elle pourra bien aussi avec son lait, mieux qu'avec tout autre chose, assurer le développement normal ultérieur de ce même enfant.

La mère doit donc nourrir son enfant : tout autre conduite constitue, d'abord pour la mère, une flagrante immoralité, puisqu'elle élude un devoir impérieux, et ensuite pour elle et pour son enfant, un véritable danger, par la suppression violente d'une fonction physiologique chez la première, et par la privation chez le second de l'aliment naturel approprié aux besoins et à l'énergie de son organisme.

« Aucune espèce d'animal ou de plante ne naît, sur la terre, sans que cette même terre ne le nourrisse de son suc, et il n'y a point d'animal qui ne nourrisse ses petits. Les chouettes, les lionnes et les vipères élèvent leur portée, et les femmes repoussent le fruit de leurs entrailles. Je vous le demande, quoi de plus cruel que ceux qui exposent leurs enfants pour s'épargner la peine de les élever! N'est-ce pas une sorte d'exposition que de livrer un petit enfant, encore tout rouge au sortir du sein de sa mère; qui ne respire que sa mère, qui implore l'assistance de sa mère d'une voix capable d'attendrir les bêtes féroces, que de livrer, dis-je, à une femme peut-être malsaine et vicieuse et qui fait plus de cas d'un peu d'argent que de votre fils tout entier?... Mais supposez que cette nourrice vous ressemble, ou, si vous voulez, qu'elle vous soit un peu supérieure, pensez-vous qu'il soit indifférent qu'un enfant délicat tette un suc maternel et familier et sente une chaleur connue, ou qu'il soit tenté de contracter de nouvelles habitudes?... Il s'agit maintenant de soigner son âge tendre. Or, si l'alimentation contribue beaucoup à la santé et à la vigueur du corps, il faut bien prendre garde au suc dont on nourrit ce petit corps tendre et délicat. C'est ici le cas de rappeler ces paroles d'Horace : Un vase conserve longtemps le parfum de la première liqueur qu'il a reçue!... Vous n'avez pas accompli vos devoirs de mère tant que vous n'aurez point façonné par une bonne éducation le corps tendre de votre fils et son esprit non moins délicat. » (Erasme). Oui ; la mère nourrira son enfant.

Mais, pour l'allaitement, comme pour tout autre fonction organique, l'organe doit être préparé à l'accomplissement régulier et facile de la fonction, et celle-ci, à son tour, doit être strictement conduite et réglée. En quoi consistent et cette préparation de l'organe et ce règlement de la fonction, sans lesquels l'allaitement ne saurait être profitable ni à la mère ni à l'enfant ?

Nous savons qu'un organe quelconque ne se développe régulièrement que s'il est physiologiquement impressionné : l'œil auquel n'arriverait aucun rayon lumineux s'atrophierait et ne tarderait pas à perdre son pouvoir fonctionnel. Eh bien ! l'idée puissante qu'on a d'avoir une fonction à remplir, exercé une action semblable à celle de la sensation externe ; et elle concourt énergiquement au développement de l'organe qui doit remplir cette fonction.

N'est-ce pas, d'ailleurs, par ce mécanisme physiologique que « la désuétude de nourrir, suivie dans certaines familles, devient après quelques générations la cause la plus ordinaire du peu de développement des seins, et du peu d'aptitude à nourrir qu'on observe dans certaines classes de la société » ?

Cette loi physiologique indique donc, en ce qui concerne la lactation, combien il importe d'inculquer déjà à la jeune fille qui va bientôt devenir épouse et mère, que son devoir social auquel elle est fatalement destinée, est la maternité d'abord, et l'allaitement ensuite, celui-ci étant le corollaire immédiat et nécessaire de celle-là.

Il est hors de doute que la jeune femme à laquelle cette éducation aura inspiré le désir sincère et profond de nourrir son enfant, aura de grandes chances d'avoir ses glandes mammaires bien constituées anatomiquement, et partant fonctionnellement assez puissantes.

Pendant la grossesse, également, il convient que non seulement elle désire vivement allaiter, mais encore que tout son entourage l'y encourage sincèrement, sans réticence aucune d'aucune part. « Une jeune femme, dit Jacquemin, qui exprime le désir de nourrir son enfant par condescendance pour son mari ou sa belle-mère, mais qui, dans le secret de son cœur, penche vers le sentiment de sa mère qui veut le contraire, échouera constamment, quelque bonne nourrice qu'elle puisse être. » Et quelle action autrement funeste ne sera-t-elle pas exercée à ce point de vue si, à cette résistance de l'entourage, viennent encore s'ajouter de la part des personnes de l'art, sage-femme ou médecin, les conseils et même les prescriptions formelles pour la future mère de ne pas nourrir son enfant ?

Par l'enseignement qu'on lui donnera et par les exemples qu'on lui montrera, il faut donc faire très profondément pénétrer dans le cœur de la jeune femme la volonté ferme de nourrir elle-même son enfant en même temps que la résolution de ne se laisser arrêter par aucun obstacle. Telle est la première et, sans contredit, la plus nécessaire des préparations à l'allaitement maternel.

En second lieu, il arrive bien souvent que les jeunes femmes échouent dans leurs tentatives sincères d'allaitement, parce qu'elles ont les mamelons peu développés ou peu proéminents; les enfants se trouvent alors dans l'impossibilité de les saisir et d'opérer la succion.

Il convient, dans ces cas, deux ou trois mois avant la fin de la grossesse, d'exercer avec les doigts sur les mamelons des pressions et des tractions plus ou moins énergiques et plus ou moins fréquentes; il faut, au besoin, recourir sans hésitation aucune à la succion médiate ou immédiate. Il est bien exceptionnel que ces moyens échouent et ne triomphent pas de ces diverses difformités des mamelons.

En troisième lieu, l'épithélium qui recouvre les mamelons est d'une ténuité extrême; de là résultent souvent des fissures, des gerçures et des crevasses, et finalement ces abcès interminables des mamelles qui rendent l'allaitement très douloureux et presque toujours impossible. Pour parer à ces désastreuses éventualités, il faut, un ou deux mois avant l'accouchement, lotionner matin et soir le mamelon avec un liquide astringent quelconque : eau-de-vie camphrée, vin aromatique, vinaigre de toilette, etc., etc.: on durcit ainsi l'épithélium, dans lequel les efforts de succion peuvent alors difficilement produire les fissures, les gerçures et les crevasses.

En outre, pour prévenir, après l'accouchement, les abcès consécutifs à ces érosions épithéliales, il est nécessaire de lotionner soigneusement, après chaque tetée, les mamelons avec de l'eau boriquée et d'appliquer ensuite à demeure jusqu'à la prochaine tetée, des compresses imbibées d'un glycérolé d'acide borique (15/200).

Je n'ai jamais vu, quand ces précautions ont été prises, survenir et se développer ces douloureuses complications dont il s'agit en ce moment. J'ajoute que ces gerçures et ces crevasses guérissent rapidement sous l'influence de ce même traitement, et que l'abcès est ainsi, très souvent sinon toujours, complètement évité.

Il est bien entendu qu'on peut, dans le même but, employer bien d'autres astringents et antiseptiques; mais pour ma part je donne la préférence à l'acide borique, parce que l'acide borique n'est pas toxique pour l'enfant, et qu'il n'y a aucun danger à lui donner le sein ainsi asepsié, sans avoir au préalable lavé le mamelon pour en enlever l'acide borique, qui pourrait y adhérer encore.

L'organe de la lactation ainsi préparé et soigné, il semble que rien ne s'oppose plus à l'allaitement maternel, et que celui-ci se fera dès lors sans encombre et sans difficulté.

Mais tout danger pour la mère surtout et aussi pour l'enfant n'est pas encore écarté, si l'allaitement se fait sans méthode fixe et sans règlement formel et précis. Que, sous le fallacieux prétexte que l'enfant pleure, la jeune femme donne le sein à toute heure de la nuit et du jour, non seulement alors la privation du sommeil lui sera très nuisible, mais encore ces sensations répétées et cette suractivité imposée à la glande mammaire finiront par amener la fatigue et toutes les conséquences de ce surmenage spécial : perte d'appétit, amaigrissement, épuisement des forces, d'abord ; puis neurasthénie avec ses mille formes, et enfin, parfois troubles et mouvements déréglés de la vie végétative, avant-coureurs trop fréquents et trop réels de la phtisie pulmonaire. Telle est une nouvelle cause d'échecs dans les essais d'allaitement auxquels la femme apporte cependant toute la sincérité de son âme et le désir le plus vif d'y réussir.

Mais ici la jeune femme pèche par ignorance et par excès de tendresse : elle *aime trop* son enfant et elle l'*aime mal*. Il est donc facile de supprimer cette cause d'échec en instruisant la femme et en imposant, au lieu de cet allaitement capricieux et désordonné, un allaitement méthodique et bien réglé. Cela est, d'ailleurs, le point de départ d'une saine éducation ; et c'est aussi d'une importance capitale pour la santé ultérieure du nouvel être.

Nous avons dit que l'enfant, dès sa naissance, est bientôt épuisé par les excitations auxquelles il est soumis et par l'agitation et les cris dont ces excitations s'accompagnent, d'où vient rapidement la nécessité de réparer par la nutrition les forces perdues. Nous avons dit, d'autre part, que la seule chose que réclame l'enfant à la naissance est, non pas un breuvage quelconque, mais bien uniquement le lait maternel.

Eh bien ! c'est entre la deuxième et la troisième heure après la naissance que l'enfant doit être mis au sein pour la première fois. Sans doute il n'y trouvera pas encore à ce moment beaucoup de liquide nourricier, et il pourra en manifester son impatience ; mais deux heures après, à la deuxième tetée, il en trouvera un peu plus et ainsi de suite toutes les deux heures. Ce n'est pas d'ailleurs pour qu'il y trouve abondamment du lait qu'il faut le mettre au sein dès la deuxième heure de la naissance, mais parce que la succion régulièrement répétée pousse singulièrement à la sécrétion lactée, au fonctionnement normal de la glande mammaire, à la *montée* du *lait*, selon l'expression vulgaire, qui se fait alors peu à peu, sans secousses et sans fatigue pour la mère, en même temps que cette régularité *discipline* déjà et *moralise* l'instinct nutritif de l'enfant.

Les premières impressions sont les plus durables, en effet, et l'on peut dire qu'elles ne s'effacent jamais entièrement, ainsi que nous l'avons déjà fait observer ; si donc vous habituez, dès sa naissance, l'enfant à ne prendre ses repas qu'à des heures déterminées, vous le rendrez *sobre* et *tempérant ;* si, au contraire, vous lui donnez le sein à toute heure et sans règle, vous habituerez ses organes digestifs à réclamer à chaque instant un aliment quelconque; vous en ferez un *glouton* et un *gourmand*, avec tous les dangers ultérieurs de la *gloutonnerie* et de la *gourmandise.*

Ainsi donc, l'enfant sera mis au sein, pendant les six premiers mois, régulièrement toutes les deux heures pendant le jour, mais une seule fois pendant la nuit, de telle sorte qu'on peut, pour les heures des tetées, dresser le tableau suivant. Si nous commençons à six heures du matin par exemple, nous aurons :

1re tetée	6 heures matin
2e —	8 — —

3e tetée	10 heures matin.
4e —	midi.
5e —	2 heures soir
6e —	4 — —
7e —	6 — —
8e —	8 — —
9e —	entre minuit et 1 heure.

Comme on le voit, l'unique tetée de la nuit se fera entre minuit et une heure du matin. Et cette pratique s'impose rigoureusement pour permettre d'abord à la mère de prendre assez de sommeil et ensuite aux organes digestifs de l'enfant de se reposer suffisamment, en vertu de cette loi physiologique qui veut que tous les organes se reposent à certains moments pendant un temps déterminé.

Habitué à teter toutes les deux heures pendant le jour, l'enfant ne manquera pas de réclamer ses repas aux heures réglementaires pendant la nuit, il pleurera, il s'agitera ; mais si l'on ne répond pas à ses pleurs et à son agitation, si l'on ne cède pas une seule fois, il ne dira plus rien au bout de la deuxième ou de la troisième nuit, et il dormira paisiblement ensuite, se reposant lui-même et laissant sa mère se reposer aussi.

Observez maintenant un enfant à qui l'on donne le sein sans régularité aucune, vous le verrez pleurer, s'agiter presque constamment et chercher le sein, et son entourage de s'écrier : *il a des caprices.*

Mais sachez, ô mères, que l'enfant n'a pas de caprices par lui-même ; qu'il les tient de vous et de votre mauvaise éducation, de l'éducation à bâtons rompus que vous lui donnez par ce défaut absolu de réglementation dans son alimentation.

L'enfant, en effet, ne pleure et ne s'agite que pour deux motifs : la faim ou la souffrance.

Si vous avez préalablement discipliné et moralisé ses besoins nutritifs, vous ne le verrez pas pleurer de faim ; il n'aura donc aucun caprice de ce côté-là.

Et vous avouerez bien, d'un autre côté, que la souffrance n'est pas et ne saurait en aucun cas être considérée comme un caprice.

D'ailleurs, habituez-vous à bien observer votre enfant, et vous ne tarderez pas à reconnaitre infailliblement si ses pleurs sont dus à la faim ou à la souffrance ; l'expression de la physionomie est bien différente dans les deux cas.

Et quand l'enfant pleure parce qu'il souffre, ne dites donc pas qu'il a des caprices ; ne lui donnez pas non plus le sein pour le calmer, mais cherchez où il souffre et supprimez la cause de sa souffrance.

L'enfant doit prendre le sein à dix heures du matin par exemple. Mais il dort encore à cette heure-là ; faut-il le réveiller ? Gardez-vous-en bien. Quand il se réveillera plus tôt ou plus tard, il cherchera le sein ; faut-il le lui donner ? Pas davantage. Il faut attendre à midi. Il souffrira de la faim jusqu'à cette heure, c'est vrai ; mais quand cela lui sera arrivé deux ou trois fois, il prendra l'habitude de se réveiller à l'heure voulue. On disciplinera ainsi son sommeil en même temps que sa faim.

Nous avons dit que si l'on veut à tout prix donner quelque chose à l'enfant après la naissance avant de lui donner le sein, il faut lui donner de l'eau de fontaine en équilibre de température avec celle de la chambre où il respire. C'est une bonne pratique de lui en donner ensuite deux ou trois fois par jour avec le verre ou avec la cuillère dans l'intervalle de deux tetées. L'eau ainsi ingérée combattra la tendance à la constipation, régularisera les selles et augmentera la diurèse, double action très utile et très importante pour la santé ultérieure de l'enfant. Vous l'habituerez, en outre, de bonne heure à se servir de la cuillère et du verre, et vous ne vous verrez pas plus tard dans la pénible obligation de vous servir jamais de ce détestable instrument : le biberon.

Cette régularité des tetées toutes les deux heures sera rigoureusement maintenue pendant les six premiers mois ; mais dès le septième mois, le sein ne sera donné à l'enfant que de trois en trois heures ; de telle sorte qu'on aura pour les heures des tetées le nouveau tableau suivant :

1re tetée	. . . .	6 heures du matin
2e —	. . . .	9 — —
3e —	. . . .	midi.
4e —	. . . .	3 heures du soir
5e —	. . . .	6 — —
6e —	. . . .	9 — —
7e —	. . . .	1 heure du matin.

C. Allaitement mixte. — A quel âge faut-il recourir à l'allaitement mixte ? C'est-à-dire à quel âge peut-on ajouter au lait maternel quelque autre aliment dans la nourriture de l'enfant ? Le plus tard possible ; mais jamais, sous aucun prétexte, avant la fin du douzième mois. Et qu'on ne m'objecte pas que la mère souvent n'aura pas pendant toute une année du lait en suffisante abondance pour assurer la nutrition complète de l'enfant. Cela n'est pas, sauf cependant les cas de maladie intercurrente, car la puissance fonctionnelle de la glande mammaire, comme celle de tous les autres organes, augmente corrélativement à la somme du travail qui lui est imposé, surtout si ce travail est régulier comme celui qu'exige l'allaitement physiologique. Dans le cas de maladie intercurrente, soit que la quantité de lait diminue, soit que l'allaitement doive être supprimé, il faut recourir au lait de vache ou de chèvre, qu'on donnera dans le verre ou avec la cuillère plutôt qu'avec l'aide du biberon. Ce lait de vache sera cuit, et il sera donné à la température de la chambre et toutes les trois heures, c'est-à-dire aux heures réglementaires des tetées.

Quoi qu'il en soit, le moment est venu de donner à l'enfant autre chose que le lait maternel. Que lui donnera-t-on? Pour le moment, du lait de vache ou de chèvre et rien autre, et seulement deux fois par jour, à l'heure d'une des tetées le matin et d'une autre le soir; puis au bout de quelque temps on remplacera la tetée de la nuit par une prise de lait. Au bout de trois ou quatre mois de ce régime, on donnera d'abord une fois, puis deux fois par jour de la bouillie, puis du tapioca au lait, etc., mais non pas des potages gras qui sont toujours une détestable nourriture, ainsi que nous l'exposerons plus loin.

D. Dentition. — Et n'oublions pas que ces aliments demi-solides mêmes seront supprimés à chaque nouvelle poussée dentaire, pour revenir au régime lacté absolu, soit maternel, soit animal. La dentition, en effet, ne fatigue, en général, que les enfants soumis à une alimentation prématurée et trop riche, si bien que ces accidents de dentition, quels qu'ils soient, cèdent très rapidement à la seule suppression de cette même alimentation. Pendant la dentition aussi, il faut plus que jamais insister sur la nécessité de la régularité absolue dans les heures des repas; et même il sera souvent nécessaire d'en diminuer le nombre ou la quantité. Personne n'ignore, en effet, combien énergiquement les réflexes de la dentition retentissent sur les organes digestifs et, non moins énergiquement sinon aussi fréquemment, sur les voies respiratoires[1], et l'on ne peut que conclure avec West, que « le temps de la dentition est en réalité pour l'enfant une occasion particulière de danger, bien qu'on ne comprenne pas toujours très bien pourquoi il en est ainsi. C'est l'époque d'un développement rapide de l'organisme, de la transition de la manière d'être à un autre, sous le rapport de toutes les importantes fonctions dont l'accomplissement préside à la nutrition et au développement du corps ».

Oui, certes, on observe pendant l'époque de la dentition de nombreux troubles morbides, plus ou moins graves, plus ou moins étendus. Mais sont-ils imputables seulement au travail de la dentition ? Oui, répondent la quasi-unanimité des médecins. Cependant M. Magitot dont l'entière compétence en cette matière est universellement reconnue, innocente, à

[1] L'importance si grande de ces affections sera mise en pleine lumière quand nous traiterons du traitement curatif de la tuberculose pulmonaire.

l'encontre du sentiment général, la dentition de ces perturbations pathologiques.

Si M. Magitot proclame que la dentition n'en est pas l'unique cause, et qu'à elle seule elle ne saurait point la produire, je suis entièrement de son avis. Mais je ne saurais non plus admettre qu'elle n'exerce aucune action nocive et qu'elle ne concoure à produire ces troubles avec un autre élément morbide qui doit nécessairement intervenir dans leur pathogénie. Je n'ai jamais, en effet, observé des affections infantiles attribuables à la seule influence pathogénique de la dentition; et toujours une enquête minutieuse, dans tous les cas d'affections de ce genre, m'a fait découvrir le second élément pathogénique dont je parle : une erreur hygiénique, un allaitement irrégulier, par exemple, et plus souvent encore une alimentation précoce. En outre, j'ai presque toujours observé que la guérison de ces affections suivait de près le retour à l'alimentation physiologique. C'est assez dire que, tout le temps que dure le travail de la première dentition, il faut redoubler de vigilance et de régularité dans la qualité et la quantité des repas donnés à l'enfant.

On sait que la première dentition comprend l'éruption de vingt dents qui se fait par groupes et à différents intervalles. Voici, d'après Trousseau, l'ordre d'éruption des dents temporaires.

Premier groupe : comprenant les incisives médianes inférieures;

Premier intervalle.

Deuxième groupe : les incisives supérieures : les médianes d'abord, les latérales ensuite;

Deuxième intervalle.

Troisième groupe : les incisives latérales inférieures et les premières molaires;

Troisième intervalle.

Quatrième groupe : les canines;

Quatrième intervalle.

Cinquième groupe : les grosses molaires.

Quant à l'époque d'éruption de chaque groupe elle varie nécessairement d'un individu à l'autre, et souvent dans des proportions considérables. On ne peut, par conséquent, donner sur ce sujet que des moyennes basées sur un grand nombre d'observations.

L'éruption du premier groupe se fait vers le septième mois; celle du second, vers le dixième mois; celle du troisième vers le treizième; celle du quatrième, vers le seizième; enfin celle du cinquième, du vingtième au vingt-quatrième mois.

Telle est la première dentition pour le nombre des dents et pour les époques de leur éruption. L'enfant en effet est soumis à la loi des deux dentitions : l'une précoce et temporaire, l'autre tardive et définitive. « La raison de ce double phénomène, dit Magitot, et de son évolution dans le temps réside dans le développement même de l'être dont la croissance implique la nécessité d'un système dentaire d'un volume et d'un nombre d'abord restreint dans le jeune âge et qui fait place à une seconde série proportionnée aux conditions nouvelles et définitives de l'état adulte. Il résulte immédiatement de là que la succession même des deux phénomènes sera dans un rapport direct avec l'évolution générale de l'individu, c'est-à-dire que, chez les espèces qui parviennent rapidement à l'état adulte, la première phase sera courte, tandis qu'elle aura une durée considérable, si l'état adulte est très éloigné du moment de la naissance. Ces mêmes conditions seront également en rapport avec la durée moyenne de la vie pour chaque espèce animale. » Cette loi indique donc que, puisque l'homme, relativement à la vie moyenne, arrive très lentement à l'âge adulte, les deux dentitions sont séparées chez lui par un long intervalle de temps, et que le nombre des pièces dans la première est beaucoup plus restreint que dans la seconde. Ce rapport est d'ailleurs constant pour chaque espèce. Chez l'homme il est invariablement de cinq à huit, c'est-à-dire que, puisque la première dentition compte vingt dents, la seconde doit en compter trente-deux. Ce qui a lieu, en effet.

E. Sevrage. — La première dentition est terminée ou touche à sa fin, de plus l'enfant marche déjà depuis plusieurs mois ; ses muscles se développent rapidement et lui permettent de faire un certain exercice. Ses dépenses organiques augmentent dès lors dans de fortes proportions, et le lait maternel ne lui fournit plus les éléments nutritifs suffisants pour entretenir ce mouvement continu et actuellement si actif d'assimilation et de désassimilation qui constitue le phénomène fondamental de la vie. C'est pour lui le moment opportun, le moment physiologique du sevrage, c'est-à-dire le moment de quitter irrémédiablement le sein maternel et de ne plus puiser désormais des aliments que parmi les végétaux et les animaux répandus autour de lui.

Quoique le sevrage soit pour l'enfant une nécessité organique, il ne s'opère pas cependant sans exiger des précautions ou sans apporter trop souvent des perturbations plus ou moins graves de la santé. « Il y a, dit Brochard, une véritable trilogie maternelle : dans une première période, la mère nourrit l'enfant de son sang ; dans la deuxième période, de son lait ; dans la troisième, de ses soins et de son affection. » « J'ose à peine formuler ma pensée tout entière, dit à son tour Delore, mais il me semble que l'enfant pendant son sevrage est entouré de moins de sollicitudes qu'autrefois. Cela tient à deux causes, suivant moi. La première, c'est l'extension considérable qu'a pris l'allaitement mercenaire ; la conséquence, c'est que le sevrage est moins surveillé par la mère. La seconde, c'est la masse énorme d'aliments préparés par l'industrie et qui a pour conséquence une alimentation vicieuse. » Nous avons indiqué le remède qu'il faut apporter à la première cause : revenir au vœu de la nature, imposer à la mère l'obligation d'allaiter elle-même son enfant. On remédiera à la seconde par une alimentation pure, dont nous donnerons la théorie plus loin. Pour le moment nous nous occuperons de l'époque du sevrage et des précautions immédiates qu'il exige.

L'époque du sevrage variera nécessairement suivant un grand nombre de circonstances : la santé de l'enfant, celle de la mère, le climat de la région habitée, etc., etc. ; je ne les discuterai pas, cela m'entraînerait trop loin et sortirait du cadre de mon travail, puisque mon but est seulement de fixer sur chaque chapitre de l'éducation physique la limite qui se rapproche le plus de la limite idéale indiquée par la physiologie, et vers laquelle nous devons tendre le plus possible.

Disons tout d'abord que le sevrage se fait de nos jours beaucoup trop prématurément, et que les médecins eux-mêmes ne me paraissent pas en général réagir assez énergiquement contre cette déplorable habitude. Le plus souvent c'est entre le douzième et le quinzième mois que les enfants sont actuellement sevrés. Eh bien, c'est certainement beaucoup trop tôt, et là est la cause de la mort de beaucoup d'enfants et de la prédisposition d'un plus grand nombre aux affections constitutionnelles, notamment à la diathèse tuberculeuse.

L'époque la plus convenable pour le sevrage est certainement la fin de la deuxième année, qui finit la première enfance et qui voit aussi s'achever la première dentition. La nature, dit Baumes, en prenant environ deux ans pour l'éruption totale des dents de lait, semble avoir voulu poser elle-même le terme de l'allaitement. Trousseau d'ailleurs pose en principe qu'il ne faut pas sevrer pendant l'éruption d'un groupe dentaire, et il conseille d'attendre un des quatre intervalles qui séparent la sortie de ces divers groupes dentaires et pendant lesquels le travail de la dentition paraît suspendu. Il donne la préférence au quatrième et dernier intervalle, c'est-à-dire qu'il conseille de sevrer l'enfant du dix-huitième au vingtième mois. Mais qui peut assurer que le travail de la dentition est réellement suspendu et qu'il ne se réveillera pas plus tôt qu'on ne s'y attend, faisant bientôt éclore des troubles plus ou moins graves ? « Lorsqu'on vient de sevrer un enfant, dit Levret, et qu'il tombe malade pour la *sortie de ses dents*, sa bouche devient brûlante, il ne veut plus manger, il ne fait que boire. Le dévoiement séreux le prend et s'il dure longtemps, il le jette dans le marasme. On ne sait que lui faire, que lui donner de vraiment utile, et plusieurs en périssent. Si on leur avait conservé le sein, c'eût été leur consolation et leur salut. En effet on voit, en pareil cas, ces pauvres petits se jeter sur le sein avec avidité, téter quelques gorgées, cesser et y revenir souvent, ce qui en les nourrissant suffisamment leur rafraîchit la bouche, leur ramollit les gencives, et par conséquent facilite la sortie des dents. Il n'y a pas de miel, de sirop, de substance quelconque, qui vaille pour cela le lait de femme fourni par la succion. »

Ne vaut-il pas mieux, dans ces conditions, patienter encore quelques mois et ne pas s'exposer à un danger presque certain ? Voilà, ce me semble, des considérations qui militent fort pour faire accepter la fin de la deuxième année comme la meilleure époque, l'époque physiologique du sevrage. D'ailleurs, à cette époque, le sevrage sert de transition entre la première et la deuxième période de la première enfance l'une finissant et l'autre commençant, comme nous l'avons déjà dit, à la fin de la deuxième année.

F. PRÉCAUTIONS POUR INSTITUER LE SEVRAGE. — Le moment est donc venu de sevrer l'enfant ; d'ailleurs, sa dentition est achevée et ses inconvénients écartés ; sa salive, aussi, a subi les transformations qui en font un agent de la digestion précieux et indispensable. En outre, depuis plusieurs mois déjà, on a diminué le nombre des tetées et graduellement augmenté la quantité des aliments. « Ce moyen bien simple, écrit Devilliers, employé d'abord avec discrétion, prépare admirablement l'enfant au sevrage ; car il ne s'agit plus que d'augmenter graduellement la quantité de nourriture étrangère en diminuant parallèlement la prise du sein, de telle sorte que l'on arrivera ainsi à pouvoir graduellement supprimer l'usage de ce dernier. On aura pu par ce moyen apprécier de longue main quels sont les aliments que digère le mieux l'enfant, varier sa nourriture selon les aptitudes de son estomac et selon ses besoins, suspendre, s'il le faut, cette nourriture pour lui substituer de nouveau le sein, si elle n'est pas bien tolérée, pour la reprendre dans de meilleures conditions jusqu'à ce que, étant parvenu à établir la tolérance complète des organes digestifs, on puisse supprimer totalement l'allaitement au sein. Voilà sans contredit le procédé le plus prudent, le plus rationnel, et celui qui est préférable à tous les autres. »

Pour mieux tracer la marche méthodique du sevrage il faut avoir présentes à la mémoire les diverses heures auxquelles l'enfant fait ses repas quotidiens au moment où l'on décide de le sevrer complètement. Voici à nouveau ce tableau :

1er repas tetée	6 heures du matin
2e repas bouillie . . .	9 — —
3e repas tetée	midi.
4e repas tetée	3 heures du soir
5e repas bouillie	6 — —
6e repas tetée	9 — —

Quant au repas de la nuit, il est supprimé déjà depuis le dix-huitième ou le vingtième mois, c'est-à-dire depuis que l'enfant, marchant, courant, faisant de l'exercice, dort tout d'un trait jusqu'au matin. C'est dès ce moment qu'il convient de lui donner cette excellente habitude de dormir toute la nuit.

D'après ce tableau, qu'allons-nous faire pour procéder au sevrage selon les exigences de l'hygiène ? Nous commencerons par supprimer la tetée de midi et nous la remplacerons par de la bouillie ou par tout autre aliment qui aura été adopté. Mais quel que soit cet aliment, il ne sera jamais que d'une consistance semi-solide, l'enfant n'ayant pas encore assez de force pour faire une mastication suffisante des aliments entièrement solides. Après deux ou trois jours, la tetée de trois heures, à son tour, sera remplacée par une prise de lait de vache. Enfin au bout de deux ou trois nouveaux jours ainsi réglés, on supprimera tout à fait le sein maternel, c'est-à-dire les deux tetées restantes de six heures du matin et de neuf heures du soir.

Il convient, pendant les deux jours qui suivent la suppression totale du lait maternel, de revenir au régime lacté absolu, ou du moins de ne donner de la bouillie ou de la purée qu'une seule fois dans la journée, à midi de préférence. C'est que, le lait de la mère manquant ainsi que son action digestive, les troubles digestifs sont beaucoup plus à redouter. En ne donnant que du lait et une seule bouillie dans les vingt-quatre heures, l'estomac se déshabitue du lait maternel sans courir le danger d'être surpris par une alimentation trop abondante ou d'une digestion trop pénible.

Dès le premier jour où le lait maternel est entièrement supprimé, il faut modifier les heures des repas et les espacer. C'est que les nouveaux aliments, même le lait de vache, exigent beaucoup plus de temps pour leur digestion que le lait de la mère, et il faut attentivement veiller à ce qu'on ne donne pas un autre repas, alors que la digestion du repas précédent n'est pas encore achevée.

Sans doute, dans les intervalles des repas, l'enfant demandera à manger ; il pleurera, il criera ; il aura des impatiences et des colères. Mais il est encore sous la dépendance complète de sa mère ; il ne peut rien que ce qu'elle veut. Que la mère sache donc être la bonne providence de son enfant, sa véritable déesse ; qu'elle résiste imperturbablement les premiers jours, et bientôt son enfant ne réclamera plus rien qu'aux heures réglementaires. Elle sera suffisamment récompensée de ses peines et de la violence qu'elle aura imposée à sa tendresse, par la bonne santé qu'assureront à son enfant les bonnes habitudes qu'elle l'aura obligé de contracter.

Voici donc le tableau des heures des repas de l'enfant sevré :

1er repas	...	entre 7 et 8 heures du matin
2e —	...	entre 11 heures et midi
3e —	...	entre 3 et 4 heures du soir
4e —	...	entre 6 et 7 heures du soir

Quels sont les aliments qui composeront ces repas et qu'il convient d'adopter ? Oh ! certes, si nous voulions consulter la quatrième page des journaux, nous ne serions pas embarrassés pour faire notre choix. Mais qu'il nous soit permis, sans vouloir le moins du monde mettre en doute la bonne foi et la sincérité des inventeurs de ces mille et une préparations, de les condamner absolument toutes en bloc. Ces spécialités alimentaires étant faites par quantités énormes à la fois, comment peut-on s'assurer qu'elles sont bien faites ? et les ouvriers préposés à leur confection, qui peut affirmer qu'ils seront sûrs et toujours consciencieux et attentifs ? Et n'auront-elles pas pu se décomposer, se gâter depuis le moment de leur fabrication jusqu'à celui de leur emploi ? D'ailleurs pourquoi y avoir recours, puisque la meilleure peut être, avec un peu de soin, facilement et avantageusement remplacée par des substances fraîches et à la portée de tous ?

Pour le premier repas entre 7 et 8 heures du matin et pour le troisième entre 3 et 4 heures du soir, on ne donnera d'abord que du lait pur de vache ou de chèvre, à la dose de 200 à 250 grammes environ. Puis après un temps plus ou moins long on ajoutera au lait, un, deux ou trois biscuits de Reims, ou à la cuillère, ou bien on pourra donner une légère soupe au lait. Ce lait sera-t-il stérélisé ? Pourquoi cette précaution ? Si le bacille de Koch était vraiment dangereux dans le lait, comment arriverait-il que la tuberculose devient plus fréquente dans certains pays, depuis que leurs habitants diminuent l'usage du lait dans leur alimentation et qu'ils prennent plus de précautions dans son emploi ? Et si ce péril est aussi réel qu'on veut bien le dire, on est en droit de se demander comment il reste encore des hommes vivants sur la planète.

La question intéressante est celle-ci : le lait sera-t-il cru ou cuit? Si le lait pouvait être consommé presque immédiatement après la traite, il n'y aurait que des avantages à le prendre cru; il est plus savoureux et de plus facile digestion. Mais si le lait ne peut être ingéré que plusieurs heures après la traite, il est de toute nécessité de le faire bouillir pour en empêcher la fermentation, cause de tant de troubles digestifs chez l'enfant. Une excellente habitude, c'est de jeter un peu de sel dans le lait au moment de son ébullition et de le faire boire à l'enfant peu ou pas sucré du tout. On pourra le donner chaud ou froid, selon les préférences de l'enfant. Cependant je considère que la température de la chambre est la meilleure. On évite ainsi les réactions trop intenses dans les organes de la déglutition et dans les premières voies respiratoires.

Si le nombre des repas reste toujours invariable, la nature et la quantité des aliments, pour chaque repas, varieront nécessairement avec l'âge de l'enfant ; mais elles varieront aussi suivant chaque cas particulier. Car, comme le dit M. Pierre Laffitte, « il faut toujours se rappeler qu'au fond le problème de l'éducation est un problème individuel dont nous traçons seulement les lois générales. Aussi pour atteindre effectivement la réalité, faut-il tenir compte des particularités d'intensité propres à chaque individu, et déterminer ainsi par l'observation de véritables *coefficients* personnels ». Le visage frais et rose de l'enfant, son sommeil tranquille et ininterrompu, la nature de ses selles, et, par dessus tout, la *balance*, suffiront pour l'établissement régulier de ces coefficients, en y ajoutant les éléments que fournit la nature du pays habité; plaine, montagne, bords de la mer, la ville, les champs, etc.

Il est fort utile d'habituer les parents à peser périodiquement leurs enfants; rien n'indique mieux leur état de santé.

Il est plus indispensable encore que les parents sachent qu'ils ne doivent jamais sous aucun prétexte forcer leurs enfants à manger plus que ceux-ci n'ont envie; qu'ils sachent bien que les enfants mangent toujours trop, quand ils sont livrés à eux-mêmes et aux exigences de leur instinct; il est donc bien superflu de les encourager à manger, plus qu'ils n'ont envie ou besoin. Pourquoi d'ailleurs voudrait-on, s'ils n'ont pas assez mangé, qu'ils *boudent* contre leur estomac? Quand ils refusent de manger encore, c'est qu'ils ont déjà pris suffisamment de nourriture, ou bien qu'ils sont souffrants. Dans l'un comme dans l'autre cas, il faut s'abstenir d'insister. Car, je le répète, un enfant mange toujours plutôt trop que pas assez; c'est un principe capital qu'il faut toujours avoir bien présent à l'esprit, quand on veille à l'éducation d'un enfant.

Ce principe doit être complété par cet autre. Ce n'est pas la quantité totale d'aliments qu'on ingère qui assure une bonne nutrition et une bonne santé, mais bien la quantité qui en est bien digérée, puis absorbée et réellement assimilée. Or, grâce à la régularité qu'on a apportée dans les tetées d'abord et dans les repas ensuite, le besoin de nourriture et la puissance digestive de l'enfant se seront régularisés à leur tour et disciplinés, si bien que l'enfant ne tardera pas à ne prendre exactement que ce qu'il lui faudra réellement de nourriture et à combattre efficacement les impulsions exagérées émanées de ses besoins nutritifs.

G. Modificabilité des instincts par l'éducation. — Et c'est ainsi, en effet, que par la puissante intervention de l'éducation nous exerçons une modificabilité très étendue des instincts et des penchants si actifs qui constituent la personnalité humaine. Voici, d'ailleurs, comment M. Pierre Laffitte établit l'importante théorie de cette modificabilité sur laquelle repose, on peut le dire, toute éducation systématique et réelle.

« Il faut d'abord établir, d'après la morale théorique, comment s'accomplit le travail cérébral par lequel l'homme met en jeu les diverses fonctions du cerveau, de manière à opérer la réaction sur lui-même qui conduit au perfectionnement de l'individu. Il y a là une sorte de mécanique cérébrale dont la théorie positive n'a véritablement jamais été faite et dont on s'est contenté d'observer empiriquement quelques-unes des règles. Chaque fonction composée du cerveau se forme : 1° de l'impulsion d'un instinct aveugle qui dépend des fonctions élémentaires telles qu'Aug. Comte les a établies dans son tableau cérébral ; 2° d'une vue de l'esprit qui rattache le penchant à un objet déterminé ou à une espèce particulière d'objets ; 3° enfin, d'un idéal qui indique d'une manière générale la limite vers laquelle il faut faire tendre la satisfaction du penchant ainsi lié à une vue particulière. La liaison intime de ces trois éléments dans des proportions diverses suivant l'époque de la civilisation, la culture et la nature de l'individu constitue la force composée par laquelle s'opèrent les réactions cérébrales, en joignant à chacun de ces penchants composés une intervention spéciale du caractère, de telle sorte que pour chacun de ces penchants, il y a, suivant les individus, une tendance habituelle, ou à les mettre en action, ou à les retenir, ou à les maintenir. Mais il faut préciser cette notion en remarquant que la dénomination du penchant composé doit être tiré de l'instinct plus ou moins aveugle qui lui sert de base, en même temps que de la nature de la vue qu'il précise. En second lieu, il faut considérer l'évolution graduelle de l'humanité à constituer en face de chaque penchant un autre penchant modificateur qui le retient ou l'excite.

« Ceci posé, si nous considérons l'ensemble des penchants personnels, ils constituent la personnalité humaine, c'est-à-dire l'ensemble des impulsions par lesquelles l'individu se conserve en rapport avec l'ensemble des situations collectives dans lesquelles il se trouve placé, de telle sorte que la personnalité humaine doit nécessairement se développer avec l'ensemble de l'évolution sociale, sans quoi l'existence de l'individu deviendrait véritablement contradictoire, au milieu d'une civilisation de plus en plus compliquée. Ceci posé, nous allons successivement considérer les penchants composés de la personnalité en examinant d'abord ceux qui sont relatifs à la personnalité directe. Or, les penchants fondamentaux sont ceux qu'on a appelés des besoins, et qui résultent de la liaison de l'instinct conservateur d'un côté avec un état des muqueuses et de l'autre avec la nature des objets propres à satisfaire les nécessités nutritives. Quand il y a une disposition fondamentale à céder à ces besoins, sans réaction et au delà des limites raisonnables l'individu est dit intempérant. La tempérance est la fonction modificatrice des besoins qui résulte de l'effort de l'individu sur lui-même, d'après un idéal convenablement construit, pour limiter la force d'impulsion de ces divers besoins. Le principe fondamental de la morale personnelle, à cet égard, consiste dans les *habitudes* à prendre pour limiter la *prépondérance* des *besoins* par l'effort de la *tempérance*. Cette tempérance doit devenir un penchant ; pour cela il faut deux choses : 1° la construction de l'idéal qui lui est relatif et qui résulte de la conception des conséquences personnelles de l'intempérance quant à notre conservation, et aussi de la notion des conséquences sociales du gaspillage des matériaux ; 2° l'habitude convenablement prise de mettre en jeu cette tempérance pour lutter contre la prépondérance habituelle des besoins. Il faut remarquer que l'idéal construit par le travail de l'humanité et que nous portons en nous, contient des motifs sociaux qui permettent la réaction des autres sur nous-mêmes et aide ainsi à notre perfectionnement personnel. La tempérance peut, du reste, comporter d'autres dénominations, et elle reçoit souvent le nom de sobriété. »

Evidemment l'enfant ne peut pas encore acquérir la vue de l'esprit et construire l'idéal qui constituent deux des éléments du penchant personnel de la conservation ; mais on peut aisément et l'on doit nécessairement lui inculquer la *tendance habituelle* à retenir l'impulsion du besoin aveugle de nutrition qui en constitue l'autre élément. Et ces habitudes seront contractées d'autant plus fidèlement que l'enfant, puisque sa dépendance est alors absolue, ne peut nullement réagir contre les décisions maternelles ; et elles lui rendront plus tard plus faciles l'acquisition des notions et la construction de l'idéal nécessaires pour la formation cérébrale du penchant modificateur.

Cette influence éminemment favorable des bonnes habitudes de tempérance et de sobriété prises pendant l'enfance, a bien été entrevue par la plupart des auteurs qui se sont occupés de l'éducation de l'enfant : Mais elle n'a été ni suffisamment sentie ni jamais systématisée. De Maistre a bien senti cette extrême influence des bonnes habitudes quand il a dit : tel homme saura renoncer à trente ans à une femme parce qu'enfant il a su renoncer à un morceau de sucre ; et le dicton vulgaire : qui vole d'abord un œuf, peut voler plus tard un bœuf, est aussi l'expression de la même réalité, qui consiste en ce que le but extérieur peut changer. mais que l'activité intérieure reste toujours identique[1]. Autrement dit, le

[1] Dans ce sens, on peut rigoureusement comparer le cerveau humain à un clavecin qui donnerait des notes à la fois très diverses et très nombreuses et dont les innombrables touches seraient représentées par autant de couples nerveux, dont

motif pour lequel le cerveau entre en fonction peut varier indéfiniment ; mais le mécanisme selon lequel il exécute cette fonction et la nature de son travail, quel qu'en soit le moteur, restent invariablement les mêmes ; et il n'y a en tout cela de réellement variable que la sensation qui met l'appareil nerveux en mouvement. Cette analogie dans le mécanisme des diverses manifestations cérébrales tient à cette tendance nécessaire de notre système nerveux à conserver indéfiniment ses moyens généraux d'action et de réaction, à quelque âge qu'on les observe. Il ne fait que les approprier graduellement à chaque nouveau genre d'activité en devenant d'ailleurs de plus en plus puissant sous l'influence de l'exercice et d'une saine éducation.

Que l'éducation que nous lui donnons habitue donc l'enfant, pendant qu'il est si dépendant et si mal-

chacun serait composé d'un nerf sensitif, d'un côté, et d'un nerf moteur ou nutritif, de l'autre. Chaque ébranlement, subi par le clavecin ou par le cerveau, produira telle ou telle vibration ou telle ou telle action, suivant la touche ou le couple nerveux mis en vibration. D'où résulte nécessairement l'uniformité dans le fonctionnement et l'identité dans la nature du travail, autant du cerveau que du clavecin. Et de même que le clavecin, habituellement exercé par une main habile, résonnera bientôt harmoniquement et donnera des sons purs et agréables, de même le cerveau, régulièrement et physiologiquement excité par les impressions extérieures, fonctionnera lui-même normalement et assurera entre toutes les fonctions corporelles une harmonie d'autant plus stable et complète qu'elle sera plus ancienne et plus habituelle. De là précisément résulte encore l'urgente nécessité d'inculquer à l'enfant, dès sa naissance, par l'imitation et l'exercice, ce qui est l'éducation, des habitudes excellentes et durables, pour lui procurer, en retour, la santé parfaite du corps et de l'âme, *Mens sana in corpore sano.*

léable, à n'éprouver que des sensations normales, c'est-à-dire ni trop fortes ni trop faibles, et à ne posséder, quel qu'en soit le but extérieur, qu'une excellente activité intérieure, un fonctionnement cérébral physiologique. Ainsi se constituera cette harmonie, ce consensus de toutes les fonctions tant corporelles que cérébrales, qui est la santé, et, par conséquent, le meilleur moyen prophylactique de la diathèse tuberculeuse. C'est qu'en effet ce fonctionnement cérébral sera alors suffisamment parfait pour ne pas laisser, dans les poumons, s'égarer et dégénérer les mouvements nutritifs d'où procède toujours cette terrible affection.

II. ÉDUCATION DES AUTRES INSTINCTS OU BESOINS ORGANIQUES. — Sans doute l'instinct nutritif, par son extrême importance, domine toutes les autres parties de l'éducation organique de l'homme. Mais ce fait indéniable ne doit pas nous empêcher de surveiller attentivement l'éducation des autres besoins ou instincts organiques de l'enfant : notamment celui d'activité et de repos et celui d'excrétion, ou de défécation et de miction.

L'enfant, dans les premiers mois de sa vie, satisfait à ces besoins uniquement par des actes réflexes, c'est-à-dire involontaires et d'une manière très désordonnée et incohérente. L'éducation, par l'habitude donnée de bonne heure, peut et doit apporter de l'ordre et de la coordination, en même temps que la volonté les gouvernera de plus en plus.

A cet âge, pendant la première période de la première enfance, l'enfant n'a qu'à teter, dormir et jouer.

Nous avons vu le règlement qu'il convient d'instituer pour les tétées.

Quant au sommeil, l'enfant doit dormir tout son soûl, à la condition qu'il prenne chaque jour le sommeil aux mêmes heures et qu'on s'abstienne avec soin de l'y inciter en le berçant. Le bercement constitue une déplorable habitude pour le fonctionnement ultérieur du cerveau. Car ce sommeil n'est pas naturel, il est factice, et, pour ainsi dire, hypnotique : il est, en effet, artificiellement provoqué par cette succession rapide et cette fatigue spéciale qui suivent surtout chez l'enfant la répétition incessante des mêmes impressions visuelles.

Quant aux mouvements et aux jeux, l'enfant jusqu'au septième mois sera laissé dans son berceau, sur le lit, ou sera tenu dans les bras de la personne préposée à sa garde, en lui laissant bien entendu la possibilité de pouvoir remuer à son gré sa tête, ses bras et ses jambes. Dès le quatrième mois, on pourra commencer à le faire sauter sur les genoux en le soutenant solidement par-dessous les aisselles.

Dès le septième mois, l'enfant sera abandonné sur le parquet recouvert d'une épaisse couverture de laine ou de fourrure ; on lui laissera pleine liberté de se mouvoir à son gré et on lui donnera des jouets suffisamment mousses pour qu'il ne puisse pas se blesser. Outre le bonheur qu'elle procure à l'enfant, cette habitude évite toujours les déviations si fréquentes des membres inférieurs en même temps qu'elle assure le développement régulier de tous les groupes musculaires.

D'ailleurs dès le huitième ou dixième jour, il faut

sortir chaque jour l'enfant, si le temps le permet, soit au jardin, soit à la promenade publique, en plein air et au soleil. Mais que les lieux où l'on le conduit soient tranquilles, paisibles, peu bruyants et que le public et les distractions y soient stables et très peu fréquemment renouvelés. Il faut, dès sa naissance, éviter à l'enfant l'excessive fatigue qui résulte pour lui du nombre infini d'objets qui l'entourent et qui l'impressionnent. « J'étais, dit Frœbel, enveloppé d'un obscur et profond brouillard (pendant mon enfance). Ne rien voir, ne rien entendre, c'est d'abord une liberté ; mais à mesure que nos sens nous transmettent tant d'images, tant de sons, la réalité nous opprime. Un monde de choses incomprises sans ordre et sans suite nous arrivent à la fois et sans consulter nos forces ; nous sommes étonnés, éblouis, inquiets, obsédés, trop excités. De tant d'impressions éphémères, la fatigue nous reste seule. C'est un secours, un bonheur, si une providence amie, de la foule de ces objets, en choisit, en ramène fréquemment tels et tels, qui, devenant familiers, n'occupent qu'en délassant et nous délivrent de cette Babel. » Mais c'est surtout quand la nuit est venue qu'il importe de « garantir l'enfant de ces excitations artificielles continues, si dangereusement multipliées dans notre civilisation. L'enfant doit donc être couché de très bonne heure, et la vanité maternelle doit, pour sa santé totale, le garantir de ces exhibitions où se complaît la vanité ».

Parmi les jeux ou mieux parmi les procédés qui servent aux communications de la mère et de l'enfant, nous devons ici signaler les caresses tour à tour reçues et données. Disons bien vite que les caresses ne doivent pas être prodiguées au hasard et sans mesure; elles deviennent alors plus dangereuses qu'utiles, beaucoup plus dangereuses qu'on ne saurait l'imaginer. Outre le profond énervement que l'enfant en éprouve, elles l'habituent à être profondément capricieux et hypocrite, s'étant aperçu que ses cajoleries lui font obtenir ce qu'il désire. De plus, l'enfant devient ainsi un objet de passe-temps et de caprice pour la mère elle-même, ce qui est assurément peu digne et tout aussi peu moral.

La mère caressera donc son enfant; mais elle le caressera doucement et aux moments opportuns; elle résistera aux élans trop précipités de son cœur, et elle se souviendra que, d'après la représentation antique, la mère effleure légèrement de ses lèvres le front de son enfant endormi; et qu'elle sache bien que la mesure qu'elle apportera dans ses caresses sera aussi la mesure qu'apportera l'enfant dans les siennes.

En ce qui concerne les besoins d'excrétion, qui sont absolument involontaires et désordonnés dans les premiers temps de la vie, ils doivent dès le septième mois être soumis à l'influence toute-puissante de l'éducation. Chaque matin et chaque soir, l'enfant sera placé sur son vase ou sur sa chaise percée; et le langage d'action, c'est-à-dire les gestes, le seul qu'on ait encore à sa disposition suffira pour lui faire comprendre l'acte qu'on attend de lui. Sans doute, on échouera encore souvent; mais à la longue, et lorsque le langage articulé interviendra à son tour, le succès sera complet, pour peu qu'on apporte de persévérance et de fermeté à le poursuivre; et l'habitude de se livrer aux besoins d'excrétion volontairement et aux heures réglementaires, sera enfin prise par l'enfant et sera bien prise; et qu'on n'oublie pas que cette habitude est une des conditions indispensables du maintien de la santé, et que la constipation aussi bien que la diarrhée, par les actions réflexes qui les provoquent ou qui les suivent, sont un des éléments les plus importants dans la genèse de la maladie.

Lasègue, à ce sujet, comparant l'estomac et le gros intestin, n'hésitait pas à donner la prééminence au dernier, et il avait l'habitude de faire cette pittoresque comparaison : le gros intestin c'est le salon, et l'estomac n'est que le vestibule. C'est cette même idée qu'exprimait Voltaire, sous une forme moins respectueuse assurément et plus... voltairienne, quand il écrivait : « Avant tout, notre âme immortelle a besoin de la garde-robe pour bien penser. »

ÉDUCATION DE LA DEUXIÈME PÉRIODE DE LA PREMIÈRE ENFANCE

L'enfant est donc totalement sevré, et désormais son alimentation est tout à fait étrangère à son organisme et à celui de sa mère, et les éléments lui en sont fournis par quelques-uns des êtres, végétaux et animaux qui composent le monde. Or, comme nous l'avons dit, c'est cet aliment nouveau de composition et de consistance si variables, qui est transporté par le sang jusqu'aux points extrêmes de l'économie et qui continue d'entretenir la rénovation et le développement régulier de l'organisme. En outre, cet aliment exerce aussi sur le cerveau une double action aussi intense qu'incessante : 1° directement, puisque comme tous les autres organes, le cerveau aussi est soumis à la loi de décomposition et de rénovation ; 2° indirectement, par les sensations consécutives aux impressions produites par l'aliment dans les profondeurs de chaque tissu.

Cette double action indéniable indique suffisamment l'extrême importance de l'alimentation et combien infiniment son influence dépasse celle des autres conditions cosmologiques et biologiques pour l'entretien de la santé ou dans la genèse de la maladie.

« Presque toutes les maladies chroniques, écrit le professeur Bouchard, rentrent par leur pathogénie dans le grand groupe des maladies par trouble préalable de la nutrition. » Et n'est-ce pas cela que signifie aussi l'importance capitale que Broussais accordait en pathologie aux organes digestifs et à leurs affections ? Si l'interprétation était erronée, combien exacts étaient le fait en lui-même et les conséquences entrevues par ce puissant génie.

Et cependant apporte-t-on encore aujourd'hui toute l'attention désirable à instituer cette alimentation et cette nutrition selon des règles naturelles et précises ? On aime trop l'enfant ; et l'on dépasse alors toujours le but pour la quantité ou pour la qualité ; et généralement ensuite, l'enfant devenu adolescent ne sait pas ou ne veut pas revenir sur ses premières habitudes. Et c'est ainsi que, quoi que l'on fasse et quelles que soient les précautions hygiéniques, publiques ou privées qui sont prises, la maladie, la tuberculose en particulier, fait chaque jour des ravages plus grands.

Le lait maternel est un aliment complet, puisqu'il suffit seul à l'entretien et au développement de l'enfant pendant la période de sa plus grande activité organique. Les éléments qui doivent entrer dans l'alimentation, après le sevrage, peuvent donc être induits de la composition du lait maternel.

Or le lait maternel renferme, avec quelques substances inorganiques, une matière grasse, une matière sucrée et une matière albumineuse, la caséine. En sorte que les aliments nécessaires à l'homme comme aux animaux supérieurs doivent être rangés sous quatre grandes catégories :

1° Substances inorganiques (phosphate de chaux, fer et sel) ;

2° Les saccharins (sucre, amidon), aliments non azotés ;

3° Les huileux (huile, graisse), aliments non azotés ;

4° Les albumineux (matières animales et gluten végétal), ou azotés.

Parmi ces aliments, les uns sont azotés et plus spécialement destinés à la rénovation des tissus ; et les autres ne sont pas azotés et servent, plus particulièrement, à la respiration, à la colorification, d'où le nom d'aliments respiratoires qu'on leur a donné.

Par conséquent, quoi que l'homme fasse, quelles que soient les infinies combinaisons culinaires qu'il invente, il ne fera jamais que des imitations plus ou moins utiles, plus ou moins heureuses de ce prototype de tous les aliments, le lait.

C'est assez dire que pendant longtemps encore, sinon toujours, le lait devra continuer de faire la base de l'alimentation de l'enfant.

Mais, faisons d'abord une rapide reconnaissance de chacune des catégories d'aliments que nous avons ci-dessus énumérées en confondant les saccharins et les huileux en une seule catégorie sous le nom d'aliments non azotés.

1° Substances inorganiques. — Parmi les substances inorganiques dont la présence est indispensable dans l'alimentation humaine, nous trouvons (*a*) le phosphate de chaux, (*b*) le fer, et (*c*) le sel marin ou chlorure de sodium.

A. Phosphate de chaux. — On sait que les os contiennent normalement une notable quantité de phosphate de chaux ; et l'on sait aussi que les os où ce sel diminue ou disparait, deviennent très friables, très fragiles et incapables de remplir leur fonction. La grande utilité du phosphate de chaux est donc évidente, et nous n'insisterons pas davantage à ce sujet, d'autant plus que les aliments fournis par les végétaux en contiennent une suffisante quantité pour nous dispenser de leur en adjoindre.

B. Fer. — Quant au fer, sa nécessité n'est peut-être pas aussi certaine ; mais, quelle que soit cette nécessité, elle est souvent fortement exagérée ; et cette exagération n'est pas toujours sans danger.

Voici comment s'exprime à ce sujet M. le professeur Oré :

« La présence du fer dans le sang, constatée par l'analyse, démontre l'utilité de cette substance; elle peut donc être regardée comme un aliment; mais, je n'hésite pas à le dire, comme un aliment dont on a singulièrement exagéré l'utilité. Il résulte, en effet, des études de Becquerel et Rodier, que sur 1000 parties de sang le fer est représenté, chez l'homme, par le chiffre maximum de 0,63 et par le chiffre minimum de 0,51, ce qui donne en moyenne 0,57. Chez la femme, le chiffre maximum est de 0,57; le chiffre minimum de 0,48, le chiffre moyen de 0,54; or, si l'on songe à la faible proportion dans laquelle il se trouve dans les globules, ne sera-t-on pas en droit de s'étonner de l'abus exagéré que l'on fait de cette substance pour le traitement de certaines maladies, de l'anémie, de la chlorose, etc. A aucune époque, les préparations ferrugineuses n'ont été plus en honneur qu'à la nôtre; on les administre sous toutes les formes; en poudres impalpables, en dragées, en pilules, en sirop. Que l'on examine avec un esprit dégagé de toute prévention et de toute tendance à admettre des systèmes généralement acceptés, préconisés, les résultats obtenus par l'emploi de ce moyen, et l'on arrivera à se convaincre qu'ils sont le plus souvent contestables et douteux. Comment comprendre, en effet, la nécessité d'administrer le fer pendant des mois, des années, pour rendre au sang les proportions amoindries de ce principe, alors que les proportions dans lesquelles l'analyse le montre sont si faibles. Ne serait-on pas en droit de se demander s'il est réellement absorbé? Pendant mon séjour dans les hôpitaux, je n'ai jamais vu les différents états maladifs contre lesquels les préparations ferrugineuses étaient administrées seules, céder sous l'influence de ces préparations; je crois donc que le moment n'est peut-être pas éloigné où l'on reconnaitra que le fer rend plus d'estomacs malades qu'il ne guérit de chloroses. »

Ce temps, hélas! n'est pas encore venu; on n'a, pour s'en assurer, qu'à consulter la quatrième page des journaux et à interroger les pharmaciens. Cependant, avec M. le professeur Oré, je proclame hautement non seulement l'inutilité, mais la nocuité de cet usage immodéré des préparations ferrugineuses. Que de chloroses, notamment, que, pour ma part, j'ai vu guérir, d'abord en suspendant totalement les spécialités à base de fer, surtout l'horrible fer Bravais, dont les malades se gorgeaient; ensuite, en instituant une alimentation propre à réparer les désastreux effets de ces indications incendiaires et en combattant systématiquement les phénomènes organiques dont la chlorose n'est jamais que l'écho. Car, en somme, la chlorose[1] n'est jamais primitive, elle est toujours consécutive à un trouble local; et le plus souvent, sinon toujours, l'action du fer aggrave ce trouble local et, consécutivement, l'état chlorotique.

C. Sel marin. — De toutes les substances orga-

[1] Je reprendrai cette idée et je la développerai dans mon prochain travail sur le « Traitement des névroses à Bagnères-de-Bigorre ».

niques, celle dont l'utilité a toujours été unanimement reconnue dans tous les temps et dans tous les lieux, c'est le chlorure de sodium, le sel marin, le vulgaire sel de cuisine. En effet, on a toujours et partout considéré le sel comme objet de première nécessité ; c'est ainsi que dans Homère, Tirésias dit à Ulysse : « Tu reprendras le cours de tes voyages, jusqu'à ce que tu découvres des peuples qui n'aient aucune connaissance de la mer et qui n'assaisonnent pas de sel leurs aliments. » Et les nègres de l'Afrique centrale entreprennent des voyages lointains pour aller à la recherche de ce précieux condiment, qu'ils remplacent, quant il vient à leur manquer, par les cendres de certaines plantes indigènes, dont ils assaisonnent tant bien que mal leurs maigres aliments.

Longtemps on a mis en doute la réalité de l'alimentation exclusivement végétale de certaines femmes et de certains hommes cloîtrés. La chimie, en nous découvrant l'analogie de composition des végétaux et des animaux, est venue nous apporter l'explication de ces faits. Mais, en même temps, ces mêmes faits ont péremptoirement démontré que si ces cloîtrés peuvent se passer de viande, ils ne peuvent pas se passer de sel, et qu'ils sont obligés même d'en consommer beaucoup plus que s'ils avaient une alimentation mixte.

Cependant quelque puissance digestive que le sel puisse communiquer à nos organes, en leur permettant d'extraire et d'utiliser tout ce que les aliments renferment d'alilile, cela ne saurait expliquer comment ces religieux, avec cette alimentation insuffisante, présentent généralement les attributs et l'aspect de la santé : un bon teint et un embonpoint suffisant. A la salutaire influence du sel viennent s'ajouter, d'abord, l'influence non moins salutaire de la discipline à laquelle est plié l'instinct nutritif, auquel on pourvoit toujours exactement aux mêmes heures, et, ensuite, l'influence plus puissante encore de l'absence de toute préoccupation sociale. Car, dès qu'un de ces religieux ne peut point se dépouiller entièrement du souvenir du monde et de ses passions, il succombe rapidement à son nouveau genre de vie, parce qu'il ne peut pas l'embrasser dans toute sa plénitude et avec l'oubli complet du dehors, *perindè ac cadaver* ; tant il est vrai que, plus la civilisation se complique, plus les conditions sociologiques dominent la santé individuelle !

Quoi qu'il en soit, l'incontestable nécessité du sel marin dans l'alimentation humaine ne peut pas être un seul instant mise en doute. Voilà pourquoi j'ai conseillé de mettre dès les premiers moments un peu de sel dans le lait qu'on donne à l'enfant. On l'habituera ainsi à accepter plus tard les aliments salés aussi volontiers que les aliments sucrés. Voilà pourquoi encore il faut, par tous les moyens en notre pouvoir, chercher à déraciner ce préjugé, si vivace encore, qui consiste à croire qu'il est nécessaire de diminuer et même de supprimer totalement le sel dans les aliments des malades et, notamment, des femmes nouvellement accouchées.

2° Aliments non azotés. — Quels sont maintenant les aliments non azotés que nous tirons tant du règne animal que du règne végétal ? J'emprunte cette énumération à l'excellent article du professeur Oré, *Alimentation*, *Aliments* (*Dictionnaire* de Jaccoud.)

A. Aliments non azotés fournis par le règne animal. — 1° l'huile animale et la graisse ; 2° le sucre de lait ; 3° l'acide lactique, dans le lait aigre, les muscles et beaucoup d'autres parties du corps de l'animal.

B. Aliments non azotés fournis par le règne végétal. — 1° l'amidon dans les graines des graminées et des légumineuses, les tubercules de la pomme de terre ; 2° la dextrine, gomme que l'on extrait de l'amidon et qui se dissout dans l'eau par l'ébullition ; 3° le sucre, dans la sève de beaucoup de plantes et dans leurs fruits ; 4° la gomme, dans les racines et les graines ; 5° l'huile grasse, dans les graines et dans quelques tubercules ; 6° la fongine, dans les champignons où une matière azotée l'accompagne ; 7° les sucs acides d'un grand nombre de plantes et de fruits.

3° Aliments azotés. — *A*. Aliments fournis par le règne animal. — 1° La colle, dans les tendons, la peau, le tissu cellulaire, et la chondrine dans les cartilages ; 2° l'albumine dans les œufs, le cerveau, les nerfs et le sang : 3° la fibrine dans la chair et le sang ; 4° l'hématine ; 5° la caséine dans le lait, le fromage et le sang ; 6° l'extrait de viande, l'osmazome.

B. Aliments azotés fournis par le règne végétal. — 1° L'albumine végétale qu'on trouve dans les végétaux et les graines émulsives ; 2° le gluten qui existe dans les graines des graminés ; il est analogue à la fibrine animale ; 3° le mucilage, séparable du gluten par l'ébullition avec l'alcool dans lequel il se dissout ; 4° la caséine végétale qu'on rencontre dans les fruits des légumineuses ; de l'albumine l'accompagne dans les haricots, les lentilles, les pois et les graines oléagineuses.

C. Préparations culinaires qu'il faut préférer. — Voilà, certes, une longue et riche énumération de sources auxquelles nous pouvons largement et à loisir puiser nos aliments. Mais il ne faut pas y puiser au hasard et sans discernement. Quels sont donc les aliments qu'il faut préparer, et à quelles préparations faut-il les soumettre, pour nous approcher aussi près que possible d'une alimentation idéale ? C'est ce que nous allons rapidement examiner

a). *Bouillons, soupes.* — Le bouillon gras ou le vulgaire pot-au-feu a été et est encore si vanté, on le trouve si uniformément sur presque toutes les tables, il est tellement entré dans les habitudes d'un si grand nombre de personnes pour lesquelles un repas sans bouillon n'est pas un repas, qu'il nous est impossible de ne pas nous occuper tout d'abord de lui et de sa valeur nutritive.

J'ai dit plus haut qu'il ne fallait pas donner du bouillon gras à l'enfant dans la période de la première enfance. Faut-il lui en donner plus tard ? Pas davantage. C'est qu'en effet il ne mérite pas les éloges que l'on en faisait autrefois et qui deviennent heureusement de nos jours moins vifs et plus rares.

Il n'y a pas bien longtemps encore, le bouillon n'avait aucun adversaire non-seulement dans le public, mais même parmi les médecins ; aujourd'hui, s'il compte encore de nombreux partisans résolus, il a aussi des ennemis non moins convaincus. En tout cas, voici à quelle occasion j'ai commencé à voir diminuer ma confiance dans le bouillon. Elle mérite, je crois, d'être signalée :

En 1876, médecin d'une papeterie installée dans un hameau de 380 à 400 habitants environ, j'eus à soigner une épidémie de variole qui désola ce petit centre industriel et qui atteignit le tiers environ de la population totale, faisant onze victimes, dont aucune, pour le dire en passant, n'avait jamais été vaccinée.

Je venais de quitter les bancs de la Faculté le 14 août 1875. Je n'avais donc en ce moment aucune expérience personnelle de la diététique qu'il convient de prescrire dans cette affection, et les livres classiques sont avares de renseignements à ce sujet.

Or, parmi les varioleux que j'eus à soigner, les uns, parmi les boissons qui leur étaient offertes, ne voulurent que du bouillon, d'autres que du lait et les autres que de l'eau. Quelle boisson fallait-il conseiller ? N'en sachant rien, je me contentai de laisser faire chaque malade à sa guise et d'observer.

J'observai d'une façon constante : 1° que, chez les malades qui n'avaient pris que du lait, pendant toute la période aiguë de la maladie, la guérison était aussitôt complète, sans convalescence, et pour ainsi dire sans amaigrissement ; 2° que les malades qui n'avaient pris que de l'eau furent un peu plus amaigris et affaiblis, mais leur convalescence très courte ; 3° que les malades qui avaient pris continuellement du bouillon furent beaucoup plus longs à entrer en convalescence et reprirent péniblement leur embonpoint et leurs forces[1].

Et je conclus alors de mes observations que le bouillon gras, dans les affections aiguës, non seulement n'est pas le meilleur aliment, mais même qu'il est plutôt nuisible.

Depuis cette époque, mes observations journalières me confirmaient de plus en plus dans cette opinion défavorable au bouillon gras, que je ne pouvais cependant baser sur aucune autre raison scientifique Mais, il y a quelques années, je ne sais plus au juste dans quel journal médical, je lus une communication faite à l'Académie de médecine sur le bouillon par M. le professeur Gaucher, si je ne me trompe. Dans cette communication, M. Gaucher montrait, non seulement l'absence de toute valeur nutritive du bouillon gras, mais encore sa malfaisance ; et je me souviens bien que, dans le cours de sa communication, il l'appela « *Une solution de poison* ». Comment cela ?

Et d'abord comment, à l'encontre du sentiment

[1] Ces résultats inattendus que j'ai constatés chez mes varioleux sont positivement confirmés par les résultats fournis par les expériences sur des chiens, au rapport de M. le professeur Gaucher, si ma mémoire est fidèle. D'après ces expériences, le chien, exclusivement nourri avec du bouillon, meurt d'inanition bien avant celui qui ne reçoit que de l'eau, tandis que le chien qui est soumis au régime lacté absolu, ne meurt pas, engraisse même et peut résister longtemps à cette nourriture exclusive.

général, le bouillon gras n'est-il pas nutritif ? C'est que la partie vraiment nutritive de la viande est la fibre musculaire, et que la fibre musculaire n'est nullement soluble dans l'eau bouillante. Quant aux substances solubles que la viande lui cède, elles ne sont pas ou sont fort peu nutritives elles-mêmes. Aussi c'est avec raison que Dujardin-Beaumetz a pu dire : « On considère généralement dans le public le bouillon comme la quintessence de la viande, et cette opinion a prédominé même dans la science à une certaine époque. On sait aujourd'hui que le bouillon ne renferme que *peu de principes assimilables, qu'il n'est pas nourrissant.* » Et pour corroborer cette assertion, il dit ailleurs dans le même ouvrage : « Le *bouillon de viande* est une solution de substances extractives de la chair musculaire (créatine, xanthine, hypoxanthine, carnine, taurine, acides inosique, paralactique, inosite, glycogène, etc.) et d'une partie de ses sels (phosphate, sulfate, chlorure de potassium, phosphates bibasiques de chaux et de magnésie, traces de fer) ; il contient, en outre, une faible proportion de matières albuminoïdes transformées, une quantité variable de gélatine provenant de l'action de l'eau sur le tissu conjonctif, enfin un peu de graisse, en tout à peu près 21 grammes pour le bouillon fourni par un kilogramme de viande fraîche dont 11 pour les sels. Or, les matières extractives ne sont pas nutritives, et ce ne sont pas les faibles quantités d'inosite et de sucre contenus dans le bouillon qui peuvent le rendre véritable aliment. Sauf un millième environ de son poids de matières albuminoïdes transformées en substances solubles analogues aux peptones, le bouillon ne contient aucune substance plastique. »

Mais, non seulement le bouillon gras n'est pas nutritif; mais encore il est nuisible, il est toxique. S'il ne contient pas la fibre musculaire qui est insoluble, il contient d'autres substances que la chair a cédées à l'eau bouillante, parce qu'elles y sont solubles. Outre les substances inorganiques, parmi lesquelles les sels de potasse en grande quantité, la viande, comme il a été dit plus haut, renferme des substances organiques, les unes azotées, la créatine, la créatinine, la xanthine, la sarcine ; les autres non azotées, l'inosite, la dextrine, le glycogène, les acides paralactique, formique, acétique, butyrique. Or la plupart de ces substances organiques solubles sont des produits de décomposition, le résultat du mouvement continu d'absorption et d'exhalation qui constitue la nutrition et la vie elle-même. De plus, on sait, depuis M. Gauthier, que la chair vivante contient normalement des leucomaïnes qui sont elles-mêmes le résultat des actes nutritifs, et que la chair morte ne tarde pas à donner naissance à des ptomaïnes ; et l'on sait aussi combien ces leucomaïnes et ces ptomaïnes sont toxiques.

Le bouillon, qui contient ces diverses substances en plus ou moins grande quantité, ne saurait être que dangereux, et la démonstration de sa toxicité est faite et bien faite, et elle justifie amplement la dénomination de « solution de poison », par laquelle M. Gaucher a caractérisé cette détestable préparation culinaire.

Cependant le bouillon n'aurait-il donc que des défauts sans aucune qualité? Cela n'est pas probable, étant donné l'universalité de son usage. Dujardin-Beaumetz ajoute : « Mais comme il contient des substances douées de parfum et de sapidité qui stimulent les nerfs du goût, activent la sécrétion de la salive et du suc gastrique, il favorise singulièrement la digestion des aliments solides quand il est pris quelque temps avant le repas. » Le bouillon est donc un peptogène excellent, un puissant digestif; et pris quelque temps avant les repas, il constituerait un bon apéritif, un apéritif, quelle que soit sa toxicité, bien préférable à tous les autres apéritifs qu'on prend dans les cafés. On peut, du moins, atténuer en partie les effets toxiques du bouillon en prenant concurremment des antiseptiques gastro-intestinaux (benzo-naphtol, salol, etc.), qui sont des moyens hygiéniques plutôt que de véritables médicaments. Enfin le bouillon acquiert des propriétés nutritives avec les pâtes alimentaires auxquelles il sert de véhicule : il sert de réconfortant, ou mieux d'excitant, quand, après d'excessives fatigues, les forces organiques sont épuisées et qu'il y a de l'inappétence.

En résumé, nous dirons d'abord, avec Bouchardat, que le bouillon gras n'est réellement utile que quand il est agréable, et nous dirons ensuite que ses qualités peptogènes ne compensent nullement ses effets échauffants et toxiques, et qu'enfin, mauvais aliment pour tous, il l'est encore bien plus pour l'enfant.

A côté du bouillon et des potages gras, il y a les bouillons maigres préparés à la graisse, au beurre frais ou à l'huile d'olive, et dans lesquels on fait cuire, avec du confit de porc, d'oie, de canard ou de dindon, une bonne ration de légumes, haricots, pois, lentilles, fèves, choux, etc. Ce bouillon maigre, par lui-même, serait bien peu nutritif; mais par le pain auquel il sert de véhicule, il le devient suffisamment pour faire la base de l'alimentation des classes agricoles et ouvrières dans plusieurs contrées de la France. Ce même bouillon constitue ainsi un excellent aliment pour le premier déjeuner ou pour le goûter des enfants par l'addition d'une ou de plusieurs cuillerées de purée de légumes, haricots, oignons, fèves, pois, lentilles, et j'en ai retiré dans ces conditions d'excellents résultats pour l'alimentation dans les convalescences des maladies graves.

b. *Viandes.* — Parmi les viandes dont l'homme s'alimente, nous trouvons d'abord les viandes noires ou faisandées, qui doivent être absolument proscrites de l'alimentation de l'enfant et de l'adolescent, parce qu'elles sont très excitantes et très chargées de ptomaïnes. Les adultes eux-mêmes feront sagement d'user le moins possible de ces divers gibiers de poil et de plume.

Nous avons ensuite les viandes rouges, bœuf, mouton et cheval, et leurs extraits.

Malgré la réputation qu'elles possèdent unanimement dans le public et, presque unanimement encore, parmi les médecins, d'être les viandes les plus nourrissantes et de meilleure digestion, nous croyons, d'après nos observations, qu'elles sont nuisibles, tout au moins chez le jeune garçon et plus encore chez la jeune fille.

Est-ce en raison de leur coloration plus foncée qu'on leur attribue cette puissance nutritive plus grande ? Mais, en somme, à quoi tient réellement cette coloration ? Ne tient-elle pas uniquement à ce que le mouvement de désassimilation l'emporte, dans l'animal âgé, sur le mouvement d'assimilation, et à ce que, en raison de ce ralentissement dans les mouvements nutritifs, les produits de décomposition stagnent et s'accumulent dans la chair des animaux adultes ? Cela est si vrai que, chez l'animal surmené, la chair est encore beaucoup plus foncée, presque noire même, et qu'elle contient une si grande quantité de produits de désassimilation que son ingestion a parfois provoqué des empoisonnements.

Si donc on défalquait de la chair du bœuf, du mouton et du cheval cet excès de matières extractives qu'elle renferme, on arriverait à conclure qu'elles ne sont pas plus plastiques que les viandes blanches et qu'elles ont, en outre, le grave désavantage de contenir une plus grande quantité de matières étrangères dangereuses.

Quant aux extraits de viande, je me contenterai de citer ce qu'en dit M. Dujardin-Beaumetz : « Nourris exclusivement avec ces extraits, les animaux succombent plus vite que par la privation de tout aliment. En somme, ajoute-t-il, nous conclurons que les substances portant le nom d'*extraits de viande* ne sont pas des aliments proprement dits ; qu'ils ne sauraient pas remplacer la plus petite quantité de pain ou de viande ; qu'à petites doses, s'ils sont bien préparés et agréables au goût, ils peuvent exciter les fonctions digestives et remplacer le bouillon du pot-au-feu ordinaire, mais qu'à doses un peu trop élevées ils deviennent dangereux pour la santé par leurs sels de potasse et peut-être aussi (sûrement) par l'action toxique encore mal connue de certains de leurs principes extractifs et des ptomaïnes qu'ils peuvent contenir lorsqu'ils ont été mal préparés; » et qu'ils contiennent toujours en plus ou moins grande quantité, qu'ils soient d'ailleurs bien ou mal préparés.

Il faut donc donner la préférence aux viandes blanches. Et, en fait, on s'en trouve beaucoup mieux. Pour moi, je ne puis pas comprendre pourquoi ces viandes seraient moins nutritives que les autres, alors que, grâce à l'intensité de la nutrition et à l'activité de la circulation beaucoup plus grandes dans les animaux jeunes que dans les animaux plus âgés, ces viandes blanches doivent être rendues au moins aussi plastiques par leur rénovation plus complète et plus rapide et en même temps plus digestives par leur tendreté même, alors surtout qu'elles sont aussi beaucoup moins encombrées de substances étrangère, ce qui les rend bien préférables.

Toutefois ces viandes blanches (veau, agneau, chevreau, poulet, etc.) seront bien cuites pour les débarrasser le plus possible des sels de potasse et des matières extractives qu'elles renferment; et elles seront bien relevées et rendues très sapides par l'adjonction d'une bonne dose de sel de cuisine, ou parfois d'une sauce simple, mais suffisamment sapide.

Il y a enfin la chair des poissons, des crustacés, et des mollusques. Lorsque ces animaux sont consommés presque au sortir de l'eau, leur chair est suffisamment saine, mais comme elle entre rapidement en décomposition, elle devient bientôt mauvaise, et il vaut mieux s'en abstenir.

Je ne quitterai pas ce sujet de l'alimentation carnée sans dire quelques mots du bouillon comparé au rôti et au grillé. Magendie et les auteurs qui, après lui, ont expérimenté la valeur nutritive de la viande bouillie ont constaté qu'elle l'avait perdue presque tout entière, et que les animaux qu'on en nourrissait exclusivement ne tardaient pas à succomber aux suites de l'inanition. Nous avons vu cependant que l'eau, dans laquelle la viande cuit, ne lui emprunte que peu ou pas de ses éléments alibiles. Comment expliquer alors que, le bouillon n'ayant acquis aucun pouvoir nutritif, la viande ait cependant perdu toute sa vertu alimentaire dans cette eau en ébullition? Ne serait-ce pas que les expériences qui ont amené leurs auteurs à poser cette conclusion, sont défectueuses en quelque point?

Nous avons vu plus haut combien le sel marin est nécessaire dans l'alimentation de l'homme, non seulement en qualité d'agent digestif, mais encore comme véritable aliment. Or, ce que la viande cède au bouillon et ce qui donne à celui-ci sa grande sapidité, ce sont toutes les matières extractives et tous les sels solubles, parmi lesquels en première ligne il faut citer le chlorure de sodium. Et, comme si les expérimentateurs eussent craint qu'il restât encore une certaine quantité de sel dans cette viande ainsi bouillie, ils ont pris le soin, avant de la donner à manger, de la faire macérer encore dans l'eau pendant vingt-quatre heures et quarante-huit heures. Eh bien! je ne crains pas de dire que le meilleur rôti et le meilleur grillé qu'on ferait de même macérer dans l'eau, de manière à les priver de tout le sel qu'ils contiendraient, ne donneraient pas de meilleurs résultats que le bouilli lui-même. Et, pour ma part, je suis convaincu que le bouilli[1], auquel par un procédé culinaire quelconque on rendra une nouvelle et suffisante sapidité, constituera un excellent aliment, en tout cas préférable à ces viandes demi-cuites, saignantes, gorgées encore de sels de potasse, de ptomaïnes et de matières extractives qui sont toutes inassimilables la plupart du temps et toxiques toujours. D'ailleurs, pour être bien utilisées, les viandes quelconques doivent être suffisamment cuites pour un second motif; c'est que la cuisson aide puissamment à la désorganisation du myolemme, qui protège efficacement la fibre musculaire contre l'action des sucs digestifs; de sorte que, si cette désorganisation n'est pas suffisante, les fibres musculaires revêtues de leur myolemme intact, traversent les voies digestives sans y subir les transformations qui doivent les rendre assimilables, absolument comme les grains de raisin, les pois ou les haricots, dont l'enveloppe extérieure est restée entière, constituent pour le tube digestif un véritable corps étranger.

Je n'ai pas besoin de dire que, parmi les aliments que le règne animal fournit à l'homme, les œufs

[1] Si le bouilli avait réellement perdu ses propriétés nutritives, comment un kilogramme de poudre de viande préparée avec de la viande bouillie pourrait-elle nourrir autant que 4 kilogrammes de viande grillée ou rôtie ?

méritent une mention spéciale et doivent être formellement recommandés dans l'alimentation de l'enfance; mais, comme la viande, il faut qu'ils soient additionnés d'une suffisante quantité de sel marin et suffisamment cuits.

c). *Aliments végétaux.* — Nous avons vu plus haut que le règne végétal fournit à l'homme les aliments nécessaires à l'entretien de sa vie, pourvu qu'ils soient assez additionnés de sel marin. Ces aliments sont sains, peu irritants et contiennent très peu de ces matières extractives susceptibles de nuire si abondantes dans la chair des animaux. A l'exception du lait et des œufs fournis par les animaux, les aliments végétaux doivent donc être préférés dans l'alimentation de l'enfant et de l'adolescent. Nous avons vu que la purée de légumes constitue une préparation culinaire extrêmement précieuse; et j'ose dire que, si l'on en faisait un usage plus fréquent et plus judicieux, elle permettrait de diminuer notablement la ration excessive de viande habituellement consommée de nos jours.

Les substances nutritives empruntées aux végétaux doivent être la plupart employées cuites et bien cuites. Par la cuisson elles sont rendues plus digestives et perdent la plus grande partie de leur action irritante sur la muqueuse des organes digestifs.

d). *Pâtisseries.* — Que faut-il penser des pâtisseries sous le rapport de leur valeur et de leur bonté alimentaires? Evidemment les pâtisseries sont très nutritives; mais par leur goût, excessivement sucré, par les parfums dont elles sont additionnées et sans lesquels elles n'auraient pas tant d'adorateurs, elles deviennent trop excitantes et provoquent des sensations dépassant trop la limite physiologique et devenant par conséquent dangereuses, surtout quand les pâtisseries sont données sans mesure et sans régularité. Certes, un gâteau donné à l'enfant de temps en temps à la fin du repas, en guise de dessert, ne saurait être réputé nuisible. Mais c'est l'abus qu'on en fait presque partout et toujours qui constitue le vrai danger. L'enfant qui sait qu'on lui donnera plusieurs gâteaux, s'il les réclame en pleurant, se gardera de trop toucher aux aliments plus sains, et comme il n'aura pas mangé à table et qu'il ne faut pas lui laisser supporter la faim, l'entourage cédera et lui donnera ce qu'il voudra et quand il voudra. Que devient la plupart du temps cette loi, pourtant si capitale, de ne rien donner à manger en dehors des heures réglementaires? Songe-t-on, en présence des réclamations de l'enfant, aux graves inconvénients de la violation de cette loi : habitudes d'intempérance et de gourmandise, d'un côté, surmenage des organes digestifs, digestions troublées, fermentations putrides et toxémie gastrique, de l'autre. Une hygiène aussi défectueuse, une éducation aussi incohérente n'ouvrent-elles pas la porte à toutes les maladies chroniques?

c). *Boissons.* — L'être humain ne doit pas seulement manger : il doit boire aussi. La privation de boisson devient plus vite et beaucoup plus insupportable que la privation d'aliments.

Que doit boire l'enfant? Jusqu'à la deuxième année au moins et mieux jusqu'à la troisième année, l'unique boisson sera l'eau fraiche, dont on connaitra, bien entendu, la provenance et la bonne qualité. Après la troisième année, on pourra ajouter à l'eau une petite quantité de cidre ou de vin, de vin blanc de préférence au vin rouge, le premier favorisant la diurèse, le second l'empêchant par ses sels tanniques qui irritent et encrassent le filtre rénal. Quant à la prétendue action excitante du vin blanc sur le système nerveux, elle n'est que passagère; c'est uniquement une affaire d'habitude. Quant aux boissons alcooliques, anisette, chartreuse, etc., au thé, au café, il faut s'en abstenir rigoureusement chez l'enfant et chez l'adolescent. Outre leur action funeste sur la muqueuse gastrique, ces boissons constituent des excitants cérébraux terribles, qui peuvent, pour le moment, donner une certaine acuité à l'intelligence de l'enfant et lui inspirer des réparties plus ou moins vives. Mais combien tout cela est factice et momentané! Bientôt surviendront des réactions redoutables et des effets fort désastreux. Et comme ces réactions et ces effets remontent à la plus tendre enfance, on en oublie les causes, la genèse et l'époque de l'apparition réelle, de sorte que les troubles nerveux qui se dérouleront plus tard seront attribués à l'hérédité, et ceux qui les présenteront seront dits « dégénérés »; tandis qu'avec une éducation rationnelle, cela ne se serait point produit, ou du moins se produirait beaucoup plus rarement et avec une atténuation très grande; en un mot, on referait, « *a priori*, au moins en partie, la constitution malheureuse des nouveau-nés victimes des fatalités sociologiques ».

En résumé, l'alimentation de l'enfant et de l'adolescent sera puisée dans le lait d'abord, puis dans les œufs, ensuite dans les végétaux, et en dernier lieu dans les animaux qui fournissent les viandes blanches. Et jusqu'après l'établissement de la puberté, surtout chez la fille, il sera bon de ne donner d'habitude de la viande qu'une seule fois le jour, au repas de midi, et de se contenter, aux repas du soir, d'un plat de légumes et de laitage.

Certes, bien des médecins, et surtout M. Bouchard, ont déjà formellement signalé les dangers inséparables d'une alimentation trop animalisée. En dehors du corps médical, bien d'autres observateurs ont fait aussi la même constatation, et parmi ces derniers, il faut citer en tête l'illustre Michelet, dont je ne puis me dispenser de reproduire ces paroles : « Pureté d'air et de milieu. Pureté, unité d'influences. Point de bonne qui gâte en dessous tout ce qu'on fait en dessus, flattant la petite et lui faisant trouver la maman sévère. »

« Pureté surtout de régime et de nourriture. Que doit-on entendre par là ?

« J'entends que la petite fille ait une nourriture d'enfant, qu'elle continue le régime lacté, doux, calme, peu excitant ; que, si elle mange à votre table, elle soit habituée à ne point toucher à vos aliments qui sont des poisons pour elle. Une révolution s'est faite ; nous avons quitté le sobre régime français, adopté de plus en plus la cuisine lourde et sanglante de nos voisins, appropriée à leur climat bien plus qu'au nôtre. Le pis, c'est que nous infligeons ce régime à nos enfants. Spectacle étrange de voir une mère donner à sa fille, qu'hier encore elle allaitait, cette grossière alimentation de viandes sanglantes, et les dangereux excitants, le vin, l'exaltation même, le café! Elle s'étonne de la voir violente, fantasque, passionnée. C'est elle qu'elle en doit accuser.

« Ce qu'elle ne voit pas encore, et ce qui est bien autrement grave, c'est que, chez cette race française, si précoce (où j'ai vu des nourrissons amoureux dans le berceau), l'éveil des sens est provoqué directement par ce régime. Loin de fortifier, il agite, il affaiblit et énerve. La mère trouve plaisant, joli, d'avoir une enfant si vive, qui a déjà des réparties et une enfant si sensible qui, au moindre mot, s'attendrit. Tout cela vient d'elle ; surexcitée elle-même, elle veut que l'enfant soit telle, et elle est, sans le savoir, la corruptrice de sa fille.

« Tout cela ne vaut rien pour elle, Madame, et guère mieux pour vous. Vous n'avez pas le courage, dites-vous, de manger rien sans qu'elle ait sa part. Eh bien, vous-même abstenez-vous ou du moins modérez-vous dans l'usage de ce régime bon pour l'homme fatigué peut-être, mais funeste à la femme oisive, régime qui la vulgarise, la trouble, la rend violente, ou somnolente, alourdie.

« Pour la femme et pour l'enfant, c'est une grâce, une grâce d'amour, d'être surtout frugivore, d'éviter la fétidité des viandes et de vivre plutôt des éléments innocents qui ne coûtent la mort à personne, des suaves nourritures qui flattent l'odorat autant que le goût. La raison fort raisonnable qui fait que ces chères créatures n'inspirent répugnance en nulle chose, mais nous semblent éthérées, en comparaison de l'homme, c'est surtout leur préférence pour les herbes et pour les fruits, cette pureté de régime qui ne contribue pas peu à celle de l'âme et vraiment les assimile à l'innocence des fleurs. »

Comment l'alimentation, dont la viande, surtout la viande rouge, fait la base, peut-elle devenir aussi dangereuse ?

D'abord la mastication de cette viande est plus difficile et plus longue, surtout pour l'enfant, d'où résulte une fatigue plus grande des organes digestifs. Ensuite, en raison des sels et des matières extractives que ces viandes contiennent en abondance, cette alimentation est échauffante, excitante, irritante même, irritation qui est transmise au cerveau et qui est la cause directe et immédiate de ces accès fréquents de colères et de pleurs ou de gaîté et de rires, d'activité bruyante et incohérente ou de somnolence taciturne et maussade, qui tourmentent les enfants ainsi nourris.

L'alimentation excessivement carnée amène, en outre, plus fréquemment qu'on ne pense et qu'on ne l'observe faute d'attention, une acescence particulière des voies digestives, acescence qui communique à l'haleine une odeur plus ou moins forte, une fétidité spéciale que le vulgaire attribue d'habitude à la présence de vers dans le tube digestif, et qui peut être telle qu'elle constitue réellement de l'ozène gastrique ; acescence qui produit des démangeaisons et des congestions réflexes dans la pituitaire, attribués aussi aux vers, et qui peuvent à la longue produire l'hypertrophie de cette muqueuse avec toutes les graves conséquences qui en résultent et dont nous parlerons plus loin ; acescence qui produit aussi du prurit et du ténesme anal, du prurit vulvaire, de la dysurie et de la congestion utérine avec des écoulements leucorrhéiques plus ou moins abondants, qui sont à leur tour l'origine de ces troubles si fréquents de la menstruation et des lésions utérines déjà non moins fréquentes chez tant de jeunes filles à peine pubères. J'ai souvent vu des dysménorrhées et des leucorrhées très pénibles chez des filles de quatorze à quinze ans céder rapidement à une alimentation pas ou peu animalisée ; et je suis convaincu que là est le secret de beaucoup de ces cas de stérilité qui font le désespoir de tant de ménages, et dont les jeunes femmes sont, en dehors de ces troubles utérins provoquées par une nourriture trop forte, bien portantes d'ailleurs et bien constituées. C'est qu'il en est des jeunes filles comme des plantes, auxquelles le jardinier donne trop de soins et trop de nourriture : leurs étamines deviennent pétaloïdes, et leurs fleurs stériles. Et c'est certainement dans cette alimentation funeste que réside pour la plus grande part l'origine de cette autre observation si profonde et si exacte de Michelet, que « que le dix-neuvième siècle est frappé aux deux pôles de la vie nerveuse, dans l'idée et dans l'amour, chez l'homme au cerveau énervé, vacillant, paralytique, chez la femme à la matrice douloureusement ulcérée ».

Je n'aurai garde d'oublier de signaler aussi le retentissement d'une pareille alimentation sur l'appareil urinaire. Outre la dysurie et la cuisson qui suit la miction, les urines sont rares, foncées, irritantes, souvent le ténesme vésical est fort douloureux ; et l'incontinence nocturne de l'urine chez les enfants[1] ne reconnait pas le plus souvent d'autre cause. Depuis bientôt dix ans que j'ai fait cette observation, je n'ai opposé à cette infirmité aucun autre traitement que le régime lacté absolu, d'abord, et puis, le retour progressif à une alimentation convenable, et le succès a toujours répondu à mon attente.

Une pareille alimentation vicieuse ne borne pas son action nocive aux appareils que nous venons de signaler. Elle atteint également l'appareil cutané dont l'intégrité fonctionnelle est si importante pour le maintien de la santé.

Chez l'enfant et chez l'adolescent aussi bien que chez l'adulte, l'ingestion excessive des viandes rouges, voire même des viandes blanches, provoque des sueurs nocturnes plus ou moins régulières, plus ou moins abondantes qui présentent de la fétidité et de l'acidité. Ces sueurs sont le point de départ de lésions cutanées qui reviennent périodiquement ou qui deviennent chroniques, constituant alors des maladies de la peau dont on fait ensuite l'une des manifestations caractéristiques de ces maladies héréditaires et constitutionnelles, l'herpétisme et l'arthritisme, et dont une bonne hygiène alimentaire eût empêché sûrement l'éclosion et le développement.

Mais ces sueurs nocturnes ont aussi un profond

[1] Je reprendrai plus en détail cette importante question dans mon prochain travail sur « les Névroses et leur traitement rationnel à Bagnères-de-Bigorre ».

retentissement direct sur les centres nerveux par l'irritation exercée par les ptomaïnes et les matières extractives ou de désassimilation sur les terminaisons nerveuses dans la peau, et dont un des signes les moins équivoques est le prurit cutané si fréquent dans les accès sudoraux consécutifs aux troubles digestifs. Qui ne sait combien le rythme respiratoire est troublé et pénible, quand ce prurit est un peu intense et prolongé, et combien il devient régulier, large et facile, dès que ce prurit est combattu, calmé par un moyen quelconque, notamment par la friction ou le grattage ? Sans doute c'est là un bien grand effet pour une bien petite cause ; mais ce qui parait insignifiant tout d'abord, peut, dans le cerveau, acquérir une importance fort grande ; et c'est avec des sensations souvent indifférentes que l'organisme est le théâtre d'effets d'autant plus surprenants qu'on les compare à la simplicité des moyens mis en œuvre.

Ai-je besoin de rappeler l'influence extrême des troubles digestifs dans l'appareil respiratoire ? D'abord cette influence peut s'exercer indirectement par la congestion et les actes réflexes nés sur la pituitaire au contact des éructations gastriques de gaz acides et irritants ; mais elle s'exerce aussi souvent directement sur le centre respiratoire par les ptomaïnes et les matières extractives que cette alimentation jette dans le torrent sanguin ; et chacun sait, en effet, que, le plus souvent, chez l'enfant et chez l'adolescent, le meilleur traitement, le seul traitement efficace des bronchites et des pneumonies, réside dans l'emploi des purgatifs et des antiseptiques gastro-intestinaux, concurremment avec le régime lacté absolu. D'ailleurs le poumon est trop profondément situé et trop protégé contre les influences extérieures pour pouvoir être directement atteint par celles-ci et pour devenir primitivement ou idiopathiquement malade.

En outre, le sang apportant incessamment au contact des éléments du tissu pulmonaire des matières irritantes et nuisibles, y développe des impressions sensitives anormales, auxquelles les centres nerveux résistent d'abord, puis finissent par obéir et par provoquer dans ces tissus des actes nutritifs déréglés. Ceux-ci, malgré leur peu d'intensité habituelle, deviennent par leur durée indéfinie et par leur répétition incessante, l'origine ou l'occasion de la diathèse tuberculeuse, c'est-à-dire qu'ils transforment le tissu pulmonaire en un terrain favorable au développement du tubercule, ou, si l'on veut, du bacille de Koch.

III. — INFLUENCES SOCIOLOGIQUES

L'éducation ne doit pas seulement nous apprendre à nous adapter convenablement au milieu physico-chimique qui nous entoure ; elle doit aussi nous apprendre et nous habituer à nous mouvoir et à réagir sainement dans le milieu social où nous vivons. C'est à travers la société que nous subissons de plus en plus l'influence des actions cosmologiques et que « notre dépendance par rapport à la température et à la lumière, a beaucoup diminué par l'invention des moyens de chauffage et d'éclairage, et que notre dépendance par rapport à la pesanteur a été beaucoup atténuée par l'invention des moyens de locomotion » (P. Laffitte). Et même notre dépendance par rapport à la nourriture a été très amoindrie par l'accumulation de plus en plus grande des capitaux et des provisions opérée par la succession ininterrompue des générations humaines.

Mais plus la société progresse en ce sens, et plus elle se complique. En se compliquant, elle augmente prodigieusement sur nous ses actions et ses réactions qui tendent, suivant leur nature favorable ou défavorable, à maintenir ou à déranger notre santé !

L'éducation, dès lors, doit intervenir énergiquement pour nous apprendre à nous diriger dans ce milieu social, de telle façon que nous n'en puissions éprouver aucune atteinte nuisible.

Elle doit nous habituer à apporter la plus grande modération dans nos désirs et dans la satisfaction de nos besoins, et à réprimer surtout, dans une juste mesure, d'un côté, les impulsions si énergiques des instincts nutritif et sexuel, et, de l'autre, les suggestions inopportunes de l'orgueil et de la vanité, dont l'irréalisation nous rend si malheureux et porte un si grand trouble dans notre fonctionnement vital.

Elle doit, encore, nous pénétrer de ce fait, qu'étant nés sans aucun droit, nous ne pouvons avoir que des devoirs. Quels droits, en effet, pourrait revendiquer l'enfant, qui, sans aucune réciprocité de sa part, reçoit tout de la société et ne peut remplir aucune fonction ? (P. Laffitte).

Elle doit, en outre, nous enseigner que le travail

est la fonction même de notre organisme, la loi de notre nature, et, en nous dévoilant le but de notre destinée, que la base de notre conduite et de notre bonheur consiste dans les services que nous pouvons rendre à nos semblables et aux êtres collectifs par et pour lesquels nous vivons : la famille, la patrie et l'humanité. De là seulement peuvent nous venir les émotions pures, les pensées saines et les actes justes qui constitueront notre harmonie cérébrale.

En un mot, au point de vue social, l'éducation doit développer en nous l'effort constant vers l'application intégrale de cette maxime fondamentale du positivisme, qu'Auguste Comte a empruntée à Condorcet : « Vivre pour autrui. » Cette maxime, en effet, se trouve pour la première fois, sous la plume de l'homme, dans la dernière phrase des « *Conseils à sa fille* » de l'illustre et malheureux philosophe.

« Tu trouveras alors que, dans ces détails de la société, il est plus doux, plus commode, si j'ose le dire, de *vivre pour autrui;* et que c'est alors seulement que l'on vit véritablement pour soi-même. »

Et Auguste Comte, sur ce même sujet, s'exprime dans les termes suivants : « Cette synthèse pathologique conduit dans la pratique à des conséquences générales qui rattachent directement la médecine à la morale. En effet, les maladies résultant d'une altération de l'unité, tandis que l'unité repose essentiellement sur la sympathie, il est rigoureusement démontré que le meilleur moyen de se bien porter consiste à développer la bienveillance. La gaieté, la sécurité que procure l'habitude de vivre au grand jour, chez ceux qui vivent pour autrui, garantit autant leur santé que leur bonheur; par contraste à la belle remarque de Hufeland sur la faible longévité des comédiens, et généralement de quiconque est souvent forcé de dissimuler. »

Éducation intellectuelle. — L'institution de l'éducation intellectuelle propre aux diverses périodes de la vie humaine n'entre pas dans le cadre de ce travail. Cependant en raison de son importance considérable et de son retentissement si profond sur la santé corporelle, je ne puis me dispenser d'indiquer ici, bien sommairement toutefois, le principe suivant lequel il convient de concevoir et d'instituer cette éducation intellectuelle.

Ce principe consiste essentiellement : 1° en ce que la nourriture spirituelle, comme la nourriture matérielle, doit être scrupuleusement dosée suivant l'âge de l'enfant ; et, 2° en ce que, toutes les notions intellectuelles lui venant par les sens, il est nécessaire de ne procéder à leur acquisition, que lorsque les êtres et les phénomènes concrets ont déjà produit leurs impressions correspondantes sur les organes sensoriels de l'enfant.

Si, en effet, la structure molle et tendre des organes digestifs ne permet que le lait au début de la vie et empêche alors toute alimentation solide, afin de ne pas dépasser leur pouvoir digestif. *à fortiori*, la fragilité extrême et le peu de développement des centres nerveux à ce même âge doivent nous faire éviter avec soin de communiquer à l'enfant des notions hors de la portée de son intelligence. Il faut se garder de lui faire entendre des mots qu'aucune sensation n'accompagne et qui ne peuvent faire naître dans son cerveau aucune image adéquate à un être ou à un phénomène concret s'y rapportant. Il faut donc s'abstenir de vouloir lui apprendre les mots abstraits et les notions abstraites qu'ils sont censés représenter ; car il ne peut encore les comprendre ; et les lui apprendre quand même, c'est surmener et blesser gravement son cerveau ; comme, par une alimentation solide trop précoce, c'est surmener sûrement et blesser ses organes digestifs. C'est aussi lui fausser le jugement ; c'est l'habituer à ne pas avoir besoin d'observer et à se payer de mots qui n'ont aucun sens pour lui, à la manière des perroquets. En un mot, c'est la leçon de choses, ou l'enseignement par l'aspect, qu'il faut adopter, et adopter uniquement, soit à la maison, soit à l'école. Plus tard les abstractions et les mots qui les symbolisent s'imposeront d'eux-mêmes à son cerveau, et cela désormais sans danger aucun et sans aucun surmenage.

Tout d'abord il ne faudra pas, ainsi que le recommande Frœbel, lui montrer trop d'objets à la fois ; et ne lui faire voir et toucher que les êtres et les objets les plus familiers. Il faudra l'habituer et l'exercer à les bien voir et à les bien toucher, c'est-à-dire à se mettre convenablement en rapport avec ce qui l'entoure. Surtout que l'enfant n'aille pas à l'école avant huit ans et qu'il n'apprenne à lire que vers la septième année seulement, lorsqu'il saura dessiner les lettres. L'écriture est un dessin ; et son apprentissage est plus simple et moins complexe que celui de la lecture, qui exige déjà un certain travail cérébral.

L'homme, d'ailleurs, a commencé de dessiner avant que d'écrire, ou mieux, le dessin fut la première forme d'écriture dont il se servit. Donc écriture ou dessin d'abord et lecture ensuite, ou tout au moins simultanément.

Puis, à l'école, on procédera du connu à l'inconnu, du simple au composé, par la synthèse d'abord et par l'analyse ensuite. Il faut développer d'abord l'idée par la sensation, et dès que l'idée est acquise à la suite de l'image en laquelle s'est tranformée la sensation, on prononce et on apprend à l'enfant le mot qui symbolise cette image. Quand par exemple, l'enfant a vu et bien vu, puis touché et bien touché une orange, il est temps de lui dire que ce fruit s'appelle « *orange* », c'est la *synthèse;* et ensuite de lui énumérer, en les lui faisant bien constater — c'est l'analyse — les différentes parties : la peau, le zeste, le jus, les graines, les quartiers ou divisions, le dehors, le dedans, la surface, etc., etc., ou les diverses propriétés : la couleur qui est d'un jaune rouge ; la forme qui est ronde en forme de boule. la saveur qui est douce, etc., etc. Bien entendu, on ne se sert pas des mots « couleur, forme, saveur, etc. », puisque ce sont des mots abstraits. Il les apprendra plus tard et en comprendra seulement alors la puissance et la nécessité. Avec les autres objets familiers, le livre, la chaise, la maison, etc., on fera de même. On meuble de cette manière son cerveau d'une infinité de mots et d'idées qui enrichissent son langage, et on le force sans fatigue à apprendre à être attentif, à observer, à réfléchir et à raisonner. Sachant voir, il pourra apprendre à penser ; sachant toucher, il saura agir. Ayant acquis ainsi des sens à la fois excellents et bien dressés, il ne manquera pas d'acquérir aussi un cœur droit, un esprit juste, prompt et solide et un caractère à la fois prudent et persévérant en même temps qu'énergique. Et ces progrès intellectuels et moraux si précieux seront en même temps consolidés fortement, et non point compromis, par la bonne éducation physique et la saine hygiène alimentaire auxquels nous aurons soumis notre enfant.

Après plusieurs années de ces leçons de choses, « non seulement le cerveau d'un enfant, dit G. Laffargue, s'est empli tout naturellement, sans le moindre effort, d'une énorme quantité de notions concrètes et d'informations positives, graduellement et méthodiquement accumulées, d'une incontestable utilité dans la pratique de la vie, qui lui fourniront les éléments précieux d'un savoir ultérieur plus étendu, et qui, dans tous les cas, remplacent heureusement pour les enfants cette science purement verbale que donnent les études grammaticales commencées avant l'âge où elles peuvent être profitables » ; non seulement cette éducation par le sens aura « intéressé, attaché, charmé souvent les élèves, dont la curiosité a constamment été soutenue et surexcitée par l'immense variété des objets mis tour à tour sous leurs yeux : mais elle aura servi surtout, comme le dit M. Hippeau, à éveiller, à mettre en jeu, à développer, à fortifier toutes les facultés de leur entendement, en les habituant à voir et à bien voir, à observer, à distinguer, à juger, à comparer et à raisonner selon le mode positif ; elle les aura, pour toujours et pour toutes choses, rivés à cette forte et sévère discipline de la méthode expérimentale qui n'admet et n'affirme rien au delà du réel et du démontré ».

TRAITEMENT CURATIF

DE LA TUBERCULOSE PULMONAIRE

> Ramener le système à son centre de gravité : c'est-à-dire rétablir l'harmonie nécessaire entre le corps et le cerveau, en apportant au système ambiant les diverses modifications convenables : tel est assurément le seul chemin réel vers la guérison naturelle.

Avant d'aborder l'étude du traitement systématique qu'il convient d'instituer contre la tuberculose pulmonaire confirmée, rappelons d'abord ici quelques points particuliers de la physiologie de la respiration, notamment le rôle des voies aériennes, l'élasticité et la contractilité pulmonaires et, enfin, le rythme respiratoire, points qui se rapportent plus spécialement à cette dernière partie de notre travail.

1° Voies aériennes. — « Les voies aériennes, dit Mathias Duval, par lesquelles le poumon puise l'air à l'extérieur (narines, fosses nasales, pharynx, larynx et trachée) remplissent un double rôle : au point de vue physique elles sont appelées à réchauffer et à rendre plus humide l'air inspiré, par son contact avec leurs muqueuses humides et riches en vaisseaux sanguins; au point de vue mécanique, elles tendent à se dilater pendant l'inspiration pour donner large passage à l'air, et à se rétrécir pendant l'expiration, comme pour forcer l'air, expulsé par des voies moins larges, à les parcourir plus vite, et, par suite, à ramener vers l'extérieur les mucosités, poussières et divers corps étrangers.....

« ..... Ce sont les *narines* avec les *fosses nasales*, et non la cavité buccale, qui représentent le commencement des voies respiratoires, bien que l'homme puisse respirer par la bouche aussi bien que par les fosses nasales. Mais ce n'est pas impunément que, dans une atmosphère sèche et froide, on respirerait longtemps par la bouche : les fosses nasales, par la disposition de leurs cornets, circonscrivant d'étroits méats, par la vascularisation et l'humidité de la muqueuse qui revêt ces méats et au contact de laquelle l'air est obligé, pour ainsi dire, de filtrer, les fosses nasales sont, bien plus que la bouche, capables de donner à l'air inspiré les conditions de température et d'humidité nécessaires pour ménager la muqueuse pulmonaire. » Mais il y a plus, l'épithélium vibratile qui tapisse la muqueuse des voies aériennes arrête soigneusement les poussières et les corpuscules organiques que contient l'air inspiré, dont il opère ainsi une suffisante épuration. L'air, inspiré par la bouche, au contraire, n'est pas ramené à la température convenable et n'est pas débarrassé des particules qui le souillent, mais encore se souille bien davantage dans son passage à travers cette cavité buccale, où foisonnent les produits de putréfaction et les microbes de toute espèce. En somme, l'homme ne devrait point, pour respirer, s'aider de la bouche, sauf dans les marches accélérées et dans les ascensions. Habituellement, et surtout pendant le sommeil, la respiration nasale est seule physiologique, et la respiration buccale, dans ces cas, est toujouss anormale et suppose une lésion quelconque des voies aériennes.

2° Elasticité, contractilité pulmonaires. — Quand on insuffle énergiquement de l'air dans un poumon séparé de l'animal, on voit ce poumon se gonfler énormément, comme ferait un ballon de caoutchouc, et, comme ferait encore celui-ci, on le voit, après la cessation de l'insufflation, revenir sur lui-même et reprendre rapidement son volume primitif. Ce phénomène est dû à la seule *élasticité* pulmonaire dont les physiologistes ont pu exactement mesurer la valeur.

Si, après avoir déterminé la valeur de cette élasticité au moyen d'un manomètre, on fait passer un courant électrique à travers les poumons, on voit l'eau monter lentement dans la branche libre de l'instrument. Cette nouvelle augmentation de la pression intra-pulmonaire est due uniquement à la contractilité du poumon qui est sous la dépendance du pneumogastrique. Ce nerf étant coupé, en effet, la contractilité ne s'exerce plus, tandis que l'élasticité persiste aussi puissante qu'auparavant.

3° Inspiration. Expiration. — L'inspiration est l'acte respiratoire par lequel l'air extérieur est introduit dans l'intérieur des alvéoles pulmonaires. Il consiste fondamentalement dans l'agrandissement de l'appareil de la respiration sous l'action immédiate des muscles inspirateurs ; et voici ce qui se passe : « Pendant l'inspiration, la cage thoracique se dilate ; mais le poumon n'est séparé de cette cage que par la plèvre, sac sans ouverture et vide d'air. Il en résulte que le poumon suit les parois thoraciques, car son élasticité, qui tend à le ramener, ne saurait vaincre la pression atmosphérique qui lui est opposée et l'applique contre le thorax. » La pression diminue fatalement à l'intérieur du poumon ainsi dilaté ; et l'air extérieur s'y précipite. Remarquons que la force d'aspiration produite par cette dilatation de la cage thoracique ne saurait en aucun cas faire exactement équilibre à la pression atmosphérique appliquée sur cette paroi. Car la pression de l'air inspiré doit contre-balancer : 1° la pression atmosphérique extérieure, et 2° l'élasticité et la contractilité pulmonaires. C'est ce qu'on appelle la pression négative de l'inspiration.

Quant à l'expiration, c'est l'acte par lequel une quantité d'air à peu près égale à celle qui a été inspirée est expulsée du poumon. Il consiste essentiellement dans le retrait, le rétrécissement de l'appareil respiratoire tout entier, mais particulièrement des poumons. Si dans l'inspiration le poumon est absolument passif, il n'en est plus de même dans l'expiration, et sauf dans les expirations très énergiques où les muscles expirateurs interviennent, l'élasticité et la contractilité pulmonaires suffisent pour comprimer le réservoir thoracique, puisque, chez le cadavre où aucune force musculaire ne s'exerce plus, le poumon est toujours à l'état d'expiration. La pression de l'air inspiré est, pendant l'expiration, vaincue par la double force élastique et contractile du poumon, à laquelle s'ajoute la pression atmosphérique exercée sur le thorax ; c'est ce qu'on appelle la pression positive de l'expiration.

4° Rythme respiratoire. — Les phénomènes mécaniques de la respiration consistent essentiellement dans l'introduction ou l'inspiration, d'abord, et dans l'expulsion, ou l'expiration, ensuite, d'une quantité d'air à peu près égale. C'est à ce double mouvement qu'on donne le nom de rythme respiratoire. La fréquence de ce rythme dans l'unité de temps varie beaucoup suivant de nombreuses circonstances, et principalement suivant l'âge de l'animal observé. Dans la respiration normale ou calme, l'homme présente, chez le nouveau-né, 44 mouvements par minute, 26 chez l'enfant de cinq à sept ans, 20 chez l'adolescent et 18 chez l'adulte, et 14 à 15 chez celui-ci quand il dort. Mais ce qu'il y a à noter de plus important dans ce rythme, c'est la durée inégale de l'inspiration et de l'expiration, celle-ci étant plus longue que celle-là. Et, « pour que l'appréciation des durées relatives de l'inspiration et de l'expiration, telle que la donnent tous les appareils employés en physiologie expérimentale, ne paraisse pas en contradiction avec certaines expressions employées par les cliniciens qui font de l'expiration prolongée un signe des affections pulmonaires, nous devons rappeler qu'il ne faut pas confondre les bruits de l'inspiration et de l'expiration avec ces actes eux-mêmes. En effet, le passage de l'air dans les voies trachéo-bronchiques et son arrivée dans les alvéoles produisent des frottements que l'on désigne sous les noms de *bruit* de l'*inspiration* et *bruit* de l'*expiration ;* le bruit de l'inspiration dure aussi longtemps que cet acte lui-même ; celui de l'expiration ne se perçoit à l'état normal que pendant la première partie de cet acte, parce que pendant la seconde partie le courant d'air est trop lent et trop faible pour se faire entendre (Mathias Duval). On ne saurait donc apporter trop de soin à ne pas confondre, comme le font trop souvent les médecins, la durée des *mouvements* respiratoires avec celle de leurs *bruits ;* et l'on se souviendra que, si le bruit de l'inspiration est plus long que le bruit de l'expiration, le mouvement de cette dernière dure beaucoup plus longtemps que le mouvement de la première.

5° Conditions des échanges gazeux entre l'air et le sang dans le poumon. — On sait que les phénomènes mécaniques de la respiration aboutissent finalement à un échange gazeux dans lequel l'oxygène entre dans le sang et l'acide carbonique en sort. Cet échange gazeux doit être attribué, à n'en pas douter, à la pression inspiratoire négative d'un côté et à la pression expiratoire positive de l'autre. En effet, « si l'on réfléchit au jeu de l'appareil pulmonaire, on voit qu'il doit singulièrement faciliter les échanges gazeux du sang et de l'air. Effectivement la diminution de pression qui se produit au moment de l'inspiration active le renouvellement de l'air des alvéoles, et, par suite, diminue la tension de l'acide carbonique qui s'y trouve, ce qui permet à l'acide carbonique dissous dans le sérum de s'échapper des capillaires du poumon. Quant à l'acide combiné, il doit quitter en partie ses combinaisons, sous l'influence du vide intra-pulmonaire produit par la pompe respiratoire.

« La compression qui accompagne l'expiration doit avoir un effet inverse, et, si l'on examine les choses de plus près, on voit, comme le dit Bert, que le moment où se font les échanges respiratoires est différent de ce qu'on pourrait croire au premier abord. En effet, on s'imagine assez volontiers que l'entrée de l'oxygène dans le sang doit avoir lieu pendant l'inspiration, tandis que la sortie de l'acide carbonique de ce fluide se passerait plutôt durant l'expiration. C'est précisément le contraire qui a lieu, ou du moins, si les échanges gazeux se passent aux deux temps de la respiration, certainement le maximum d'énergie de la sortie de l'acide carbonique a lieu pendant la raréfaction inspiratoire, tandis que la pénétration de l'oxygène se fait surtout pendant la compression expiratoire. »

6° Innervation de l'appareil respiratoire. — L'innervation de l'appareil respiratoire, comme celle de tous les autres appareils, implique l'existence : 1° d'un organe périphérique excitable ; 2° d'un organe conducteur, 3° d'un organe central de perception.

Le deuxième terme, ou l'organe conducteur ; est constitué par les nerfs soit centripètes, soit centrifuges.

Ces derniers sont connus de tous, et il y a peu à ajouter aux faits déjà certains du temps de Galien ;

ce sont : le nerf phrénique pour le diaphragme, les nerfs intercostaux, thoraciques et abdominaux, pour les muscles du tronc; le spinal, le pneumogastrique, le glosso-pharyngien et le facial, dans leurs parties motrices, qui président aux mouvements respiratoires du larynx, du pharynx et de la face.

Quant aux voies centripètes, elles sont constituées par tous les nerfs qui peuvent apporter une action modificatrice quelconque sur l'organe central de la perception ; elles sont donc sous la dépendance des organes excitables, dont les impressions sensitives, influencent le centre respiratoire, et leur notion dérive de celle du premier terme, ou des organes périphériques excitables. Nécessairement en tête de ceux-ci figure le poumon lui-même, d'où les impressions sensitives qui y naissent sont conduites vers l'axe cérébro-spinal par la partie sensitive des pneumogastriques.

Je ne m'arrêterai pas à relater ici les hypothèses et les expériences auxquelles ont donné lieu les divers rôles qu'on a tour à tour attribués à ces nerfs dans l'acte respiratoire. Je me contenterai de dire que les pneumogastriques sont les sentinelles habituelles qui avertissent le centre cérébral de la qualité et de la quantité d'air qui traverse les poumons, de la nature des échanges gazeux qui s'y font à travers les parois alvéolaires, des mouvements nutritifs et de la composition du sang qui doit assurer la rénovation continue du tissu pulmonaire.

Après la section des pneumogastriques, on voit les mouvements respiratoires s'effectuer encore, quoique irrégulièrement et lentement, mais néanmoins assez énergiquement pour suffire momentanément à l'entretien de la vie. D'où vient cette nouvelle source d'excitation du centre respiratoire ? Elle vient de toute l'étendue du revêtement muco-dermique, d'une part, et des centres cérébraux (volonté, émotion), d'autre part. « Ainsi chacun sait que, si les mouvements respiratoires se poursuivent rythmiquement et d'une manière dite automatique en dehors de toute intervention de la volonté et d'une façon inconsciente, ils peuvent par le fait de la volonté, être accélérés, ralentis ou même complètement suspendus pendant un certain temps. On sait également que les émotions, les passions, la douleur morale, exercent sur ce rythme une influence considérable ; la simple attention portée par le sujet sur ses mouvements respiratoires, suffit à en modifier le rythme, au point que rien n'est plus difficile que d'observer, ou simplement de compter, sans la troubler, sa propre respiration.

« Il existe donc des fibres nerveuses qui, partant de l'encéphale, viennent aboutir aux centres respiratoires bulbaires : aussi peut-on, en excitant expérimentalement ces fibres sur un point quelconque de leur trajet, modifier l'activité des centres bulbaires, le rythme de la respiration..... Parmi les conducteurs qui viennent de la périphérie (peau, muqueuse), il n'en est peut-être pas un seul dont l'excitation ne soit capable d'agir sur la respiration, telles sont les excitations de la peau, des fosses nasales, de l'isthme du gosier, du larynx, etc. ; et lorsque la respiration est accidentellement suspendue ou menace de s'étendre (asphyxie, syncope, etc.), on parvient le plus souvent à en réveiller les mouvements en stimulant diverses parties de l'organisme, par exemple en projetant de l'eau froide sur la face, en introduisant des vapeurs irritantes dans les fosses nasales, ou même en injectant des matières stimulantes dans le rectum.

« Les excitations très énergiques de ces nerfs peuvent aussi..... suspendre la respiration, et cela par simple impression portée sur les centres bulbaires, indépendamment de l'élément douleur, car on observe les mêmes effets sur des animaux auxquels on a enlevé les hémisphères cérébraux (Franck). Tout le monde sait combien l'impression d'une douche froide modifie brusquement la respiration. »

On sait également combien les fonctions respiratoires sont troublées par la suppression ou l'altération des fonctions cutanées, comme dans les applications d'un enduit imperméable, d'un vernis ou encore dans les brûlures légères, mais étendues à presque toute la surface dermique, ainsi qu'on en observe souvent chez les garçons des brasseries qui tombent dans les immenses chaudières de ces établissements.

Ainsi donc les sources des impressions centripètes qui agissent sur les centres respiratoires sont extrêmement multipliées; elles peuvent venir de tous les points de notre corps, et la respiration peut être modifiée, troublée, ainsi que le poumon, son organe, par la lésion d'un point quelconque de l'organisme.

Quant au centre respiratoire, les expériences de Galien déjà, puis de Legallois, de Flourens, de Longet, etc., etc., en ont démontré l'existence certaine et précisé très exactement le siège anatomique

que M. le Dr Laborde fait connaître en ces termes : « En résumé, il existe dans la moelle allongée un point très circonscrit qui est comme le foyer central du mécanisme respiratoire, situé immédiatement au-dessus du bec du *calamus scriptorius* inclus dans le V de substance grise, comprenant deux moitiés à cheval sur le raphé médian et au moins la moitié de l'épaisseur de la substance bulbaire. »

Ce centre respiratoire est incité à fonctionner par les impressions sensitives que lui apportent incessamment les nerfs centripètes qui le mettent en rapport avec les différents compartiments du corps. En outre de cette incitation qui lui vient du dehors, certains physiologistes lui accordent une action indépendante propre automatique. Mais il est certain que ce centre respiratoire emprunte cette incitation qui paraît lui être inhérente, au sang qui le baigne et qui lui fournit les éléments de sa vie et de sa rénovation continue. Suivant que le sang est bien ou mal hématosé, qu'il contient certaines substances nutritives ou médicamenteuses (alcool, chloral), on voit le centre bulbaire de la respiration, différemment excité, produire des modifications correspondantes dans les mouvements respiratoires. « On voit donc que, malgré l'expression d'automatisme les cellules nerveuses du centre respiratoire sont loin de puiser leur force en elles-mêmes et en dehors des influences extérieures. C'est bien une cause externe qui les stimule, mais cette cause externe est représentée par de petites modifications dans la composition des gaz du sang » et aussi par la présence dans ce liquide de certaines substances étrangères absorbées dans le poumon, dans le tube digestif ou dans la profondeur même des tissus.

Le centre nerveux de la respiration ne fonctionne donc point par lui-même ; et la mise en jeu est due uniquement aux excitations qui lui arrivent de l'extérieur. Les modifications morbides, à leur tour, auxquelles il préside dans la diathèse tuberculeuse, ne sauraient non plus venir d'une autre source que des excitations morbides qu'il reçoit du monde, cosmologique, biologique ou social. Et comme en définitive, c'est l'éducation qui nous apprend à nous adapter convenablement à ce monde et à le modifier selon nos besoins, c'est nécessairement l'éducation qui pourra seule nous mettre à même de combattre et de repousser les atteintes de la diathèse tuberculeuse, ainsi que nous l'avons déjà dit plus haut.

De tout ce que nous avons dit touchant la physiologie de la respiration, nous devons surtout retenir les trois propositions suivantes :

1° La respiration normale est nasale ;

2° L'expiration est plus longue que l'inspiration ;

3° Les excitations qui mettent en jeu les centres respiratoires viennent toutes de l'extérieur.

7° Rythme respiratoire chez le tuberculeux. — Cela étant connu, examinons rapidement comment respire le tuberculeux.

Quand un poitrinaire se présente à l'observation du médecin, la première remarque importante que celui-ci peut faire, c'est que son malade parle d'une façon saccadée, ses phrases sont entrecoupées de pauses plus ou moins longues, qui se produisent souvent entre deux mots qui devraient être prononcés ensemble, et même parfois au milieu d'un mot, comme si ce mot devait être articulé en deux temps.

Une observation plus attentive et une analyse plus approfondie du mécanisme suivant lequel se produisent chez les tuberculeux ces arrêts brusques et ces saccades dans la parole articulée, ne tardent pas à faire reconnaître que ces phénomènes tiennent nécessairement au retour trop fréquent du besoin irrésistible d'inspiration.

Mais, dira-t-on, ce besoin irrésistible existe aussi bien pour les autres que pour les tuberculeux. Sans doute. Mais les autres respirent largement par le nez; et les tuberculeux ne respirent que par la bouche; de sorte qu'ils sont obligés d'arrêter ces mouvements de phonation, pour les remplacer par les mouvements plus nécessaires et plus instinctifs de déglutition et d'inspiration.

Et, si l'on s'informe alors du motif pour lequel la respiration nasale est défectueuse, on constate que, le plus souvent, sinon toujours, la perméabilité des fosses nasales est fort diminuée, soit qu'il existe une simple hypertrophie de la pituitaire ou une déviation de la cloison nasale, ou encore toute autre lésion de cette région : tumeur adénoïde, polype, etc. Ces diverses lésions pourront coexister dans les deux côtés, mais le plus souvent elles seront unilatérales. Dans quelques cas plus rares, les fosses nasales paraîtront perméables anatomiquement et cependant la respiration se fera habituellement par la bouche, comme si le malade avait oublié de respirer physiologiquement par le nez !

En interrogeant le malade sur l'époque à laquelle remonte cette respiration anormale, on ne recueille le plus souvent que des réponses incertaines, comme si cette respiration était congénitale ou comme si elle s'était établie à un âge où les souvenirs font défaut. Cependant, si l'on insiste auprès des parents, on apprend que depuis longtemps le malade nasonnait plus ou moins, dormait souvent la bouche ouverte, éternuait fréquemment et enfin s'enrhumait pour la cause la plus légère.

Et si l'on recherche soigneusement à quelle époque il convient de faire remonter véritablement ces troubles respiratoires et cette impressionnabilité excessive de la muqueuse naso-pharyngo-laryngienne, on constate que, dans le plus grand nombre des cas, le début des accidents coïncide avec la première dentition, dans quelques autres cas, avec la seconde dentition, et dans les autres cas enfin, avec l'établissement de la puberté. Qui ne sait aujourd'hui que chaque éruption dentaire s'accompagne très fréquemment, sinon toujours, d'une irritation inflammatoire de la muqueuse nasale ? Et comme ces coryzas de dentition sont de véritables coryzas à répétition, puisqu'ils se renouvellent à propos de l'éruption de chaque groupe dentaire, il arrive fréquemment que le premier n'est pas encore guéri quand le second survient, et ainsi pour les autres ; et comme, non moins fréquemment aussi, on n'y prête aucune attention, le coryza devient chronique ; et la muqueuse s'hypertrophie, si même cette inflammation n'est pas l'origine de lésions plus graves, de tumeurs adénoïdes notamment et de polypes entraînant avec elles une atrésie nasale plus ou moins complète.

Qui ne sait encore quelle étroite sympathie existe entre les organes génitaux et les corps érectiles du nez? Les données, aussi récentes qu'inattendues fournies par la pathologie nasale, n'ont-elles pas démontré au plus sceptique qu'il est difficile, tant chez l'homme que chez la femme, de guérir une affection du nez avant d'avoir guéri une affection concomitante des organes génitaux? (Mackenzie.)

Au début des accidents, l'observateur attentif remarque que l'enfant ou l'adolescent respire péniblement pendant les premiers jours, sa respiration devenue insuffisante, est haletante, précipitée, anxieuse même; elle se fait complètement par la bouche. Mais, le sujet s'habituant peu à peu à cette nouvelle façon de respirer, sa respiration bientôt ne présente plus les caractères signalés plus haut et finit par paraître se faire normalement et sans difficulté. Le malade, à son tour, finira par ne plus savoir respirer par le nez, lorsque celui-ci redeviendra peut-être perméable; et il aura oublié, si je puis ainsi dire, comment il doit remplir sa fonction. J'ai du moins observé fréquemment des sujets qui ne respiraient spontanément que par la bouche, et qui cependant respiraient fort bien par le nez, quand on leur disait de tenir la bouche absolument close.

L'observation populaire a pressenti depuis fort longtemps la relation de cause à effet qui lie ces lésions nasales et la diathèse tuberculeuse, quand elle dit d'un poitrinaire : qu'il a un *rhume négligé* ou encore que le *rhume lui est tombé dans la poitrine*. C'est qu'une observation du bon sens vulgaire est à l'origine de toute vraie science, et l'unique rôle de celle-ci est de développer cette observation, de l'étendre à tous les cas analogues, et ensuite d'en trouver l'explication exacte qui nous permettra de prévoir pour pouvoir modifier les phénomènes selon nos besoins. Recherchons donc quelle est, dans le le cas qui nous occupe, cette interprétation, ou mieux, cette explication scientifique qui lui convient.

Chez les individus atteints d'atrésie nasale plus ou moins grande, on constate toutes sortes de déformations thoraciques, dont la plus constante aussi bien que la plus importante, et qui est l'aboutissant presque fatal de toutes les autres, est la diminution plus ou moins considérable de la cavité thoracique. Elle est produite par un mécanisme fort simple : l'air qui pénètre dans les poumons est en trop faible quantité pour faire un équilibre suffisant à la pression atmosphérique, celle-ci empêche alors et retient le développement normal du squelette. Et cette diminution de la circonférence thoracique est surtout sensible vers les sommets ; ce qui tient à ce que l'air, plus fortement aspiré vers les bases, se précipite plus énergiquement et presque tout entier dans les alvéoles inférieures, tandis qu'il se répand avec beaucoup moins de force dans les alvéoles supérieures qui s'affaissent alors naturellement. Or, c'est une loi biologique que tout organe qui fonctionne insuffisamment tend à s'altérer et à devenir malade. Voilà, d'ailleurs, comment s'explique le siège presque constant de la diathèse dans les sommets pulmonaires.

Mais les lésions nasales agissent encore par un autre mécanisme sur la production de la tuberculose pulmonaire. Elles arrivent à rompre le rythme respiratoire en amenant la diminution dans la durée du mouvement expiratoire, puisque l'élasticité pulmonaire, n'ayant pas à lutter contre une tension inspiratoire aussi considérable qu'à l'état normal, opère trop tôt le retrait pulmonaire. C'est ainsi que le rapport de l'expiration à l'inspiration, au lieu d'être normalement comme 2 : 1, diminue progressivement jusqu'à n'être plus que comme 1 : 1, c'est-à-dire que la durée de l'une est désormais égale à celle de l'autre ; et l'on compte alors dans l'unité de temps, ou par minute, non plus 16 à 18, ce qui est la normale, mais bien 25, 28, 30 inspirations et expirations, et parfois même plus encore. Et, dès lors, le sang restant trop peu de temps en contact avec l'air inspiré, les échanges gazeux ne peuvent pas se faire complètement à travers les parois alvéolaires ; et, l'hématose devenant insuffisante, la nutrition locale et générale devient languissante et troublée ; d'où naît un affaiblissement de l'organisme et une résistance moindre contre l'envahissement de la maladie ; en même temps que les sensations émanées des poumons, dont le fonctionnement devient ainsi radicalement vicieux, arrivent avec un caractère morbide au centre respiratoire qui les renvoie à ces organes sous forme de mouvements nutritifs non moins défectueux. Et suivant que ces mouvements nutritifs défectueux seront ou plus forts ou plus faibles que les mouvements nutritifs normaux, ils donneront lieu à une maladie qui revêtira, ou bien la forme active et fébrile dans le premier cas, ou bien la forme passive et apyrétique dans le second cas.

La lésion d'où provient cette atrésie des premières voies respiratoires est ou a été souvent unilatérale; la localisation de la diathèse est elle-même unilatérale aussi dans tous ces cas, et siège toujours dans le côté correspondant, dans le poumon droit si la lésion est à droite, dans le poumon gauche si la lésion est à gauche.

Cette unilatéralité s'explique d'abord par l'unilatéralité consécutive des actions réflexes qu'elles provoquent au début dans le seul poumon correspondant, ainsi que nous l'avons remarqué plus haut. Elle s'explique ensuite parce que le poumon correspondant, recevant moins d'air que l'autre, fonctionne aussi plus défectueusement : l'air inspiré par la narine droite ne se mêle pas complètement, avant son arrivée à la division trachéale, à l'air inspiré par la narine gauche; l'air venant de chaque narine se précipite de préférence dans le poumon correspondant; tels deux affluents suivent encore leur route sans confondre immédiatement leurs eaux dans leur nouveau lit commun.

Et il est facile de se rendre compte que les choses se passent bien réellement ainsi. Respirez une vapeur bien chaude, fermez la bouche et l'une des narines, et vous sentirez la vapeur entrer plus abondamment dans le poumon correspondant à la narine laissée libre; et, plus directement encore, prenez un compas avec lequel vous pouvez mesurer séparément l'ampliation de chacun des poumons pendant l'inspiration; fermez maintenant la bouche et la narine droite par exemple, et vous verrez que le compas indique une diminution notable dans l'ampliation de la cage thoracique, mais seulement du côté droit, c'est-à-dire du côté correspondant à la narine fermée. C'est ainsi encore que des points de côté et des névralgies intercostales sont souvent soulagés en faisant fermer la narine correspondant au côté malade, ce qui rend moins étendu et plus doux le mouvement de dilatation thoracique qui *exacerbe* la douleur.

Les sujets porteurs de lésions nasales, surtout de tumeurs adénoïdes faisant obstacle au libre passage de l'air, présentent généralement un *habitus* extérieur particulier, dont on a voulu faire la caractéristique d'un état général, le lymphatisme. Mais, qu'on le remarque bien, cet état général, ce lymphatisme, n'est nullement la cause, mais bien l'effet de la lésion anatomique locale, si bien que celui-là se modifie et se transforme, dès que celle-ci est elle-même guérie. Il arrive ici, comme je l'ai dit ailleurs, qu'ayant perdu le souvenir de l'époque où s'est produite la lésion locale et où celle-ci a produit à son tour l'état général, et comme c'est lui qui se présente directement à l'observation, il paraît exister d'abord primitivement seul et provoquer ensuite consécutivement les lésions locales, tandis que, encore une fois, c'est l'inverse qui est la réalité vraie : *l'état général est la conséquence immédiate de l'insuffisance de l'hématose et du ralentissement de la nutrition que j'ai montrés indissolublement liés dans l'espèce à l'insuffisante pénétration de l'air dans les poumons par l'obstacle apporté à cette pénétration par la lésion nasale elle-même*[1]. En un mot, c'est la respiration insuffisante qui est la conséquence immédiate de cette atrésie, qui cause à son tour les troubles morbides observés.

Et cette atrésie n'est pas le seul mode de production de la respiration insuffisante. Il en est d'autres dont les deux principales sont : 1° l'habitude systématique de dormir sur le seul côté droit ou sur le seul côté gauche : la pression exercée par le lit sur le thorax opposant nécessairement une certaine résistance au libre développement de la cage thoracique ; 2° la pleurésie : le liquide, d'abord refoulant

[1] Mon excellent confrère, le docteur Chaumier, de Tours, a fait une étude approfondie des tumeurs adénoïdes et des troubles qu'elles occasionnent. Il en a consigné les résultats en quelques pages avec une extrême précision en même temps qu'avec une grande clarté. En voici l'extrait qui se rapporte le plus directement à mon sujet et dans lequel est entrevu, mais très implicitement, le rôle des lésions nasales dans l'étiologie de la tuberculose pulmonaire. - Mais je signalerai tout particulièrement — et cela parce que les spécialistes ne voient que rarement ces cas, de beaucoup les plus fréquents. — les lésions trachéo-bronchiques causées par les tumeurs adénoïdes.

. . . .

« Interrogez les parents et vous verrez que tel enfant est sujet à des rhumes fréquents, des bronchites à répétition, qu'il a eu des broncho-pneumonies, des pneumonies même. Vous trouverez des enfants qui toussent constamment et chez lesquels la bronchite chronique existe déjà. Certains de ces enfants sont atteints d'asthme véritable, survenant par accès ou de bronchites suffocantes.

« En disant que l'on trouve chez ces enfants des bronchites, des broncho-pneumonies, des pneumonies mêmes, je ne vouet tassant le tissu pulmonaire, et les brides, ensuite, empêchant l'organe de récupérer toute son élasticité.

Au sujet des dangers que fait courir à l'organisme la respiration insuffisante d'où qu'elle procède, voici un extrait du feuilleton du journal *la Quinzaine médicale*, qui l'a lui-même emprunté au *Journal d'hygiène*, sous la signature *Rouxel* :

« La respiration insuffisante est la cause princi-
« pale, peut-être unique, d'un grand nombre de
« maladies.

« On comprend aisément que, par suite du manque
« d'air et d'exercice des poumons, l'organe s'atro-
« phie. Le sang et les humeurs séjournent trop
« longtemps dans les cellules pulmonaires, ils s'y

drais pas qu'on interprétât mal mes paroles; toutes les maladies sont dues à des microbes, des microbes différents ; mais l'existence des tumeurs adénoïdes gênant *l'entrée de l'air dans les poumons favorise le développement de ces germes morbides.*

« Chez les très jeunes enfants on entend souvent à distance un gros râle, qui a son origine dans le pharynx ; les parents disent que l'enfant a la poitrine grasse. Fréquemment l'allaitement au sein est gêné par la difficulté de respirer et l'enfant périclite ou meurt, si l'on n'intervient pas. . . . . .

. . . .

« Le diagnostic est des plus faciles : presque tous ces enfants entr'ouvrent plus ou moins la bouche le jour et la nuit : ils ronflent pendant leur sommeil; presque tous ont le palais ogival; beaucoup ont les incisives supérieures déviées en avant ou mal plantées; beaucoup ont la poitrine saillante. .

. . . .

« Dans tous les cas, le médecin d'enfants devra procéder à l'examen du pharynx nasal, et pour cet examen il n'est pas besoin d'instruments spéciaux : le doigt passé derrière le voile du palais est le meilleur instrument et en un instant le diagnostic qu'on avait déjà fait avant cet examen est confirmé. »

« corrompent et engendrent les microbes que l'on « suppose ensuite, bien gratuitement, venir du « dehors.

« Les cellules elles-mêmes perdent leur ressort et « deviennent impuissantes pour lutter contre les « microbes extérieurs qui peuvent aussi survenir.

« Car il y a aussi bien de ces bestioles hors de « nous que dans notre organisme; mais réciproque- « ment. Et le tort des pathologistes unilatéraux est « de supposer que tous viennent du dehors et que « l'organisme est purement passif. Partant de cette « hypothèse, ils se mettent en devoir de combattre « le microbe à outrance, et pendant ce temps-là ils « négligent le macrobe.

« L'expérience prouve, pourtant, que la respira- « tion d'un air pur et sain suffit pour guérir la « phtisie, et, à plus forte raison, ce simple régime « peut-il la prévenir. C'est le rôle de la respiration « artificielle.

« Si les microbes malfaisants se forment dans « l'organisme, s'ils sont la transformation des bons « en mauvais, c'est perdre son temps que de né- « gliger l'intérieur pour ne s'occuper que de l'ex- « térieur. On aura beau isoler les phtisiques, par « exemple, se mettre à l'abri de leur contact, on « deviendra phtisique quand même, si l'on suit le « régime qui y conduit, si l'on sèvre ses poumons « de la quantité d'aliments et d'exercice qui leur est « nécessaire.

« Même dans l'hypothèse que le microbe de la « phtisie serait d'origine extérieure, un poumon sain, « bien exercé, bien alimenté, résistera facilement à

« la contagion, tandis qu'un poumon faible et chétif « sera envahi.

« Entre microbes comme entre macrobes, la loi « est la lutte pour la vie. Le plus fort tue le plus « faible, et le mange. Si les microbes qui composent « les poumons sont plus vigoureux que les microbes « miasmatiques extérieurs qui voudraient l'envahir, « non seulement il ne sera pas vaincu, mais la lutte « le fortifiera, il se trouvera immunisé.

« En toute hypothèse, c'est donc le macrobe qu'il « faut soigner, plutôt que le microbe qu'il faut com- « battre. C'est la bonne respiration qui fournit au « poumon l'aliment et l'exercice qui lui sont néces- « saires pour se maintenir sain envers et contre « tous. »

8° Influence des hautes altitudes et sanatoria. — Arrivés à ce point, nous pouvons maintenant aborder l'étude du mécanisme par lequel les hautes altitudes confèrent à ceux qui y séjournent une réelle immunité contre la tuberculose pulmonaire, et ensuite l'étude du mode d'action des basses pressions sous lesquelles on y respire, dans le traitement de cette cruelle affection qui en est le plus souvent heureusement influencée[1].

[1] Quant au *Mal des montagnes*, on sait qu'il n'est pas à redouter encore à l'altitude où les *sanatoria* doivent être installés pour être utiles. Mais l'interprétation que le Dr Jourdanet a donnée de ce mal des montagnes ne me paraît pas absolument exacte ; et je ne puis m'empêcher d'en dire ici quelques mots.

Evidemment le mal des montagnes existe, et tout ascensionniste en est toujours plus ou moins atteint à une hauteur va-

Je sais bien qu'on fait jouer ici le plus grand rôle à la plus grande pureté de l'air. Mais, sans prétendre dénier à cet élément toute action bienfaisante, je crois que là n'est pas l'explication que nous cherchons. La voici selon moi.

La dilatation de la cage thoracique pendant l'expansion devient, à ces hauteurs, suffisante puisqu'elle

riable pour chaque individu. Mais est-il bien dû uniquement à la raréfaction de l'oxygène seul contenu dans l'air inspiré, comme le proclament si énergiquement le Dr Jourdanet et, après lui, Paul Bert? Je ne le pense pas.

D'un côté, certains animaux montent à des hauteurs excessives et y vivent comme dans leur milieu naturel; tel, parmi les oiseaux, le condor qui s'élève, d'après Jourdanet lui-même, à plus de 6000 mètres au-dessus du niveau de la mer; tel encore, parmi les quadrupèdes, le lama qui séjourne, en été, à l'altitude de plus de 5000 mètres, toujours d'après l'assertion de notre auteur.

La diminution ou la raréfaction de l'oxygène dans l'air inspiré à ces altitudes est nécessairement la même pour le condor et le lama que pour l'homme; et, comme la respiration des uns n'est pas moins active que la respiration de l'autre, si le mal des montagnes était réellement dû à cette pauvreté de l'air en oxygène, le condor et le lama devraient l'éprouver au même titre que l'homme lui-même.

D'un autre côté, l'expérimentation démontre qu'une grande diminution de l'oxygène dans l'air confiné n'entraine pas nécessairement la mort de l'animal en expérience. « Mais, écrit à ce sujet G. Carlet, dans l'art. *Respiration* du *Dictionnaire* de Dechambre, on pourrait avoir quelque peine à comprendre comment l'absorption de l'oxygène par le sang se fait aussi facilement, étant donné le faible coefficient de solubilité de ce gaz. Or, si l'on songe que l'oxygène du sang est presque entièrement fixé par l'hémoglobine, on ne sera pas surpris que celle-ci attire l'oxygène, à mesure qu'il se dissout dans le sérum, et que ce dernier, ayant perdu son oxygène, se trouve très apte à en absorber de nouveau. D'ailleurs l'expérience a démontré que si l'on enferme des mammifères en vases clos, ils *continuent à vivre jusqu'à ce que l'oxygène de l'air confiné soit réduit à 1 et même 0,5 p. 100. L'absorption* n'est plus trop gênée par une pression atmosphérique trop considérable ; l'air plus énergiquement aspiré par un vide plus grand pénètre alors dans les poumons plus abondamment ; il résulte que l'expiration se prolonge assez pour permettre aux poumons un fonctionnement normal, ou tout au moins suffisant pour assurer à son tour une suffisante héma-

de l'oxygène par le sang du poumon se fait donc alors même que la pression de ce gaz est presque nulle. »

Ainsi des animaux vivent normalement à des altitudes auxquelles l'homme peut difficilement s'élever sans danger; et, cependant, ces animaux ont une respiration tout aussi active que la sienne, et consomment certainement, toutes choses égales d'ailleurs, autant, sinon plus, d'oxygène que lui.

Donc, incontestablement, le mal des montagnes, dont la réalité ne saurait être contestée, ne s'explique pas suffisamment, comme le veut Jourdanet, par la seule diminution de la quantité absolue de l'oxygène dans l'air inspiré; et il doit avoir, par conséquent, une cause plus directe.

Dans les expériences en vases clos qui démontrent que des mammifères continuent à vivre dans un air où l'oxygène n'est plus que dans la proportion de 1 et même de 0,5 p. 100, c'est l'oxygène seul qui diminue progressivement et proportionnellement à la durée de l'expérience et à l'énergie des combustions organiques, tandis que la pression atmosphérique, loin de diminuer, tendrait, au contraire, à s'accroître par l'accumulation de l'acide carbonique plus dense. Dans les hautes altitudes, l'oxygène est loin d'y être descendu dans la même proportion, lorsque l'ascensionniste est surpris par le mal des montagnes; seule la pression atmosphérique diminue progressivement et proportionnellement aux diverses altitudes atteintes.

Donc, quand l'oxygène diminue seul, l'animal continue de vivre sans accident; mais quand la pression atmosphérique diminue en même temps et suffisamment, les accidents éclatent ; par conséquent, la cause directe du mal des montagnes est, non pas la seule pauvreté de l'air inspiré en oxygène, incriminée par Jourdanet et Paul Bert, mais la diminution de plus en plus grande de la pression extérieure qui, permettant l'expansion plus énergique des gaz organiques, entrave

tose. Les médecins qui ont pratiqué dans les hautes altitudes, notamment dans les hauts plateaux du Mexique, ont tous constaté, en effet, non seulement la rareté de la tuberculose pulmonaire chez les habitants de ces pays, et le grand développement de leur

singulièrement et affaiblit, dans la cornue vivante, les opérations physico-chimiques, les dissolutions et les combinaisons, d'où résultent la rénovation des tissus et le maintien de la vie; c'est, en un mot, la faible énergie avec laquelle les actes nutritifs s'exécutent sous une pression ambiante aussi faible; ou plutôt, c'est l'impossibilité pour l'hémoglobine de retenir, dans ce cas, à l'état de combinaison, une suffisante quantité d'oxygène, et pour le sérum sanguin de tenir en dissolution tout l'acide carbonique produit par les combustions organiques.

Si le condor et le lama peuvent s'élever aux altitudes signalées, c'est qu'un artifice d'organisation ou l'accoutumance progressive leur permet d'équilibrer la pression extérieure et la pression intérieure, de telle façon que, même à ces altitudes, la nutrition s'accomplit encore suffisamment bien.

D'ailleurs cette explication pourra être facilement contrôlée par la comparaison des analyses de l'air inspiré et de l'air expiré à ces hautes altitudes, l'oxygène devant se trouver dans ce dernier en plus forte proportion que dans l'air expiré aux basses et moyennes altitudes.

Chez l'homme respirant sous la pression atmosphérique habituelle, l'air inspiré et l'air expiré présentent en volumes, selon Vierordt, la composition suivante :

	AIR INSPIRÉ	AIR EXPIRÉ
Azote	79,2	79,3
Oxygène	20,8	15,4
Acide carbonique	»	4,3
	100,0	100,0

Sous une pression beaucoup plus faible, telle que celle à laquelle survient le mal des montagnes, l'air expiré, si mon explication est véritable, contiendra plus de 15,4 d'oxygène et moins de 4,3 d'acide carbonique, le premier n'étant pas utilisé et le second n'étant pas produit autant que dans les conditions de pression ambiante normale.

cage thoracique, mais encore la fréquence des guérisons de cette maladie et l'agrandissement notable qu'éprouve la cage thoracique chez les étrangers qui y vont, soit pour leur commerce, soit pour leur santé. Ainsi les basses pressions augmentent le volume de la cage thoracique (Armieux) au même titre que la respiration habituelle d'air comprimé (Vivenoot), en rétablissant l'équilibre entre la pression atmosphérique et la pression de l'air inspiré, par la diminution de l'une dans un cas, et par l'augmentation de l'autre dans l'autre cas[1].

On voit donc que les basses pressions et l'air comprimé agissent sur l'organisme par un mécanisme diamétralement opposé à celui que nous avons vu diminuer la circonférence thoracique et provoquer consécutivement la prédisposition à la tuberculose pulmonaire.

[1] Au sujet de cet agrandissement de la cage thoracique signalé par MM. Vivenoot et Armieux, et réellement obtenu, chez le premier, par la respiration quotidienne d'air comprimé, et, chez l'autre, par le séjour temporaire à la station thermale de Barèges, le Dr Jourdanet s'exprime en ces termes :

« Un physiologiste distingué, M. Vivenoot, de Vienne, s'est livré à des recherches très dignes d'attention sur l'air comprimé. En se soumettant lui-même à cet agent un temps relativement court, tous les jours, il a vu la capacité de sa poitrine s'accroître d'une manière bien autrement notable que chez les Quichuas, et ce surcroît de volume a longtemps persisté après la cessation de cette pratique.

« Dans un ordre inverse, M. le Dr Armieux, médecin qui pratique avec distinction à Barèges, pendant la saison thermale, a constaté une augmentation du volume thoracique chez les infirmiers qui arrivaient chaque année à cette altitude d'environ treize cents mètres. Ces deux faits, en quelque sorte *paradoxaux*, ne prouveraient-ils pas que les transitions de pression, par les troubles passagers dont elles sont la

De ce qu'on vient de lire, il est facile d'induire tout le parti qu'on peut et doit tirer du séjour dans les sanatoria établis dans les montagnes, non seulement pour la cure de la tuberculose confirmée, mais encore et surtout pour sa prophylaxie chez les sujets qui y sont prédisposés par les fatalités sociologiques, ou par les lésions acquises. Une gymnastique respiratoire bien comprise, une alimentation saine et bien réglée, l'absence de tout souci et de toute préoccupation sociale, choses qu'on peut facilement rencontrer dans ces établissements, tels sont les puissants moyens que les sanatoria fournissent à l'organisme prédisposé du malade pour retrouver le mécanisme de la guérison naturelle.

source, agissent sur le système nerveux, l'inquiètent et l'obligent à porter sur les organes de la respiration une attention insolite. »

La cage thoracique, en effet, peut être considérée, dans l'espèce, comme un véritable poids qu'il faut soulever, et dont la résistance est encore augmentée de toute celle qui résulte de la pression que l'air extérieur exerce sur sa surface. La force qui doit vaincre cette double résistance réside uniquement dans l'expansion à laquelle les poumons sont soumis par l'air dont l'inspiration les emplit. Dans l'expérience de M. Vivenoot, c'est la force qu'on augmente, puisqu'on augmente nécessairement la force expansive de l'air inspiré par la compression préalable à laquelle il est soumis; et, dans l'observation de M. Armieux, c'est la résistance qui est diminuée, puisque l'un des éléments de cette résistance, la pression atmosphérique, a subi lui-même une notable diminution. Or, dans le soulèvement d'un poids, qu'on augmente la force, ou qu'on diminue la résistance, l'effet obtenu sera nécessairement le même; et, dans le cas qui nous occupe, c'est la cage thoracique qui sera plus puissamment soulevée et par conséquent agrandie. Donc, les deux faits de MM. Vivenoot et Armieux, loin d'être paradoxaux ni contradictoires, sont exactement corrélatifs et bien confirmatifs l'un de l'autre.

En France, nous n'avons que peu d'établissements de ce genre, sans compter que leur installation est encore fort défectueuse. Puissions-nous être bientôt chez nous dotés de sanatoria qui offrent aux malades tout le confort et toute l'hygiène désirables, et qui soient en même temps d'un accès facile et prompt. Les Pyrénées certes, aussi bien que les Alpes, offrent, à des altitudes suffisantes, des sites éminemment favorables pour la création de sanatoria. A l'œuvre donc! A l'œuvre! et cessons d'être tributaires de l'étranger!

Malheureusement, tous les candidats à la tuberculose ni tous les poitrinaires avérés ne pourront pas se rendre dans ces établissements; et c'est même l'infime minorité qui est appelée à jouir de leurs salutaires effets[1]. Mais ne pourrait-on pas, par un moyen quelconque, en faire bénéficier dans une cer-

[1] En outre, tous les tuberculeux et tous les prédisposés à la phtisie ne peuvent pas et ne doivent pas être envoyés dans les sanatoria des hautes montagnes, qui présentent, comme toutes les autres médications, des contre-indications formelles. En semblable matière, nous ne saurions mieux faire que de citer immédiatement M. Barth, dont la compétence ne saurait être contestée :

« Les prédisposés héréditaires, encore indemnes de localisations — les lymphatiques, les scrofuleux, les phtisiques atteints de lésions au début, apyrétiques, ou n'ayant que des poussées de fièvre courtes et rares; ceux chez lesquels le mal a débuté par une pleurésie, y obtiendront des résultats favorables, pourvu que leur moral soit ferme, pourvu qu'ils sachent résister à l'influence déprimante de l'ennui, du froid et de l'isolement.

« Mais on se gardera d'envoyer sur les hauteurs les malades atteints du cœur et des vaisseaux, d'hémophilie, d'asthme et d'emphysème; on en dissuadera également les tuberculeux à forme éréthique, à réactions nerveuses désordonnées, les cas avec fièvre d'emblée, hémoptysies congestives, lésions broncho-pneumoniques étendues. L'existence d'une complication

taine mesure ceux qui n'y peuvent prétendre? Il est certain qu'il n'y a aucune difficulté pour se procurer l'alimentation appropriée et, souvent aussi, l'hygiène psychique nécessaire dans la cure aussi bien que dans la prophylaxie de cette cruelle affection. Cela est moins évident et parait beaucoup plus difficile-

laryngée, d'une entérite ulcéreuse ou d'une néphrite albuminurique est une contre-indication encore plus formelle. »

Et ailleurs M. Barth dit encore : Ni Davas ni Leysin ne peuvent être conseillés, pour l'hiver du moins, aux malades pusillanimes, à imagination vive, à volonté mobile et vacillante, dont le faible cerveau reflète la couleur du temps; ceux-là, isolés dans la solitude arctique de la haute montagne, sont promptement envahis par l'ennui, doublé d'un vague effroi; ils ont le mal du pays, perdent l'appétit, cessent de réagir et leur état s'aggrave rapidement; une prompte fuite est leur seule ressource. »

Mais la plupart de ces contre-indications disparaitront, et presque tous les malades pourront bénéficier des bienfaits des sanatoria, quand ceux-ci seront rendus d'un accès facile et prompt, non seulement en été, mais en hiver. Il faudra, pour cela, pouvoir arriver dans ces établissements, non seulement hygiéniquement c'est-à-dire commodément et sans fatigue, mais encore dans un temps relativement court, dans deux ou trois heures au plus. Ainsi les malades pourront facilement venir, dans la ville voisine, passer la soirée et la nuit, deux fois par semaine au moins, et plus souvent au besoin, au milieu de leurs familles et de leurs amis. Et l'ennui, le fatal ennui, ne saurait plus alors les gagner ni détruire le bien que le séjour de la montagne est susceptible de leur procurer. En outre, le surmenage respiratoire et circulatoire dû au séjour constant de ces hautes altitudes sera également sûrement évité. Or, ce moyen de locomotion rêvé me parait tout trouvé : c'est le *funiculaire* aérien, tel que M. Alfred Sansot, industriel-ingénieur à Bagnères-de-Bigorre, a eu l'idée de l'installer aux environs de cette ville. Je n'ai pas à développer ici ce projet qui ne m'appartient pas; il a été d'ailleurs publié et discuté dans plusieurs journaux, et je ne puis ici qu'insister auprès de M. Sansot et vivement l'encourager à le réaliser le plus tôt possible.

ment réalisable pour la gymnastique respiratoire. Cependant elle peut s'établir partout et toujours. Mais cela ne se peut qu'au moyen d'un inhalateur qui sera construit de façon d'abord à pouvoir comprimer l'air inspiré et ensuite à pouvoir mélanger cet air à des vapeurs médicamenteuses aromatiques ou balsamiques, mais toujours antiseptiques. Il existe déjà un grand nombre de modèles d'inhalateurs, et ce grand nombre est même la preuve péremptoire de la grande importance attribuée aux inhalations médicamenteuses dans le traitement des maladies des voies respiratoires, et en particulier de la tuberculose pulmonaire. Mais un examen même superficiel fait bien vite apercevoir que tous ces appareils sont très rudimentaires et ne répondent point aux indications fournies par la physiologie de la respiration.

Celle-ci, en effet, est nasale et non point buccale ; elle est de moitié plus courte dans son premier temps — l'inspiration — que dans son second temps — l'expiration, — c'est-à-dire que si l'inspiration dure une seconde, l'expiration doit durer deux secondes. En outre, dans les maladies des voies respiratoires la respiration est presque toujours insuffisante, ce qui veut dire qu'il n'entre pas dans les poumons une assez grande quantité d'air. Souvent aussi, en raison de cette insuffisance de la respiration, la capacité de la cage thoracique est diminuée.

Or, tous les inhalateurs actuels envoient les vapeurs médicamenteuses dans les poumons, non point par le nez, ce qui est physiologique — mais bien par la bouche, ce qui est anormal et dangereux. Dans leur fonctionnement, on n'a pas eu égard davantage — ce qui est plus grave — au rétablissement du rythme respiratoire, qui est souvent si profondément troublé dans la tuberculose pulmonaire, si bien que l'expiration est égale et parfois plus courte que l'inspiration.

Voulant faire fabriquer un nouvel inhalateur, je devais nécessairement avoir pour but de remplir ces *desiderata*. Voici le dessin et la description de cet

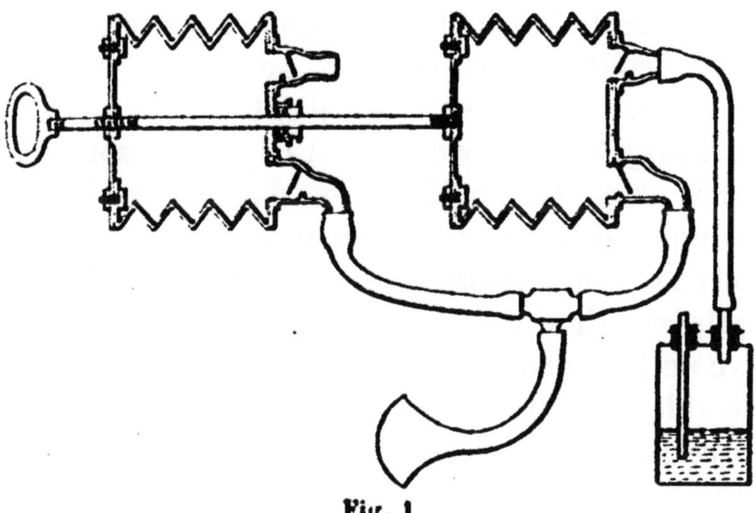

Fig. 1.

inhalateur qui me paraît répondre à toutes ces indications fournies par la physiologie.

Soient deux soufflets en caoutchouc, chacun d'eux muni de deux soupapes au moins, l'une d'entrée, et l'autre de sortie, et réunis par une tige rigide commune, qui les rend tout à fait solidaires pour leur ouverture et leur fermeture, c'est-à-dire qu'ils s'ouvrent et se ferment tous deux simultanément. L'un de ces soufflets, en s'ouvrant, aspire, par sa soupape d'entrée, à travers un tube de caoutchouc qui la met en communication avec un flacon à 2 ou 3 tubulures, suivant les besoins, le mélange d'air et de vapeur médicamenteuse qui sont produits dans ce même flacon. Ce soufflet, en se fermant, chasse par sa soupape de sortie, le mélange gazeux vers les voies respiratoires, à travers le tube de caoutchouc muni à son extrémité du cornet qui s'adapte sur la figure, emprisonnant le nez et la bouche, ou le nez seulement. Ce soufflet sert donc à l'inspiration.

L'autre soufflet, en s'ouvrant, se remplit de l'air expiré, à travers la soupape d'entrée. En se fermant il projette cet air expiré, à travers sa soupape de sortie dans l'atmosphère ou dans un récipient quelconque. Il sert donc à l'expiration.

Ainsi les deux soufflets, s'ouvrant ensemble, se remplissent l'un du mélange médicamenteux, et l'autre de l'air expiré ; et, en se fermant ensemble, ils se vident de ces deux gaz, le premier dans les voies respiratoires — inspiration —, le second dans l'atmosphère — expiration.

Le temps d'ouverture des soufflets, c'est-à-dire le temps de leur remplissage, étant le double de celui de leur fermeture, c'est-à-dire de celui de leur vidange, l'expiration sera nécessairement, mécaniquement —, d'une durée double de l'inspiration.

Enfin, suivant que le jeu des soufflets sera plus ou moins étendu, le mélange gazeux inspiré sera lui-même plus ou moins comprimé.

Le cornet est de préférence en gutta-percha, parce que cette matière, plongée dans l'eau chaude, a la propriété de se ramollir et de se mouler exactement sur les parties sur lesquelles on l'applique.

Cet Inhalateur était déjà construit, lorsque j'ai lu la description du spirophore de Woillez. Or, celui-ci peut, à la rigueur, très bien remplacer le meilleur inhalateur possible. En voici la description telle que la donne le *Dictionnaire* de Dechambre : « Il consiste en un cylindre de zinc ou de tôle assez grand pour recevoir le corps d'un adulte jusqu'au cou. Ce cylindre fermé inférieurement est recouvert à sa partie supérieure d'un couvercle percé d'un orifice circulaire dans lequel doit être passée la tête du sujet ; un diaphragme imperméable ferme toute entrée à l'air de ce côté. Alors, au moyen d'une pompe de la capacité de 20 litres environ, on aspire d'abord, puis au bout de quelques secondes, on refoule une partie de l'air contenu dans le cylindre. Sous l'influence de l'inspiration on voit, dans les expériences sur le cadavre, l'abdomen, les côtes inférieures et le sternum se soulever; mais la respiration, par suite de l'action exercée sur l'abdomen, paraît être surtout diaphragmatique.

« Les parties soulevées retombent quand l'air est refoulé. On imite donc ainsi le double mouvement de la respiration physiologique. M. Woillez a calculé que la quantité d'air appelée dans les voies respiratoires à chaque inspiration provoquée est de 1 litre ; elle peut être renouvelée une quinzaine de fois par minute. »

Ainsi avec le spirophore de Woillez, on peut efficacement combattre la respiration insuffisante constamment observée dans la tuberculose pulmonaire. On peut aussi, avec cet instrument, faire inhaler au patient les vapeurs médicamenteuses que réclame sa maladie. Pour cela, il suffira d'adapter au couvercle de la partie supérieure une cage bien fermée, dans laquelle la tête du patient est placée. Cette cage livre passage à un tube qui se dirige vers la bouche et le nez et qui y conduit le mélange gazeux qui doit être inspiré. Elle présente aussi à sa partie supérieure un orifice d'échappement pour l'air expiré.

Evidemment l'inhalateur que j'ai fait construire est trop compliqué et d'un prix trop élevé pour être prescrit dans chaque traitement individuel. Mais je crois pouvoir affirmer qu'il rendrait de grands services et qu'il arracherait bien des existences humaines à la maladie et à la mort, si on en faisait un usage convenable dans les écoles, où tout élève pourrait en bénéficier au fur et à mesure des indications, sous la direction du médecin attaché à l'établissement. Bien entendu, sa place serait également tout indiquée dans les établissements thermaux et dans les sanatoria. Il est certain que, comme traitement local de la tuberculose pulmonaire, il n'y en a pas qui soit supérieur à l'emploi de ces inhalations et de ces humages de mélange d'air ou d'oxygène et de vapeurs médicamenteuses, pendant lesquels le malade est obligé de régulariser son rythme respiratoire en même temps que les gaz inhalés sont au besoin suffisamment comprimés, afin de vaincre dans une juste mesure la pression atmosphérique qui empêche la dilatation thoracique et la pénétration dans la poitrine d'une suffisante quantité d'air. Ces inhalations ont, en outre, l'avantage de modifier utilement l'état de la muqueuse nasale, que nous avons vue être le plus souvent, sinon toujours, plus ou moins atteinte chez les prédisposés à la tuberculose, et, *à fortiori*, chez les tuberculeux confirmés.

Dans ces inhalations ainsi rythmées se trouvent la plus sûre action directe, le meilleur traitement local des lésions tuberculeuses des poumons : outre le contact immédiat sur les foyers malades des substances modificatrices inhalées et les impressions salutaires nées à ce contact, elles rendent au malade un rythme respiratoire se rapprochant de plus en plus du rythme physiologique et, consécutivement, elles lui procurent une meilleure hématose, une hématose qui lui assurera une nutrition moins défectueuse.

Ceci dit, il est temps de terminer enfin l'étude du traitement systématique de la phtisie pulmonaire en tant que maladie générale, et d'induire les indications de ce traitement de la seule notion positive que nous avons donnée de cette diathèse.

Or, de cette notion il ressort avec évidence cette première indication, indication fondamentale et qui les renferme toutes, c'est que la médication de la tuberculose pulmonaire doit être surtout *psychique*, c'est-à-dire qu'elle doit, quels qu'en soient les agents, tendre au rétablissement régulier du fonctionnement cérébral, et plus particulièrement, dans l'espèce, du centre nerveux qui préside à la vie et aux fonctions pulmonaires. Par là seulement on peut espérer entrer dans la voie certaine du mécanisme de la guérison naturelle; car, d'après les données positives de la vie, de la santé et de la maladie que nous avons développées dans la première partie de ce travail, il n'y a et il ne peut y avoir de guérison naturelle définitive que celle qui succède au retour du système organique à son centre de gravité, je veux dire au rétablissement durable du *consensus* et de l'*harmonie* nécessaires entre les fonctions corporelles et les fonctions cérébrales, entre le corps et l'âme ; en un mot, il n'y aura de guérison certaine que lorsque l'*origine du réseau* aura repris toute son autorité sur les brins révoltés de ce réseau, lorsqu'enfin l'unité humaine sera rétablie et consolidée.

Cela revient indubitablement à dire que les préparations pharmaceutiques auront peu ou point d'utilité dans un pareil traitement et qu'il faudra se montrer très sobre dans leur emploi, les réservant pour combattre les complications, les lésions et les troubles concomitants qui pourront être, dans le cours de la maladie, observés dans les autres organes.

Aussi bien, au rapport du Dr Félix Brémond, le célèbre médecin Georges Baglivi lança cette boutade à la pharmacopée de son temps : « Si la maladie est curable, il n'est pas besoin de beaucoup de remèdes pour en obtenir la guérison ; si elle est incurable, les drogues ne servent qu'à l'aggraver. » Et Gubler, « qui inventa plus de remèdes qu'un évêque n'en pourrait bénir », « veut bien avouer que le salut des générations futures devra plus à l'observance des règles de l'hygiène qu'aux progrès de la thérapeutique ».

Au début de ma carrière médicale, j'eus le bonheur de recevoir les conseils de mon oncle, le Dr Louis Cazalas, qui, par son travail opiniâtre et par sa haute intelligence, s'éleva jusqu'au plus haut sommet de la hiérarchie de la médecine militaire[1]. Or, il s'attacha surtout à me montrer la nécessité, pour le médecin digne de ce nom, de prescrire aux malades des mesures hygiéniques beaucoup plus que des préparations pharmaceutiques. Et j'ose affirmer que depuis plus de vingt ans que j'exerce la médecine, j'ai toujours eu l'occasion de vérifier combien ce conseil est juste et sage, et combien pour la cure des maladies l'hygiène l'emporte sur la pharmacie. Il m'est doux de déposer ici ce pieux et reconnaissant souvenir à la chère mémoire de mon oncle vénéré.

Au point de vue de la tuberculose pulmonaire, cette médication par l'hygiène est celle qu'ont recommandée et que recommandent toujours tous les maîtres de la médecine et plus particulièrement M. le professeur Grancher, lorsque, abordant le traitement de cette maladie, il pose tout d'abord en principe que *la thérapeutique hygiénique est la seule efficace de la tuberculose, et que la thérapeutique des médicaments doit être subordonnée à la thérapeutique de la nutrition, de l'alimentation.*

Cependant les médicaments qui ont été recommandés contre la tuberculose, même à l'égal de spécifiques, sont innombrables; et il est vrai de dire que tous ou presque tous ont compté au début et

[1] Il fut président du Conseil de santé des armées et plus tard sénateur des Hautes-Pyrénées.

comptent encore des succès plus ou moins nombreux et plus ou moins certains.

Qui ne sait également que des empiriques et des charlatans, qui ont la réputation de *posséder un secret*, d'*avoir un don*, inspirent au public crédule une telle confiance qu'ils obtiennent avec les remèdes les plus anodins, la tisane d'ortie, par exemple, des résultats merveilleux, des résultats que le médecin le plus illustre n'aurait pas osé espérer avec ses drogues les plus puissantes ? Sans doute, ces résultats sont plus ou moins passagers, et après un temps plus ou moins long la maladie reprend sa marche et tue tout aussi sûrement le malade.

Sans doute aussi, c'est un spectacle affligeant et pénible de voir, à la fin du XIXe siècle, des intelligences humaines encore possédées à ce point des idées théologiques et ajoutant cette foi aussi ardente qu'aveugle à tout ce qui porte le sceau du mystérieux et du surnaturel. Et quoique ce *secret* et ce *don* soient certainement chimériques ; puisque ces empiriques qui en sont réputés privilégiés, obtiennent des succès et procurent des soulagements, pourquoi ne les laisserait-on pas exercer leur art en toute liberté[1] ? Oui, je voudrais que l'exercice de

[1] Du reste ceci a été dit et beaucoup mieux dit, il y a bien longtemps, par le Dr Audiffrent : « Eh bien ! cette loi mentale (la loi des trois états) exprime toutes les différences intellectuelles qui existent entre les hommes, et en l'appliquant aux choses médicales, nous voyons que l'ignorance contemporaine restreint encore la plus grande partie des esprits aux explications théologiques et métaphysiques, tandis qu'une très petite minorité a pu seule monter, par l'étude scientifique, à l'état positif ou final. Telle est la raison de la diver-

la médecine fût permis à tous, parce que c'est le seul moyen d'éclairer le public et de diminuer sa confiance aux empiriques, et je suis convaincu que leur cabinet où l'on va par l'attrait du merveilleux, mais aussi par l'attrait du fruit défendu, serait de moins en moins encombré, et que les malades qui pourraient alors librement faire la comparaison entre les uns et les autres, ne tarderaient pas à venir redemander aux hommes de l'art les lumières et les secours de la vraie science. Oui, pour l'honneur des médecins qui n'ont pas encore rejeté toute foi au surnaturel, et pour l'honneur de la justice qui se rend toujours au nom de Dieu, oui, je voudrais que l'exercice de la médecine fût libre et qu'il n'y eût plus pour personne aucune illégalité, à moins de chantage, à soigner des malades. Car les poursuites que les uns réclament et que les autres

gence fondamentale qui existe, à cet égard, entre le public et nous; nous lui parlons lois, il nous répond entités et fictions; il ne peut nous comprendre et nous ne l'apprécions pas assez. Mais en est-il de même pour lui, avec les empiriques? — Nullement. Il y a entre eux et le public une identité parfaite de conceptions et de croyances, un même état intellectuel, qui rendent compte de la confiance qu'ils inspirent et dont ils jouiront, quoi que nous fassions, jusqu'à ce que la science ait pénétré la généralité des esprits........

...... « *Il n'y a pas un guérisseur qui ne puisse compter des succès; il n'y a pas un docteur si illustre qu'il soit, qui ne doive avouer d'affligeants revers.* Enfin, les empiriques sont les pères de l'art que nous pratiquons si péniblement, nous leur devons plus d'un bienfait, et de nos jours encore ils ont plus d'une fois augmenté le trésor de nos ressources. Rappelez-vous Priessnitz!

« Respectons donc en eux et la confiance qui les entoure, et les services qu'ils ont rendus. Laissons au public le libre choix de l'homme auquel il doit confier le soin de son existence... »

exercent sont en formelle contradiction avec les croyances philosophiques et religieuses et constituent une véritable mauvaise action. Si le miracle, en effet, existe; s'il est possible, si le surnaturel est réel, pourquoi l'empirique qui est l'objet de vos foudres, n'aurait-il pas reçu ce don ou ce pouvoir de guérir? Et personne, sans doute, n'oserait avoir la prétention sacrilège de connaître et de condamner les décisions et les volontés surnaturelles. Voilà pourquoi, tant que les hommes croiront au surnaturel et au miracle, je demande qu'on laisse à tous la liberté d'exercer la médecine. D'ailleurs on dirait que la dérisoire sanction appliquée aux contrevenants de l'exercice illégal de la médecine est un aveu implicite de la conscience qu'on a de part et d'autre de la fausse situation dans laquelle on se trouve, quand on demande et qu'on exerce de semblables poursuites judiciaires.

Voilà pourquoi aussi, malgré leur habituelle inutilité, pour ne pas dire plus, je n'ai pas prétendu prononcer une désapprobation absolue de l'emploi des substances pharmaceutiques dans le traitement de la tuberculose pulmonaire. Je sais qu'elles font, selon les cas, toutes plus ou moins de bien, et je sais aussi que beaucoup de malades auxquels on n'en prescrirait pas, perdraient toute confiance en leur médecin et courraient bien vite en consulter un autre. Mais ce que j'ai voulu dire, c'est que tous les remèdes doivent être discrètement employés et qu'ils doivent toujours être relégués au second plan pour mettre bien au premier la *médication par l'éducation*, la *médication par l'hygiène* et la *morale pratique.*

Mais enfin en quoi consiste donc cette médication qui repose tout entière sur l'éducation, sur l'hygiène et sur la morale dont nous avons tant parlé jusqu'ici et sur laquelle nous fondons une si grande confiance? Nous allons nous expliquer.

Cette médication ne se formule pas, elle s'enseigne, a dit avec raison M. le professeur Grancher; le malade ne sait, comme il convient, ni se tenir chaud, ni s'habiller, ni dormir, ni se promener, ni respirer, ni manger; il faut lui apprendre tout, car il ignore tout. Et le médecin doit faire l'éducation, non seulement de son malade, mais encore de son entourage, aussi ignorant que lui, et qui cependant doit bien savoir ce qui est nécessaire et toute l'attention et tout le dévouement qu'exige un pareil traitement. Avant tout et par dessus tout, malade et entourage doivent savoir que « *pour guérir la tuberculose, il faut avant toute chose le vouloir, le vouloir bien, le vouloir longtemps* ». (Grancher.)

Mais, ainsi que nous l'avons formellement établi dans le cours de ce travail, la maladie, la santé et la vie elle-même sont sous la plus étroite dépendance des actions que le monde exerce sur nos organes. De même le retour à la santé, quand la maladie a envahi notre organisme, ne peut dépendre et ne dépend en réalité uniquement que des modifications favorables que nous savons apporter à ces mêmes actions extérieures.

Or, les actions extérieures n'atteignent notre corps que par l'intermédiaire des sens. Il semblerait donc que, pour l'étude de cette éducation et de cette hygiène sur lesquelles nous basons le traitement de la tuberculose pulmonaire, l'ordre didactique ne pût consister que dans l'étude de l'éducation et de l'hygiène propres à chacun de nos sens. Mais, comme nous l'avons aussi plusieurs fois répété, la mésologie, ou la science des actions et réactions du milieu sur le corps, et *vice versa*, en est encore à ses premiers débuts. Dès lors, ce que j'aurais à dire d'utile sur chacun des sens, se réduirait à si peu de chose, qu'il convient de ne pas adopter cette marche dans l'exposition de cette éducation et de cette hygiène.

Que savons-nous, en effet, sur l'influence favorable ou défavorable que les sensations auditives, lumineuses, olfactives, gustatives, peuvent exercer sur le maintien de la santé, sur la production de la maladie et sur sa guérison? Sans doute chacun sait que le chant et la musique ont beaucoup de charme et qu'ils incitent au calme et au sommeil réparateur, depuis l'enfant qui s'inquiète au berceau jusqu'au roi Charles VI que la folie agite. On sait aussi que certaines odeurs nous impressionnent désagréablement et produisent des symptômes morbides parfois très accusés (asthme d'été), et que d'autres odeurs nous font un plaisir extrême et que nous les respirons avec délice et à pleins poumons[1]. Que savons-

[1] A ce sujet, un médecin hongrois vient d'établir que les fleurs et les parfums qu'elles exhalent ont une influence salutaire sur la santé et peuvent même être considérées comme des agents thérapeutiques d'un grand effet. Il dit que le séjour dans une atmosphère parfumée prévient les affections pulmonaires et arrête le développement de la phtisie. Il cite à l'appui de son opinion les villes où la fabrication des par-

nous encore des ressources que nous pourrions tirer de l'emploi systématisé du sens de l'électrition? Jusqu'ici l'électricité n'a été employée que contre les symptômes locaux, mais nous ne savons rien de son action sur la vie en général et sur ses manifestations. Cependant il est permis de supposer que ce puissant agent naturel qui est destiné à révolutionner le monde économique, doit aussi posséder une puissante action sur le fonctionnement vital. Cependant nous devons signaler sous ce rapport les tentatives récentes de M. d'Arsonval qui a appliqué à l'homme des courants à interruptions très rapides et à très haute tension. Si les résultats qu'il a, dit-on, obtenus dans le traitement de la goutte, des rhumatismes, du diabète et de l'obésité, se confirment, nous pouvons concevoir les plus grandes espérances dans l'emploi de cet agent contre la tuberculose pulmonaire, celle-ci étant au même titre que celles-là une maladie de la nutrition. Je reste convaincu que si M. d'Arsonval continue ses recherches dans ce sens, il recueillera une riche moisson de beaux succès. Il en est de même pour la lumière : d'une manière générale, nous savons que la lumière solaire est indispensable au développement et à l'entretien des êtres vivants et nécessaire surtout aux malades. Mais c'est tout.

En résumé, nous n'avons encore aucun travail d'ensemble et systématique sur les ressources cura-

fums se pratique sur une grande échelle et où la phtisie est très rare grâce aux vapeurs odorantes qui s'échappent des nombreuses distilleries.

tives que nous pourrions retirer de toutes ces espèces de sensations pour la cure de la maladie. Nulle part ces recherches et ces travaux ne pourront plus efficacement s'effectuer que dans les futurs sanatoria, où toutes ces ressources de la civilisation et de l'hygiène devront être accumulées.

Force nous est donc, par notre ignorance, d'abandonner ce plan que nous traçait la nature même du sujet et d'en adopter un autre, lequel repose sur l'examen minutieux et, complet, de la tête aux pieds, de notre tuberculeux ; et, chemin faisant, de lui indiquer ce que réclament chaque appareil, chaque organe, chaque tissu, et ce que nécessite l'accomplissement normal des actes dont se compose sa journée : repas, sommeil, exercice, besoins d'excrétions, etc. Mais souvent nos malades, surtout les femmes, hésiteront à répondre à nos questions qui leur paraîtront indiscrètes et comme un attentat aux convenances, et, comme le dit M. le professeur Grancher, à propos des fonctions du gros intestin, et, comme il aurait encore pu mieux le dire, à propos des fonctions génitales. « Instinctivement le médecin qui sent la gêne, l'embarras provoqué par l'interrogatoire, abrège et se contente d'informations tout à fait insuffisantes. Ils ont grand tort et, dût-on heurter un préjugé, il faut avec discrétion et tact assurément, mais avec décision, faire une enquête complète sur le fonctionnement du gros intestin, c'est-à-dire sur les garde-robes, leur fréquence, leurs qualités physiques, leur mode, et il faut aussi, pour que l'attention soit éveillée de ce côté, pratiquer la palpation abdominale et rechercher s'il n'existe aucune stase, aucune dilatation, aucun point douloureux sur le trajet du gros intestin. »

Oui, l'examen du tuberculeux ou de la tuberculeuse doit s'étendre à tous les organes ; et, dès qu'il rencontre une lésion ou un trouble dans un organe quelconque, il importe au plus haut point que le médecin établisse clairement si cette lésion et ce trouble sont, ou non, antérieurs aux lésions et aux troubles respiratoires. Car, dit encore M. Grancher, « dans ma pensée, celle-ci (la dyspepsie) est la base de presque toutes les tuberculoses, et quand j'interroge un malade, il est bien rare de constater qu'il a été pris de symptômes pulmonaires en pleine santé. Presque toujours il est possible de relever, antérieurement, une période d'amaigrissement, de fatigue, de langueur, bref, de déchéance dépendant d'une dyspepsie consciente ou inconsciente. C'est cette déchéance dont on ne se rend pas compte qui livre le malade au bacille tuberculeux, lequel est partout et n'attend que le moment opportun de fructifier dans un organisme ».

Or, cette dyspepsie antérieure préparante peut avoir son origine ailleurs que dans les lésions et les troubles du tube digestif, notamment dans les lésions des organes génitaux et souvent aussi dans l'état psychique des malades : que de dyspepsies tiennent uniquement aux ennuis et aux désillusions de la vie ! Que d'individus qui deviennent dyspeptiques, parce que, pendant le repas ou pendant la période digestive, ils éprouvent des contrariétés domestiques ou sociales, et que ces contrariétés, par leur répétition, troublent, d'abord peu, puis de plus en plus, les digestions et la nutrition ! Combien parmi eux deviendront ainsi dûment prédisposés à la tuberculose qui éclatera ensuite au premier choc !

Quoi qu'il en soit, le médecin devra, avant tout, s'appliquer à combattre par tous les moyens appropriés et cet état psychique, s'il existe, et ces lésions organiques, s'il en découvre dans le cours de son minutieux examen du malade. Il aura parfois, ce faisant, le bonheur de voir rétrocéder, sans autre médication, les symptômes observés aussi du côté des voies respiratoires.

Et cependant il y a peu de praticiens qui s'attachent à reconnaître ces lésions et ces influences psychiques avec l'inanition qui les accompagne. « Hypnotisés, dit encore le professeur Grancher, par leur diagnostic : *tuberculose pulmonaire*, ils vont droit au monstre et cherchent à l'accabler sous le poids successif ou simultané de toutes les drogues vantées ou réputées spécifiques. Et l'estomac, déjà fatigué, déjà malade, se détraque encore davantage. Et voilà malade et médecin entrés dans un cercle vicieux ! Car les remèdes ne manquent pas : si l'un échoue, on essaie d'un autre, sans compter la quinine pour la fièvre, l'atropine pour les sueurs, la morphine pour la toux et l'insomnie... Et cependant la maladie s'aggrave ! »

Oui, faire des hommes robustes et sains, réfractaires à la tuberculose, et, si la maladie éclate quand même, apprendre à la combattre par une saine éducation et par une bonne hygiène : tels sont et tels seront toujours le premier devoir et la meilleure arme du médecin.

9° Alimentation. — Or, de toutes les actions que le monde ou le milieu exerce nécessairement sur nos organes, la plus importante, la plus fondamentale, la plus nécessaire est sans contredit celle que produit l'*aliment ;* elle est ininterrompue et universelle ; c'est par l'aliment que sont assurées la vie cellulaire et la rénovation des tissus ; sans l'aliment, plus de ce double mouvement intestin et continu qui constitue le fonds même de la vie, qui est proprement la vie.

Le cerveau, étant lui-même un organe, est soumis à cette même vie cellulaire et à cette rénovation continue et perpétuelle de ses éléments constituants ; et, par conséquent, il est soumis nécessairement, comme tous les autres organes, à l'influence favorable ou défavorable de l'aliment, suivant que l'aliment est sain ou malsain. De combien de causes de trouble et de maladie n'est-ce pas là la source !

Mais heureusement, d'un côté, le cerveau est solidement protégé par la boîte crânienne contre les violences extérieures ; et, de l'autre, avant que d'arriver à son contact, l'aliment doit traverser des organes qui sont comme des sentinelles vigilantes placées sur son trajet pour le débarrasser et le purifier de tout ce qu'il contient de dangereux pour l'organe nerveux central. C'est sans nul doute cette double protection dont jouit le cerveau, qui consacre la justesse et la vérité de cette originale et profonde observation d'Auguste Comte : « Il faut regarder comme la principale imperfection de notre organisme individuel l'insuffisante harmonie entre le corps et le cerveau. Le *cerveau pourrait,* je crois, *user deux corps* et *peut-être trois*, si la succession était possible, tant sa constitution est plus stable. Dans la plupart des cas normaux, la statue ne tombe que parce que le piédestal est pourri. Cette discordance ne convient pas seulement aux morts précoces : elle existe souvent chez de dignes vieillards. Après un siècle de durée, le cerveau de Fontenelle ne cessa de fonctionner que faute de base végétative. »

Mais il arrive parfois que cette protection, habituellement si efficace, n'est plus réalisée : les organes à qui ce rôle incombe, le foie en particulier, sont incapables et insuffisants ; la barrière est alors ouverte, et les substances délétères que peut contenir l'aliment, les toxines, les ptomaïnes, etc., pénètrent dans la circulation générale et bientôt arrivent au contact des cellules cérébrales. Dès ce moment, commence le vrai danger.

Par conséquent, introduire dans l'économie par l'alimentation le moins possible de substances excitantes et dangereuses : tel est le principe qui domine l'art de l'alimentation de l'homme en général ; du tuberculeux en particulier.

Et certes, il faut nourrir le tuberculeux, et le nourrir à la fois et comme homme et comme malade ; il doit manger comme il mangerait en bonne santé pour assurer l'entretien de la vie ; et il doit manger en plus pour compenser les déperditions apportées par la maladie. Le tuberculeux doit donc prendre une quantité de nourriture plus considérable que celle dont il aurait besoin en temps ordinaire : il recevra une *ration de vie* et une *ration de maladie*, ou, bien mieux, pour employer les expressions si justes et si pittoresques de M. le professeur Grancher, une *ration d'entretien* et une *ration de guérison*. En un mot le tuberculeux doit être toujours et quand même suralimenté.

Et cette suralimentation est si indiquée, si nécessaire, que bien des maîtres de la médecine vont même encore plus loin : ils veulent pour le tuberculeux une dose énorme d'aliments, ce qu'on a appelé l'alimentation forcée[1].

Cette alimentation forcée, puisqu'elle continue à avoir encore des partisans, a dû être certainement utile parfois ; mais je ne puis croire qu'elle soit réellement bienfaisante dans tous les cas de tuberculose, ni même dans la grande généralité de ces cas. Une semblable alimentation serait sans contredit désastreuse pour l'homme sain ; comment ne le serait-elle pas chez l'homme malade ? L'homme malade, selon le précepte de Broussais, ne diffère de l'homme sain qu'en ce que ses fonctions troublées sont au-dessus ou au-dessous de la moyenne normale, physiologique. En donnant au tuberculeux et la ration d'entretien et la ration de guérison, on reste, je crois, dans les limites de ce principe ; et de même que l'homme sain ne doit pas manger au delà de ce qui lui est nécessaire pour assurer l'entretien de

[1] Debove administre volontiers, après une période d'accoutumance, jusqu'à 4 à 500 grammes de poudre de viande en vingt-quatre heures, ce qui équivaut à 2 kilogrammes de viande fraîche, et, en plus, 200 à 400 grammes de poudre de haricots ou de lentilles, 10 œufs, trois litres de lait, sans compter les rations ordinaires de l'hôpital.

sa vie, c'est-à-dire pour assurer une suffisante réparation des pertes que son organisme éprouve du fait même de la désassimilation ; de même l'homme malade ne doit pas manger au delà de ce qui lui est nécessaire d'abord pour établir un juste équilibre entre l'assimilation et la désassimilation, ensuite pour réparer l'excès de pertes qu'occasionne la maladie.

D'ailleurs une limite certaine est imposée pour l'alimentation de tous ; c'est la capacité de digestion et d'assimilation propre à chaque individu, et qu'il n'est pas prudent de dépasser jamais. « Car, écrit James-H. Bennet, la nutrition de l'homme ressemble à la construction d'une maison. Si les pierres sont bonnes, la maison est bonne, résiste au temps, aux orages et aux saisons. Si les pierres sont mauvaises, la maison tombe en ruine sous leur influence. La maison humaine qu'habite l'homme est formée, construite par ses repas. Si les repas donnent de bons matériaux bien élaborés ; s'ils sont bien assimilés, ils construisent peu à peu une bonne et solide demeure à l'épreuve des ouragans. Si, au contraire, les repas sont mal digérés, les matériaux de construction sont mauvais et la maison ainsi construite tombe en ruines devant les épreuves de la vie humaine. »

C'est que, ainsi que nous l'avons dit ailleurs et qu'on ne saurait assez répéter, ce n'est pas ce qu'on ingurgite ou ce qu'on introduit dans l'estomac à travers la sonde, ce n'est pas tout cela qui nourrit réellement, c'est seulement ce qui d'abord est bien élaboré dans la cornue gastro-intestinale et ensuite bien assimilé par les diverses espèces de cellules composant les tissus de nos organes. Et peut-on croire vraiment que cette énorme masse d'aliments qu'on donne dans l'alimentation forcée puisse être tout entière bien digérée et mise à profit par l'organisme? Ce qui permettrait peut-être de penser qu'il n'en est pas ainsi, c'est qu'au lieu d'excréter seulement 25 à 30 grammes d'urée dans les vingt-quatre heures, ce qui est la normale, les malades, ainsi alimentés, en excrètent dans le même temps 60, 70, 80 et jusqu'à 100 grammes.

Quant à l'augmentation de poids que procure cette alimentation, est-elle vraiment de bon aloi? Les tissus ne sont-ils pas plutôt flasques et bouffis que fermes et denses? Dans l'espèce, cependant, la densité est le critérium d'une bonne alimentatian. Et ne faudrait-il donc voir dans cette augmentation de poids que ce que le vulgaire y voit réellement : de la *mauvaise graisse*, selon son expression si pittoresque ?

Est-ce que, d'ailleurs, les troubles gastro-intestinaux ne viendront pas à tout instant interrompre cette alimentation et détruire en quelques jours les résultats péniblement acquis pendant des semaines ?

Donc, sans le soumettre à l'alimentation forcée, nous suralimenterons notre tuberculeux, et les aliments pour atteindre ce but sont innombrables : il n'y aura que l'embarras du choix.

« Bien que l'organe du goût, écrit Littré, soit construit chez tous les hommes sur un patron identique, cependant il comporte les plus grandes variétés : observation qu'un proverbe a depuis longtemps consacrée. Malgré ces divergences individuelles, l'identité fondamentale de l'organe du goût a permis de former une moyenne qui constitue l'alimentation commune : moyenne restant d'ailleurs variable suivant les temps, suivant les peuples, suivant les classes. » De la même façon, à la lumière du principe établi plus haut et qui consiste en ce qu'il faut introduire dans l'économie, par l'alimentation, pas ou le moins possible de toxines et de substances délétères qui répugnent aux lois vitales, pour parler comme Broussais, et malgré toutes les diversités individuelles, l'expérience a facilement permis de dresser, parmi toutes les substances alimentaires, une moyenne assez étendue pour que le tuberculeux puisse toujours y faire largement son choix.

Ce choix nécessairement est subordonné à un grand nombre de circonstances, générales ou individuelles, permanentes ou momentanées, l'habitat, les saisons, les habitudes, le goût, l'âge, etc. Mais il sera surtout subordonné à l'état du tube digestif dont le médecin ne devra jamais omettre chaque jour un examen complet et exact ; il devra soigneusement observer les moindres troubles des fonctions gastro-intestinales depuis la mastication jusqu'à la défécation et y apporter avec zèle et promptitude les remèdes appropriés.

A ce point de vue, la règle de conduite du médecin consiste à remplir le mieux qu'il pourra les indications tirées de l'état des fonctions nutritives et que M. le professeur Grancher énumère sous les quatre chefs suivants : « 1° reconnaître la dyspepsie, et, s'il est possible, la variété de dyspepsie de son malade ; 2° choisir les aliments les plus digestibles et les plus nutritifs ; 3° fixer le régime le mieux approprié aux forces digestives ; 4° si le régime ne suffit pas à assurer de bonnes digestions, faire appel aux adjuvants thérapeutiques, mais avec discrétion et seulement quand le régime a échoué. »

Or, il est bien rare, quand on use judicieusement et à propos du régime, qu'il faille en arriver à recourir aux adjuvants thérapeutiques, l'hygiène alimentaire venant à bout de tous les états qui sont encore curables.

En sorte que pour remplir la plus grande partie du programme tracé plus haut, il ne nous reste plus qu'à donner la liste des substances alimentaires avec lesquelles on pourra toujours composer le régime nécessité par chaque cas particulier. Mais l'estomac est capricieux et individuel ; ce qui convient à l'un ne convient pas à l'autre ; l'un digère les œufs et ne digère pas les haricots, l'autre digère les haricots et ne digère pas les œufs, comme cela a été mon cas personnel pendant longtemps. Aussi l'institution de ce régime nécessitera-t-elle souvent beaucoup de tâtonnements, et n'arrivera-t-on pas du premier coup à rencontrer juste les aliments qui conviendront. Mais de l'observation et de la sagacité suffiront presque toujours à faire bientôt découvrir le vrai coefficient digestif de chaque malade. Voici cette liste des aliments qui conviennent plus particulièrement aux tuberculeux :

1. Lait. — a. Lait de vache, de chèvre, d'ânesse, de brebis, de femme, bouilli, froid ou chaud (ou mieux à la température de la chambre) ; pur ou

coupé — avec des tisanes : orge, chiendent — avec des eaux alcalines : eau de chaux, eau de Vichy, eau de Vals ; — avec des eaux sulfureuses, dont la meilleure pour l'usage à domicile est sans contredit l'eau de Labassère.

b. *Aliments dont la base est le lait.* — Beurre, fromage, bouillies, crèmes, riz au lait, vermicelle au lait, tapioca au lait, etc.

c. *Dérivés du lait.* — Koumis, kéfir, petit lait, galazyme.

B. Œufs. — Avec les différentes préparations culinaires dont ils sont susceptibles.

C. Viandes. — a. *Quadrupèdes.* — Bœuf, mouton, cuits dans l'eau ; veau, agneau, cochon de lait.

b. *Bipèdes.* — Poulet, dindon, canard, pintade, faisan, caille, perdreau, ortolan, alouette, etc. ; toutes ces viandes devront être très cuites.

D. Poissons. — a. *Poissons d'eau douce.* — Vérons, goujons, truites, carpes.

b. *Poissons de mer.* — Sole, turbot, raie, etc. ; mais ceux-ci seront toujours mangés bouillis.

c. — Parmi les produits fournis par eux, l'huile de foie de morue seule mérite une mention spéciale.

E. Légumes. — Sauf les choux que le tuberculeux doit s'interdire absolument, tous les légumes peuvent être employés sous les mille préparations que l'art culinaire invente.

F. Céréales. — Qui ne connait les nombreuses préparations alimentaires dont les céréales sont la base. La plus importante, sans contredit, est le pain dont je ne puis me dispenser de dire ici un mot.

De même qu'on a considéré pendant bien longtemps le bouillon comme la quintessence de la viande, de même on a considéré et l'on considère encore généralement la fleur de la farine comme la quintessence du froment, et le pain fait avec cette fleur de farine comme le pain le plus sain et le plus nutritif. Mais actuellement on tend, au contraire, à le remplacer par le pain complet, c'est-à-dire par le pain fait avec tous les éléments du blé, tels qu'ils sortent de la meule et sans blutage préalable. De sorte qu'il se passe aujourd'hui pour le pain ce qui s'est déjà passé pour le bouillon ; et l'on sait que le pain complet est le seul réellement nutritif tout en étant pour le moins d'une digestion aussi facile. Et, quant à moi, je suis convaincu que le développement de la tuberculose tient, pour une certaine part, à la substitution du pain blanc ou de boulanger au pain noir et plus ou moins complet fabriqué jadis dans chaque ménage.

G. Patisserie. — Dont le tuberculeux devra cependant user modérément.

H. Fruits. — Tous ceux qui peuvent être mangés cuits (compotes, marmelades, gelées, confitures, etc.). Les raisins seront mangés crus, mais en ayant le soin de ne point avaler la peau ; et la cure de ce nom est très recommandée et en réalité très bienfaisante.

Dans cette liste, ne figure point le bouillon gras. Mais on connait le motif qui me l'a fait proscrire de l'alimentation de l'enfant ; le même motif doit le faire proscrire, *a fortiori*, de l'alimentation du tuberculeux. On le sait actuellement, le bouillon gras n'est qu'une *solution de poison*, selon l'exacte et énergique expression de M. Gaucher. Cependant, dans les cas d'inappétence absolue, il pourra être utilisé comme peptogène et apéritif ; mais même dans ces conditions son emploi sera accompagné des antiseptiques gastro-intestinaux, qui corrigeront autant que possible ses effets infectants et toxiques.

Nulle part non plus, on ne trouve mentionnée la viande crue ; on a vu, au contraire, que j'ai recommandé les viandes bien cuites. Pourquoi, en effet, la viande crue ? Si elle nourrissait plus et mieux que la viande cuite, pourquoi l'humanité civilisée aurait-elle partout et toujours recours à cette dernière ? D'ailleurs, que perd la viande par la cuisson ? Une certaine quantité d'eau qui dissout et entraine avec elle les éléments solubles que contient la viande crue. Or, ces éléments solubles ne sont-ils pas, pour la plus grande part, des sels toxiques et des produits de décomposition qui, s'ils ne sont pas tous dangereux, sont tous inassimilables, et par conséquent inutiles ? L'expérience enfin a démontré que la viande crue, à côté d'avantages bien problématiques, présente au contraire des inconvénients et des dangers réels.

Non seulement la viande crue me paraît une mauvaise chose, mais encore on a vu que je conseille les viandes très cuites et que je n'autorise le bœuf et le mouton que cuits dans l'eau. Dans l'intérieur de ces viandes, grillées ou rôties, en effet, la température ne dépasse généralement pas 40 à 60 degrés; qui nierait que c'est là une cuisson insuffisante et incapable de mettre les microbes dans l'état de nuire? La viande de bœuf et de mouton sera donc mise dans l'eau bouillante pendant 30 à 35 minutes au moins; elle sera alors assez cuite, et, dans tous les cas, bien débarrassée, grâce à leur solubilité, des produits inassimilables et toxiques qu'elle renferme. Mais elle a perdu son goût et nous savons combien, pour être bien digérés, les aliments ont besoin d'être sapides. Il s'agit donc de restituer à la viande cette sapidité qu'elle a perdue, et notamment le chlorure de sodium qu'elle contenait et qu'elle ne contient plus. Mais l'art culinaire, avec ses nombreuses ressources, n'a pas de peine à remplir ce désideratum : croquettes, fricassées, sauces, d'où doivent être exclus, bien entendu, les épices et les condiments trop échauffants.

Je n'ai nulle part non plus signalé les jus de viande, ni les extraits de viande. On est aujourd'hui généralement fixé, non seulement sur le peu de valeur nutritive, mais encore sur les dangers réels de ces préparations alimentaires. Je fais une exception pour la poudre de viande, et celle-ci mérite réellement d'être utilisée. Elle est très nutritive (4 à 5 fois son poids de viande fraîche), et la préparation a fait disparaître sûrement les produits inassimilables et toxiques que contenait la viande fraîche. Mais cette poudre de viande ne peut et ne doit être employée que *bien* et *récemment* préparée. Quelles que soient les précautions prises, en effet, les fermentations, les putréfactions, les plomaïnes s'y reproduiraient certainement après peu de jours et rendraient alors son usage dangereux.

Le thé de bœuf, ou bouillon concentré, qui a encore de nombreux partisans, ne saurait non plus avoir aucune valeur nutritive. Il présente, d'ailleurs, au même degré, sinon plus, les mêmes dangers que le vulgaire pot-au-feu.

Parmi les légumes, les meilleurs sont : les lentilles, les fèves, les pois, les haricots, en raison de la grande quantité de substance nutritive qu'ils renferment. Leur coefficient de nutritivité est, en effet, bien supérieur à celui de la viande. Tandis que celle-ci renferme de 70 à 75 p. 100 de son poids d'eau, ceux-là n'en renferment que de 15 à 30 p. 100[1]. La pomme de terre, quoique beaucoup moins nutritive, constitue cependant un bon aliment. Nous avons dit ailleurs quel parti l'on peut tirer de l'emploi des purées de légumes dans l'alimentation des malades et des convalescents. Nous n'y reviendrons pas, et nous ajouterons que ces légumes peuvent être encore employés utilement de mille manières.

[1] Cette assertion paraîtra certainement quelque peu risquée à beaucoup de praticiens et à la plupart des gens du monde qui ont la ferme conviction que le meilleur et le plus nutritif des aliments est la viande. Mais qu'on veuille bien, à ce sujet, se dégageant des préjugés à la mode, méditer le tableau comparatif suivant, que j'emprunte au remarquable ouvrage *La*

Nous ne dirons rien de l'emploi des céréales, tout le monde le connaît.

Terre de M. Emmanuel Vauchez, et qu'il emprunte lui-même à M. Carl Vogt :

PRODUITS ANIMAUX	EAU	MATIÈRES albuminoïdes.	CORPS GRAS	HYDRO-CARBURES pouvant se transformer en graisse.
Fromage	368,59	334,65	242,64	—
Jaune d'œuf	523,83	163,65	291,58	—
Blanc d'œuf	844,04	117,60	—	—
Viande de mouton .	727	220	27,49	—
Viande de bœuf . .	733,93	174,63	28,69	—
Saumon	763,69	153,02	47,88	—
Lait de vache . . .	857,07	54,04	43,05	40,37
Lait de femme . . .	885,66	28,11	35,64	48,17
Viande de poulet. .	762,19	196,29	14,23	—

PRODUITS VÉGÉTAUX	EAU	MATIÈRES albuminoïdes.	CORPS GRAS	HYDRO-CARBURES pouvant se transformer en graisse.
Lentilles.	113,18	264,94	24,01	559,05
Pois	145,04	223,52	19,66	526,63
Froment	129,94	135,37	18,54	663,80
Farine de froment .	124,81	127,07	12,24	723,13
Pain de froment . .	431,91	89,88	18,54	470,05
Seigle	138,73	107,49	24,09	668,45
Avoine.	108,81	90,43	39,90	618,43
Orge.	114,82	122,65	26,31	582,19
Maïs.	120,14	79,14	48,37	679,75
Sarrasin	146,31	77,77	1,02	507,28
Châtaignes.	537,14	44,61	8,73	356,51
Pommes de terre. .	727,46	13,23	1,56	173,30

Quant au lait, le tuberculeux, à moins de rares indications, devra toujours en prendre ; j'estime que le lait, sous ses diverses formes, doit faire la base de la ration de guérison du phtisique, tandis que sa ration d'entretien sera empruntée aux divers aliments dont nous venons de parler.

Nous avons vu que la régularité dans les repas est de la plus grande importance pour assurer à la fois une bonne digestion et une saine nutrition. Le tuberculeux, généralement obligé de ménager son estomac, mangera relativement peu à la fois et multipliera ses repas ; mais il devra avoir le soin rigoureux de les faire toujours aux mêmes heures. Voici, selon moi, et dans les circonstances ordinaires, l'heure et la composition de chacun des repas de la journée qu'il faudra le plus souvent adopter :

I. Premier repas. — Entre sept et huit heures du matin — une tasse de lait et un œuf ; et comme l'estomac aime le changement, on remplacera parfois l'œuf par de la poudre de viande, de la purée de légumes, ou par de la bouillie, par des soupes maigres, par des biscuits trempés dans du vin blanc généreux, ou encore par du koumis, du kéfir à la dose de deux ou trois verres. Ce premier repas est assez abondant pour servir à la fois de ration d'entretien et de guérison.

J. Deuxième repas. — Entre onze heures et midi — ration d'entretien — soupe maigre, viandes blanches ou viandes rouges, bouillies, poudre de viande, œufs, légumes, laitages, fruits cuits, pâtisseries.

K. Troisième repas. — Entre quatre et cinq heures — ration de guérison — une tasse de lait et un œuf. lequel sera parfois remplacé de la même manière que pour le premier repas, kéfir, koumis.

L. Quatrième repas. — Entre six et sept heures — ration d'entretien — légumes, œufs, laitages, desserts.

M. Cinquième repas. — Dans la nuit, — ration de guérison, — une tasse de lait et un œuf, ou kéfir, koumys, galazyme.

On a vu, avec étonnement sans doute, que la viande ne figure qu'au seul repas de midi et qu'elle est totalement exclue des autres repas. Je ne dis pas que, de temps à autre, on ne puisse enfreindre la règle en permettant au repas du soir de la cervelle ou de la viande de volaille. Mais on se trouvera beaucoup mieux de se conformer à la règle énoncée ci-dessus. Ne sait-on pas qu'il suffit souvent de supprimer toute viande au repas du soir pour voir disparaître ces accès de dyspnée et ces agitations nocturnes dont tant de gens se disent incommodés? Evidemment ces phénomènes tiennent uniquement à l'absorption des ptomaïnes et des produits toxiques que contient la viande et leur action sur les centres nerveux, ou, pour parler plus scientifiquement, à un certain état de toxémie gastro-intestinale, cause réelle de tous les phénomènes observés et dépendant ellemême de l'usage de la viande.

Il en est de même pour ces sueurs nocturnes si

habituelles chez les gros mangeurs de viande. Mais pour être gros mangeur de viande, il n'est pas nécessaire d'en manger beaucoup ; mais seulement d'en manger au delà de son pouvoir digestif et de sa capacité assimilatrice. Aussi voit-on, dans bon nombre de cas, les sueurs nocturnes des phtisiques diminuer ou disparaître même sous la seule influence d'une alimentation meilleure et en tous cas moins carnée.

Il est bien entendu que le programme qui vient d'être esquissé ne peut et ne doit pas être partout et toujours strictement appliqué. C'est un cadre bien limité, mais assez vaste cependant pour permettre de satisfaire à toutes les exigences de chaque cas particulier. Le nombre et la composition des repas du tuberculeux varieront donc nécessairement, d'abord selon le coefficient nutritif propre à chaque malade, et ensuite et surtout selon l'état des fonctions digestives.

Nous avons vu plus haut l'importance majeure qui s'attache à la surveillance de ces fonctions, à quelque période que la phtisie pulmonaire soit arrivée ; et l'on peut dire qu'un tuberculeux chez lequel elles sont intactes est un tuberculeux qui va guérir. Et parmi les nombreux cas de guérison spontanée de tuberculose pulmonaire qu'on observe, beaucoup certainement sont dus à cette intégrité parfaite et persistante des fonctions digestives.

Il arrive souvent, trop souvent, hélas ! que ces fonctions digestives sont si troublées et leurs organes si enflammés, que toute alimentation solide et même semi-solide devient tout à fait impossible, soit par les douleurs, soit par la diarrhée ou encore par les vomissements que provoque dans ce cas toute ingestion d'aliments solides.

Il faut alors, de toute nécessité, recourir au régime lacté absolu, et administrer le lait, soit à doses moyennes et assez espacées (une tasse à thé toutes les deux heures), soit à doses fractionnées et assez rapprochées (un demi-verre à Bordeaux toutes les demi-heures ou même tous les quarts d'heure). Entre les prises de lait il est bon de donner deux ou trois fois un peu d'eau fraîche.

Si l'on me demande quel est le lait, vache, chèvre, femme, brebis, ânesse, qu'il faut conseiller, je répondrai avec Peter, que « le meilleur lait est celui que le phtisique digère le mieux ».

Le lait sera peu ou point sucré ; mais toutes les fois que le goût du malade le permettra, il sera plus ou moins additionné de sel marin ; on n'a pas oublié, en effet, que le sel de cuisine est un agent très actif d'une bonne digestion et d'une assimilation physiologique.

Plus rarement, mais parfois encore, le lait lui-même ne sera pas toléré, et l'on sera privé de cette précieuse ressource. Je me suis bien trouvé généralement, dans ce cas, de mettre mes malades à une diète aqueuse rigoureuse pendant vingt-quatre ou quarante-huit heures. Je fais prendre un demi-verre à Bordeaux d'eau à la température de la chambre, toutes les demi-heures ou toutes les heures.

Cette diète aqueuse agit en rétablissant le fonctionnement rénal, toujours si troublé dans les cas semblables, et en calmant profondément cet éréthysme inflammatoire si aigu qui tient tous les organes digestifs et leurs fonctions. Le plus souvent alors le lait revient à être toléré.

Mais il peut aussi arriver qu'il faille renoncer à l'administration du lait, celui-ci n'étant pas davantage toléré après l'usage de la diète aqueuse; on doit alors prescrire la cure de koumis, de kéfir ou de petit-lait. Ce dernier est peu nourrissant et il aigrit très rapidement, ce qui est un grave inconvénient; mais il est peu coûteux et facile à faire. Le koumis est le lait de jument fermenté ; il est rare et d'un prix très élevé en France, par conséquent peu abordable pour la plupart des malades. Il en est de même pour le kéfir qui est du lait de vache fermenté à l'aide du ferment : le *dispora caucasia*. Le koumis et le kéfir sont des boissons agréables à la fois et très nourrissantes. En raison de la difficulté qu'on éprouve à se les procurer en France, Dujardin-Beaumets, après Schapp, a prétendu les remplacer utilement par la boisson appelée galazyme et qui se prépare de la manière suivante :

On mêle dans un mortier 4 grammes de levure de bière ou de levure haute de grains, 10 grammes de sucre en poudre et 10 grammes d'eau distillée. On agite le mélange avec une baguette jusqu'à dissolution parfaite. On verse, cela fait, la solution dans une bouteille forte de la capacité d'un litre où l'on verse du lait de vache, de manière à la remplir presque complètement, on bouche, on ficèle et on couche les bouteilles dans un local à 15°. Au bout de quarante-huit heures on a une boisson mousseuse assez agréable.

N'ayant jamais eu l'occasion de me servir de cette boisson, je ne puis pas dire les résultats qu'elle donne. Mais d'après les praticiens qui l'ont expérimentée, elle rend des services dans les cas d'inappétence complète et d'intolérance absolue pour tout autre mode d'alimentation. C'est une ressource à laquelle il faudra songer, le cas échéant, et quand on ne pourra pas recourir au koumis ou au kéfir.

Avec M. le professeur Grancher, cité plus haut, nous avons vu qu'il faut, dans tout le cours de la tuberculose, faire une enquête complète et minutieuse sur les fonctions du gros intestin. Il faut se rendre compte non seulement de la régularité et de la consistance — diarrhée ou constipation, — mais encore de la couleur et de l'odeur du bol fécal. Ce bol fécal est-il plus noirâtre et plus fétide qu'à l'habitude? Il indique clairement que le tube digestif est le théâtre de fermentations putrides plus ou moins actives. Et comme ces fermentations provoquent ou peuvent provoquer des troubles graves dans l'organisme, il importe au plus haut point de les combattre le mieux possible, et de les empêcher de se reproduire. Pour atteindre ce but, le meilleur procédé consiste à leur opposer, *largâ manu*, les différents antiseptiques gastro-intestinaux que nous fournit la pharmacopée actuelle.

On pourra et on voudra peut-être voir ici une contradiction formelle avec ce que j'ai dit plus haut des préparations pharmaceutiques et de l'emploi discret qu'il convient d'en faire.

Mais je divise ces préparations pharmaceutiques en deux grandes classes : 1° les remèdes médicamenteux proprement dits; 2° les remèdes simplement hygiéniques.

L'action des premiers sur l'organisme est directe et ne s'exerce qu'après absorption.

L'action des seconds est indirecte et s'exerce par les modifications qu'ils entraînent dans les milieux, sans absorption nécessaire préalable; tel est le cas de tous les antiseptiques. Leur action est uniquement une action de contact sur les solides, les liquides et les gaz qui constituent les milieux dans lesquels notre organisme est plongé, et non point une action directe, élective sur les cellules qui les composent.

En proclamant l'inutilité habituelle des préparations pharmaceutiques dans la tuberculose pulmonaire, on comprend que j'ai voulu parler seulement des remèdes médicamenteux proprement dits, et non des remèdes hygiéniques; on voit aussi par là que la contradiction apparente signalée plus haut n'existe pas en réalité.

L'opium, pour produire la sédation qu'on lui demande, doit d'abord être absorbé et arriver jusqu'à la substance nerveuse elle-même, sur laquelle il agit alors directement. Le naphtol, au contraire, n'a pas besoin d'être absorbé pour produire l'action qu'on attend de lui; il la produira même d'autant mieux qu'il sera moins absorbé; par son contact ou sa présence dans les milieux tant solide que liquide et gazeux que renferme le tube digestif, il empêche les opérations chimiques qui donnent naissance aux fermentations putrides et aux troubles morbides consécutifs.

On voit par là que les remèdes médicamenteux qui peuvent seuls produire des effets utiles, sont ceux qui agissent, après absorption, plus ou moins énergiquement sur une ou plusieurs parties des centres nerveux. La digitale, par exemple, si précieuse dans les affections du cœur, ne doit son efficacité qu'à son action directe sur le centre nerveux circulatoire.

Les remèdes hygiéniques — et les antiseptiques sont les plus importants de cette classe, — n'agissent donc qu'en modifiant les milieux dans lesquels notre corps est plongé; et les effets qui suivent leur application sont dus uniquement aux nouvelles sensations apportées par ces modifications mêmes des milieux et aux mouvements organiques consécutifs qui en sont la manifestation.

Comment expliquer, par exemple, sinon de cette façon, l'action de l'iodoforme? Voilà une femme qui est atteinte d'une affection utérine dont elle ne se doute même pas parfois. Mais elle se plaint d'une toux violente, sèche, quinteuse, qui la fatigue beaucoup, ou bien de névralgies faciales, intercostales, lombo-abdominales, etc. Cette toux et ces névralgies résistent aux médications habituelles. On fait alors des pansements utérins à l'iodoforme, et il suffit de quelques jours de semblables pansements pour voir s'amender et disparaître la toux et les névralgies qui faisaient tant souffrir la malade. Et cependant la lésion génératrice de ces troubles réflexes n'est pas encore guérie; la vue et le toucher ne permettent pas de constater encore une amélioration locale réelle. Que s'est-il produit? L'iodoforme a modifié les sécrétions utérines; ces sécrétions ainsi modifiées ne provoquent plus des impressions aussi intenses qu'auparavant, et leur intensité ainsi atténuée ne met plus en vibration que les seules cellules nerveuses auxquelles aboutissent directement les nerfs qui partent de la partie impressionnée. (*Loi de l'intensité des réflexes.*)

N'est-ce pas également ainsi que la créosote, par exemple, doit agir dans le traitement de la tuberculose pulmonaire? Elle me paraît emprunter son efficacité, non à son action sur le microbe lui-même, mais sur le milieu dans lequel ce microbe vit et évolue. Elle modifie favorablement ce milieu; et ces modifications, à leur tour, agissent sur le centre respiratoire, en le réveillant et en lui communiquant une énergie nouvelle pour résister efficacement à l'agent destructeur.

Quoi qu'il en soit, dès le moindre trouble digestif avec coloration noirâtre et fétidité relative des matières fécales, on administrera immédiatement au tuberculeux des antiseptiques gastro-intestinaux. Puisque l'antiseptique, sans être absorbé, doit agir par une simple action de contact, le meilleur de ces remèdes hygiéniques sera nécessairement celui qui présentera la plus faible solubilité dans l'eau et dans les liquides gastro-intestinaux. Les substances qui répondent le mieux à cette sérieuse indication sont : le naphtol et le benzonaphtol, dont M. le professeur Bouchard a, le premier, bien montré les grands avantages. Le benzonaphtol est souvent préférable au naphtol, en ce qu'il est peut-être moins irritant pour la muqueuse gastro-intestinale, et aussi en ce qu'il exerce, par l'acide benzoïque qu'il contient, une véritable action antiseptique sur les voies urinaires. Ces deux substances, étant très peu solubles, parcourent en nature tout le trajet gastro-intestinal en se mêlant de plus en plus au bol fécal et en exerçant à chaque pas leur salutaire désinfection. Mais il convient de leur associer ce que M. Bouchard appelle, avec juste raison, le médicament d'épreuve, je veux dire le salicylate de bismuth. S'il existe, en effet, dans le tube digestif des fermentations putrides, il y existe aussi nécessairement de l'hydrogène sulfuré, tantôt cause, tantôt effet de ces mêmes fermentations; le salicylate de bismuth et l'hydrogène sulfuré, mis en présence, se dédoublent, et de ce dédoublement résulte la formation de sulfure de bismuth, qui communique sa couleur noire aux matières fécales. Tant que cette couleur noire persiste, il faut continuer l'administration du remède. Dès que les selles, au contraire, ont perdu cette même coloration noirâtre et cette fétidité, malgré l'administration ininterrompue du médicament, on peut être sûr que les fermentations putrides sont arrêtées et que la médication peut être suspendue.

Selon les cas et d'après les indications qui se présenteront, on pourra aussi recourir à l'action antiseptique exercée par le menthol, par le salol et par l'eau chloroformée saturée.

Quant au benzonaphtol, il peut être administré, soit en cachets, soit en pilules, soit en potions. On peut formuler les cachets et les pilules de la manière suivante :

Benzonaphtol.	15 à 20 centigrammes
Salicylate de bismuth.. . .	5 centigrammes

F. S. A. un cachet ou une pilule, faites cent cachets ou cent pilules semblables. Prendre, par jour, huit à dix au milieu des repas et des prises de lait.

En liquide, on peut le prescrire comme suit :

Looch blanc..	100 grammes.
Benzonaphtol.	2 —
Salicylate de bismuth.	0,50 centig.
Sirop de quinquina.	30 grammes
Sirop de fleur d'oranger ou detolu.	20 —

F. S. A. un looch. Le prendre en vingt-quatre heures par cuillerées à soupe au milieu des repas et des prises de lait.

Dans ce cachet, cette pilule et ce looch, on peut incorporer, bien entendu, toute autre substance qui sera indiquée. Y a-t-il de la diarrhée, par exemple ? On y incorporera de l'extrait aqueux d'opium, ou du laudanum, ou du ratanhia. — Y a-t il de la constipation? On y incorporera de la belladone, de la podophylle ou tout autre laxatif que l'on préférera. Mais on n'y incorporera jamais de l'alcool ni aucune préparation à base d'alcool, l'alcool, en effet, augmentant considérablement le coefficient de solubilité du naphtol.

Je n'ai pas besoin d'ajouter que dans tous les cas de troubles digestifs, il sera très utile de recourir aux lavements à la fois évacuateurs, antiseptiques et émollients.

10° Cures thermales. — Ici se placent naturellement les considérations bien sommaires qui se rapportent plus spécialement aux cures hydro-thermales dans la phtisie pulmonaire. D'après les données précédentes, on attribuera une bonne part des résultats obtenus au changement de climat et d'altitude et à la plus grande pureté de l'air, puis au repos et à l'absence de tout souci que procure aux malades le séjour dans les stations thermales. A ces influences viennent immédiatement s'ajouter les effets salutaires que l'usage de ces eaux apporte dans l'état des fonctions digestives : retour de l'appétit, digestions meilleures, et meilleure assimilation. En ce qui concerne plus particulièrement l'action des eaux thermales sur l'état tuberculeux proprement dit, elles doivent être rangées en deux classes : 1° les sulfureuses (Eaux-Bonnes, Luchon, Cauterets, Bagnères-de-Bigorre (source de Labassière, etc.); 2° les arsenicales (la Bourboule, le Mont-Dore, Bagnères-de-Bigorre (source de Salies, etc.). Aux premières appartiennent les phtisiques, apyrétiques, torpides, lymphatiques, et sans tendance aux hémoptysies; aux secondes appartiennent les phtisiques fébriles, éréthiques et avec tendance aux émoptysies.

Il faudra, dans le choix de la station, considérer surtout celle qui, à côté du soufre ou de l'arsenic, offre des eaux diurétiques, déplétites et sédatives du tube digestif, comme Maouhourat, à côté de la Raillère, à Cauterets; et comme la Rampe, la Peyrie et Salut, à côté de Labassère, à Bagnères-de-Bigorre.

Je ne dois pas oublier de signaler ici l'heureuse coïncidence dans cette dernière station et d'une source sulfureuse (Labassère) et d'une source arsénicale (Salies). Par l'usage simultané de ces deux sources, on peut employer la médication sulfureuse dans des cas où elle serait absolument contre-indiquée, parce que la source arsénicale corrige et atténue les poussées congestives qui seraient provoquées par la source sulfureuse.

Bien entendu, ces eaux thermales seront, suivant les indications tirées de l'examen des malades, employées en humages; inhalations, pulvérisations, etc.; et nous pouvons être assurés que les procédés hydrothérapiques, devenant chaque jour mieux installés et plus scientifiques, donneront aussi chaque jour des résultats plus favorables et plus certains.

Telles sont, bien imparfaitement indiquées sans doute, l'éducation et l'hygiène qui doivent être enseignées au tuberculeux en ce qui concerne la partie la plus importante de son traitement, l'alimentation et la nutrition. Elles tendent à assurer au centre cérébro-spinal un fonctionnement régulier et physiologique, et à obtenir, en retour, de ce centre cérébro-spinal une respiration bien rythmée avec une hématose normale et une saine alimentation avec une nutrition réparatrice.

11° Autres sources de médication. — Cette éducation et cette hygiène du *sens nutritif* sont sans doute les premiers et les plus puissants agents de la médication psychique de la tuberculose pulmonaire; mais, à coup sûr, elles n'en sont pas les seuls. Nous pouvons encore agir *psychiquement* contre la tuberculose pulmonaire, indirectement par la chaleur et la lumière, par l'exercice, et, plus particulièrement par les révulsifs, par l'hydrothérapie et par le massage; et enfin, directement, par le moral et par la suggestion.

1. CHALEUR ET LUMIÈRE. — Le tuberculeux doit surtout se mettre à l'abri des transitions brusques du chaud au froid. L'idéal, pour lui, consisterait à vivre nuit et jour, dehors et dedans, dans une atmosphère qui conserverait constamment le même degré de température (15° ou 16°). Cet idéal ne peut jamais être atteint, et c'est dans les sanatoria de l'avenir qu'on s'en rapprochera autant que possible. Quoi qu'il en soit, c'est surtout par l'habillement que nous pouvons le plus sûrement nous garantir du froid. Il faut donc apprendre au tuberculeux à se vêtir convenablement. A ce sujet, posons tout d'abord en principe qu'aucun tissu de lin ou de chanvre ne doit jamais entrer dans son habillement, et, *à fortiori*, qu'un pareil tissu ne doit jamais se trouver au contact de sa peau. Les chemises seront de laine, de coton ou de soie. Les gilets destinés à protéger la poitrine et à être directement appliqués sur la peau de cette région, seront également faits avec des tissus de soie, de coton ou de laine. Et, comme l'a si bien dit Peter, c'est par les épaules et par les coudes qu'on s'enrhume le plus facilement, il faudra conséquemment garnir ces gilets de manches longues descendant jusqu'au-dessous des coudes, presque jusqu'aux poignets. Les chaussettes et les caleçons seront aussi en laine, coton ou soie. La laine sera préférable pendant la plus grande partie de l'année dans nos climats tempérés et à variations brusques. Au fort de l'été seulement, ces effets d'habillement pourront être de soie ou de coton. De même que le tuberculeux doit bien vêtir ses coudes et ses épaules, parce que ces parties corporelles sont particulièrement exposées à

se refroidir, de même il doit éviter avec soin de se laisser atteindre par le froid aux genoux et aux pieds. Si les effets d'habillements chargés de soustraire les parties à la sensation du froid n'y parviennent pas, ce qui est fréquent, il faudra conseiller au tuberculeux de recourir aux frictions sèches ou avec des liniments excitants, et puis aux douches froides sur les pieds (une demi-minute de durée) et aux bains de pieds écossais. Il sera bien rare qu'on n'arrive pas, par ces différents procédés, à établir dans ces extrémités une réaction persistante et à y ramener l'activité circulatoire nécessaire. Les autres pièces de l'habillement, pantalon, gilets, vestes, pardessus, seront toujours faits avec des tissus de laine, plus ou moins épais, plus ou moins chauds suivant les besoins et les saisons.

Le tuberculeux se couvrira un peu plus chaudement pendant la matinée et pendant la soirée, en raison du sensible abaissement de température qu'on observe à ces deux périodes de la journée.

Si le tuberculeux doit être toujours assez chaudement habillé pour qu'il ne puisse en aucune occurrence subir les atteintes du froid, il ne faut pas cependant pousser ce précepte jusqu'à l'exagération et arriver à se vêtir au point de provoquer la transpiration. Rien n'est si dangereux que ces transpirations occasionnées par des vêtements trop nombreux ou trop chauds. La transpiration, une fois produite, va s'évaporer ; mais cette évaporation entraîne avec elle une forte soustraction de calorique, et par conséquent un certain degré de refroidissement. Cette transpiration et cette évaporation se reproduisant sans cesse alternativement, ces refroidissements successifs ne pourraient être qu'une cause perpétuelle de troubles morbides[1]. Le vêtement doit donc empêcher, bien entendu, la sensation de froid, mais encore et seulement entretenir une chaleur douce et très modérée.

Également le tuberculeux, dans son lit, doit être assez couvert, mais jamais assez pour provoquer une chaleur pénible et moins encore la sueur. Les draps de lit seront, non en tissu de lin ou de chanvré, ce qui est pourtant la coutume générale, mais en tissu de laine pour la saison froide et en tissu de coton pour la saison chaude.

Le tuberculeux aura grand soin de ne pas dormir toujours sur un seul et même côté, ni dans la même position. Car le poumon, sur lequel on est couché, ne respire plus guère. Autant que possible on doit dormir la tête basse et couché sur le dos; la tête basse? plus elle l'est, en effet, et mieux l'on dort; couché sur le dos? la paroi thoracique postérieure est seule immobilisée; mais la paroi antérieure, qui est la plus mobile, reste complètement libre; enfin dans cette position, le tronc est étendu; on ne dort pas en deux ou trois plis, selon l'expression vulgaire; et le diaphragme est alors complètement libre dans ses mouvements. La manière de dormir a plus d'importance qu'on ne le croit communément; il faut insister auprès du tuberculeux pour qu'il conserve une bonne position pour dormir.

[1] J'ai vu plusieurs personnes qui se croyaient et qu'on croyait sérieusement atteintes, revenir à la santé, simplement par l'application d'une bonne hygiène dans l'habillement.

Le tuberculeux doit séjourner et dormir dans une pièce où l'air puisse se renouveler constamment. Sans ce renouvellement continu, la respiration devient une véritable rumination, dans laquelle le malade réintroduit dans ses poumons l'air de plus en plus impur qu'il vient d'en expulser. Pour obtenir ce renouvellement d'air si positivement nécessaire et pourtant si négligé, on a imaginé bien des systèmes : vasistas placés à la partie supérieure des fenêtres; nombreuses variétés de persiennes mobiles; ouvertures percées à la partie supérieure des murs de la chambre, garnies de briques présentant des conduits à direction conique de dehors en dedans. Mais tous ces systèmes ont des inconvénients qui les ont fait abandonner. Les uns déterminent des courants d'air plus ou moins intenses qui viennent tomber sur les personnes habitant les chambres ainsi aérées, ce qui est dangereux pour tous et, à plus forte raison, ce qui doit être absolument évité au tuberculeux. Pour les autres, c'est le nettoyage qui est difficile; et comme toutes les impuretés de l'air se déposent à l'intérieur de ces conduits coniques, l'air se salit considérablement en les traversant. Avec ces briques de ventilation on arrivait, cependant, à une bonne aération de l'appartement sans avoir le risque d'aucun courant d'air. « Lorsqu'on vient à introduire de l'air dans un conduit cylindrique, à l'aide d'un soufflet, il se produit un courant rectiligne qui vient frapper directement les objets placés devant lui : le petit drapeau, mis en face du conduit, est aussitôt violemment agité. Si, au contraire, on introduit le soufflet dans un conduit conique, ayant même orifice extérieur et l'orifice intérieur largement évasé, la même quantité d'air peut être lancée sans que le drapeau situé en face vienne à bouger, l'air s'étant dispersé dans tous les sens dès qu'il est sorti de la gaine dont la disposition conique a favorisé son épanouissement[1]. »

Frappés des avantages des conduits à section conique, MM. Appert frères, après des essais nombreux, sont parvenus à fabriquer des vitres perforées qui répondent exactement au but pour lequel elles sont faites. Et ce système d'aération est certainement le plus perfectionné, le plus parfait qui soit actuellement connu. Mais ces vitres sont coûteuses, leur application nécessite le sacrifice de celles qui existent déjà, et tout cela exige des dépenses que peu de malades sont en position de faire.

Le même journal, *La Nature*, dans un autre numéro qu'il m'a été impossible de retrouver, donna la description d'un autre procédé, aussi efficace qu'ingénieux d'aération constante des appartements. Il consiste dans l'emploi d'une double vitre dans les croisillons supérieurs des fenêtres. Voici, représentée dans la figure ci-après, la manière d'obtenir, par ce système, le renouvellement de l'air dans d'excellentes conditions à la fois d'hygiène et de bon marché. Soient les deux surfaces du croisillon, l'une A B C D extérieure, l'autre E H G F intérieure. La vitre extérieure n'occupe pas toute la surface A B C D; elle s'arrête à cinq centimètres environ de la partie externe de la traverse inférieure BC,

[1] In « *La Nature* », année 1886, 2e semestre, p. 19.

en *b c*, fermant ainsi l'espace A D *b c*, et laissant ouvert l'espace B C, *b c*. De même, la vitre intérieure n'occupe pas toute la hauteur du croisillon, elle s'arrête à cinq centimètres environ de la partie interne de la traverse supérieure E F, en *e f*, fermant l'espace H G *e f*, et laissant ouvert l'espace *e f* E F.

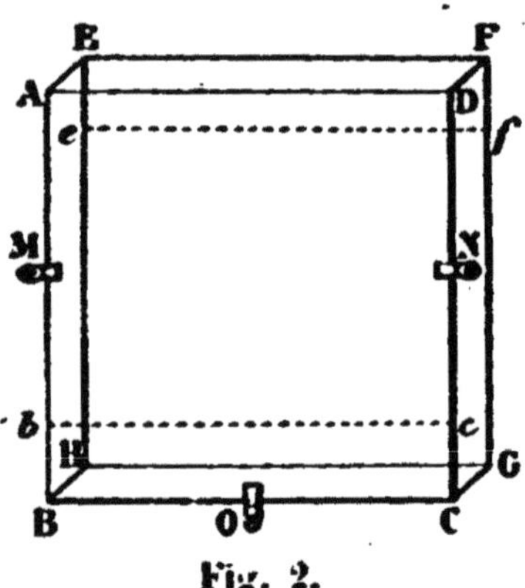

Fig. 2.

La vitre extérieure est appliquée dans les feuillures par le procédé ordinaire du masticage. Mais la vitre intérieure n'est pas retenue en place par ce procédé habituel, mais bien par trois taquets dont l'un *o* est à la partie inférieure et dont les deux autres M et N sont aux parties latérales du croisillon.

L'air, dans ce système, a facilement accès dans la chambre, sa colonne est dirigée presque verticalement, de bas en haut et de dehors en dedans ; elle va donc directement se briser au plafond ; et l'air de cette colonne se mêle, sans courant possible, à l'air que renfermait déjà la chambre. Ainsi, d'un côté, l'air est bien renouvelé et les courants sont évités ; et, de l'autre, le nettoyage complet est des plus commodes, grâce aux trois taquets qui permettent l'enlèvement facile et prompt de la vitre intérieure.

Qui ne voit également que ce procédé permet de filtrer et d'antisepsier l'air qui rentre, en lui faisant traverser une légère couche de ouate hydrophile, ou mieux de ouate phéniquée, salicylée, etc., qu'on interpose entre les deux vitres?

Le tuberculeux doit se coucher de bonne heure, et se priver de toutes les excitations des soirées et des plaisirs mondains, non seulement en raison des fatigues qui en sont la suite, mais encore à cause des poussières charbonneuses et des gaz délétères dont les lumières artificielles salissent toujours l'air ambiant. A ce point de vue, la lumière électrique est un grand progrès. Autant que possible, le tuberculeux doit se lever de bonne heure, et si la saison et le temps le permettent, il doit aller aussitôt levé, et toutes précautions prises, respirer au dehors, en se promenant, l'air si bon et si pur du matin.

Le tuberculeux, dans la journée, vivra en plein air, inondé de soleil, autant que cela lui sera possible. Si toute vie est impossible en dehors de l'influence de la lumière solaire, comment cette lumière ne serait-elle pas nécessaire au rétablissement de la santé ? Et les rayons Rœntgen, dont on ignore encore la nature et qui sont destinés à jeter une si grande lumière dans le diagnostic des affections, n'exerceront-ils pas aussi une action curative puissante, lorsqu'ils seront systématiquement dirigés vers ce but ? De ce côté, comme du côté de l'électricité, tout reste à découvrir, mais tout nous permet de beaucoup espérer.

B. Exercice. — Nous l'avons déjà dit, le tuberculeux doit se promener le matin et doit se promener aussi la journée; mais ces promenades seront tranquilles, lentes et n'amèneront jamais la fatigue; elles seront faites avec toutes les précautions nécessaires pour éviter autant l'excès de chaleur que les refroidissements. Le tuberculeux, qui a besoin de travailler, doit autant que possible choisir un métier salubre d'abord et qui s'exerce ensuite en plein air, sans exiger des efforts violents. Il pourra aussi, mais avec modération, se livrer aux exercices musculaires divers, qui ont pour résultat d'aider au développement et à l'agrandissement de la cage thoracique. Souvent aussi, soit en promenade, soit au repos, soit pendant le travail même, il s'exercera à respirer physiologiquement, c'est-à-dire qu'il fera une inspiration profonde et une expiration lente et prolongée, de telle façon que celle-ci soit d'une durée double de celle-là. Et cette respiration ainsi surveillée sera lente, sans secousse, longue, profonde; et elle se fera sans effort. Et, si le tuberculeux doit se livrer fréquemment dans la journée à cette respiration artificielle, il doit par contre s'étudier à ne pas trop parler, et surtout parler à haute voix; cela lui est très funeste, en raison de la fatigue de l'organe respiratoire et de l'animation qui en résultent.

C. Révulsifs. — La révulsion est une méthode thérapeutique usitée en médecine depuis la plus haute antiquité. Rien, mieux que cet usage général et universel, ne prouve combien la révulsion produit nécessairement d'excellents effets, qu'on n'a d'ailleurs jamais contestés, si l'on n'a pas toujours été d'accord sur leur interprétation.

Selon les données physiologiques développées dans ce travail, nous n'attribuons pas les effets de la révulsion uniquement à la décongestion de l'organe malade au détriment de la partie dermique sur laquelle a été appliqué le révulsif. On doit surtout les attribuer au retentissement de l'impression produite par le révulsif sur le cerveau lui-même, qui est ainsi réveillé de sa torpeur dans un cas, arrêté dans son excitation dans l'autre, et, toujours, en un mot, fortement sollicité vers un fonctionnement régulier et normal.

Tous les révulsifs sont utiles selon les cas; mais ceux dont l'action doit être toujours préférée, sont ou ceux qui provoquent l'impression la plus forte ou la plus durable, ou encore ceux dont on peut faire l'application la plus fréquente. Aussi faut-il hautement préférer les pointes de feu, toutes les fois que la pusillanimité des malades permet leur usage fréquemment renouvelé! Rien, mieux que cette série d'impressions si vives et si rapprochées, ne peut se rendre maître du cerveau en lui faisant oublier les autres impressions morbides qui lui dérobaient son attention. En outre, les pointes de feu ne faisant pas de plaie, on peut, si l'on veut, recourir à leur application presque chaque jour, et obtenir une suite presque ininterrompue d'actions révulsives qui certainement sont très utiles dans la plupart des cas de tuberculose pulmonaire.

Après les pointes de feu je donne, sur tous les autres révulsifs, la préférence aux compresses d'essence de térébenthine, qu'on peut renouveler matin et soir, à condition de ne les laisser en place qu'une vingtaine de minutes environ. Et à ces compresses je préfère certainement, quand le malade peut le supporter, le gilet de flanelle imbibé de cette essence. Voici comment s'applique ce procédé de révulsion : on fait faire deux gilets de flanelle à demi-collants et à manches allant au dessous des coudes. L'un de ces gilets est trempé dans l'essence de térébenthine; puis, non seulement il est fortement essoré, mais encore il est mis à sécher sur le dos d'une chaise pendant une heure ou une heure et demie environ. Le malade s'en revêt et, si la cuisson est supportable, il le garde pendant trois ou quatre jours, et le remplace, après ce temps, par l'autre gilet préalablement traité de la même manière. Comme pour les compresses d'essence de térébenthine, par l'usage de ce gilet ainsi imbibé, on a le bénéfice de la double action exercée d'abord par une révulsion puissante et continue, et ensuite par l'inhalation concomitante des vapeurs térébenthinées qui s'en dégagent et qui sont puissamment antiseptiques et bactéricides.

D. Massage. — Le massage est un procédé thérapeutique qui est en faveur auprès du corps médical depuis quelques années seulement et réellement beaucoup trop inconnu et négligé encore aujourd'hui. C'est cependant un procédé des plus efficaces et des plus puissants dans le traitement de la maladie. Mais le massage, pour avoir toute son efficacité, doit être pratiqué d'après des indications physiologiques précises et des règles constantes. Actuellement, le massage général ou le massage dit physiologique est fait presque toujours sans règle et sans direction : on frappe, on frotte, on pétrit, en haut, en bas, à droite, à gauche, en un mot au hasard. Sans doute, pour le massage local, pour le massage dirigé contre des lésions locales déterminées, il existe des règles plus précises, un *modus faciendi* plus rigoureux, notamment en gynécologie.

Pour bien instituer cette théorie et cette pratique du massage physiologique, il faut nous adresser de toute évidence à la saine physiologie positive. Or, nous savons qu'aucun mouvement, soit dans la sphère de la vie animale, soit dans la sphère de la vie végétative, ne se produit dans l'organisme humain sans qu'une sensation y ait été préalablement excitée ; c'est dire que toute médication utile doit agir par l'intermédiaire du système nerveux central, dans lequel elle provoque la sensation bienfaisante dont la réaction cérébrale sera un mouvement organique physiologique. Ainsi, le massage ne produira d'effets utiles que s'il fait naître des impressions bonnes et des sensations saines, suffisamment répétées et actives pour obliger le cerveau à oublier ou à ne plus percevoir les sensations anormales qui lui viennent de la partie blessée du corps. D'où il résulte que le massage doit être fait de la périphérie au centre, de l'extrémité des nerfs sensitifs vers l'organe cérébro-spinal où ils vont tous converger. Outre l'avantage d'exciter régulièrement les nerfs sensitifs et, par eux, le cerveau, ce mode de massage a encore le grand avantage d'activer la circulation veineuse et de combattre les stases sanguines, en opérant systématiquement la déplétion des veines.

Quand on a ainsi parcouru tout le corps des pieds à la tête ; quand, par des frictions, ou mieux des pressions exercées par l'extrémité des doigts, du pouce notamment et régulièrement espacées, on a remplacé, dans le cerveau, par des sensations physiologiques, les sensations anormales qui l'encombraient, on revient alors de la tête aux pieds, c'est-à-dire de l'origine même des nerfs moteurs et nutritifs vers leurs extrémités, et le cerveau physiologiquement excité, réagira aussi physiologiquement par des mouvements adéquats aux lois vitales, et ne laissera, enfin, s'exécuter que des actes organiques favorables à l'entretien de la vie et à la conservation de la santé. Et cette action cérébrale directe sera aussi accompagnée de l'accroissement de la circulation artérielle, comme tout à l'heure elle l'était de l'accroissement de la circulation veineuse.

Ces considérations indiquent suffisamment que le massage, pratiqué d'abord de la périphérie au centre et ensuite du centre à la périphérie, doit être fait en suivant le trajet des principaux faisceaux vasculo-nerveux.

Certes, le massage doit être autant que possible employé contre la tuberculose pulmonaire comme une des meilleures ressources que nous ayons contre elle ; et si l'on peut relativement insister plus longtemps sur le thorax que sur les autres parties du corps, la physiologie démontre qu'il doit être universel : 1° parce que nous ne savons pas où se trouve le point du corps primitivement blessé ; 2° parce que plus le cerveau sera inondé de sensations normales, plus il aura de force pour obliger les actes nutritifs déviés, d'abord à reprendre une direction normale et ensuite à réparer les désordres produits déjà.

Je ne m'étendrai pas plus longtemps sur le massage chez le tuberculeux; ce que j'en ai dit suffit amplement à montrer toute l'utilité qu'on en peut tirer. Cependant, j'ajouterai quelques mots sur le massage de l'estomac chez lui, quand cet organe est dilaté.

On sait de combien d'accidents graves la dilatation gastrique est la source, combien elle nuit à la nutrition générale et, partant, combien elle empêche le *mécanisme de la guérison naturelle.*

Dans la dilatation gastrique, en effet, l'orifice pylorique se trouve à un niveau relativement plus élevé qu'à l'état normal par rapport à la grande courbure abaissée proportionnellement à la dilatation. Et cet état de choses est encore d'autant plus aggravé que la parésie de la tunique musculeuse consécutive est elle-même plus considérable; en sorte qu'il s'établit fatalement dans le grand cul-de-sac, une stagnation d'aliments solides et liquides qui y éprouvent bientôt une corruption, une fermentation plus ou moins avancée. Eh bien! le massage de l'estomac va remédier facilement à cette stagnation et aux déplorables effets de la dilatation.

En allant de la périphérie au centre, c'est-à-dire dans la première phase du massage, ou la *phase sensitive*, on ne s'occupe pas de la dilatation, on cherche seulement par les pressions et les frictions à faire naître dans les organes digestifs le plus possible de sensations physiologiques. Mais en revenant du centre à la périphérie, c'est-à-dire dans la deuxième phase du massage, ou la *phase motrice*, on fait placer le malade sur le côté droit, la tête et le tronc assez relevés ; on lui fait prendre de l'eau ou tout autre liquide qu'on voudra pour mobiliser davantage et diviser les résidus alimentaires. Cela fait, d'une main on soulève la grande courbure et, après lui avoir imprimé quelques secousses ou ballottements, on la ramène vers la partie médiane ; et de l'autre main on exerce des pressions plus ou moins fortes, de haut en bas, dans la direction du cardia ou pylore. Les matières chassées du grand cul-de-sac et ramenées vers la partie médiane par l'action de l'une des mains, sont par l'action de l'autre poussées énergiquement vers le pylore. Elles passent alors peu à peu dans l'intestin ; mais quelquefois le pylore est comme contracturé et ne se laisse pas franchir facilement ; mais il arrive un moment où cette contracture cesse et fait place à une paralysie relative ; et le passage du résidu alimentaire est alors subit et s'accompagne souvent d'un bruit de glouglou aisément perceptible par l'opérateur et par le malade.

Il est inutile d'ajouter qu'en dehors de la dilatation gastrique chez le tuberculeux ce massage de l'estomac doit également produire les meilleurs effets dans tout autre cas de dilatation gastrique. Grâce à lui on est sûr d'empêcher la stagnation des aliments solides et des liquides et leur accumulation dans l'estomac ; il combat efficacement la parésie de la tunique musculeuse; il permet, par conséquent, d'éviter aux malades, en partie, les ennuis et les souffrances d'un régime trop sec et très souvent le supplice du lavage de l'estomac.

E. HYDROTHÉRAPIE. — Si un procédé thérapeutique est aujourd'hui en vogue et à la mode la plus universelle, c'est bien l'hydrothérapie. Toutefois ses applications à la tuberculose pulmonaire sont généralement si restreintes qu'on pourrait presque dire qu'elle doit être absolument contre-indiquée dans cette maladie; on a peur d'elle, ou l'on n'y songe pas. Peu de praticiens la prescrivent, et peu d'établissements reçoivent systématiquement des tuberculeux.

Cependant toutes les pratiques hydrothérapiques, depuis la plus anodine jusqu'à la plus puissante, sont indiquées dans le cours de la tuberculose pulmonaire. Pendant la période prémonitoire, la première période et le commencement de la seconde, on peut employer tous les procédés; mais, à partir de la fin de la seconde période, il faut se borner aux ablutions dont la durée sera en rapport inverse avec la température de l'eau employée ; ou au bain froid ou frais, suivi de l'enveloppement dans les couvertures de laine ; ou bien encore à l'emmaillotement dans le drap mouillé et dans les couvertures de laine jusqu'à sudation, selon le *modus faciendi* de M. le professeur Rendu, qui en obtient de si bons résultats dans les pneumonies et les bronchites graves.

L'hydrothérapie, dans la tuberculose pulmonaire, comme dans tout autre cas d'ailleurs, aura une puissance curative d'autant plus grande que l'impression qu'elle aura portée au centre nerveux aura été plus intense, la réaction étant égale à l'action. La première impression que vous éprouvez pendant une douche froide, est un saisissement tel que la respiration s'arrête et que votre corps paraît se rétrécir et se faire petit, et vous croyez que votre vie s'en va. Mais, dès que la réaction se produit, la respiration devient facile et large et le corps paraît doué d'un mouvement d'expansion aussi doux et aussi bienfaisant que l'impression de froid paraissait tout à l'heure désagréable et dangereuse ; en un mot, ce qu'on éprouve après une douche, c'est la sensation d'un accroissement dans la force et dans la souplesse musculaires et un sentiment profond de bien-être physique et moral.

Mais, parmi les divers procédés thérapeutiques en usage, j'en signalerai seulement un en particulier, parce qu'il est le moins employé à la fois et thérapeutiquement le plus puissant et le plus efficace, je veux parler du bain russe. Tout le monde sait ce qu'est le bain russe. C'est un bain de vapeur, soit sèche, soit humide, celle-ci bien préférable à celle-là, laquelle vapeur traverse, dans des récipients, des plantes aromatiques ou balsamiques selon les prescriptions, et se charge des parfums et des principes volatils de ces plantes. Et le patient avec l'air qu'il respire introduit cette vapeur ainsi devenue médicamenteuse dans les voies aériennes. On conçoit quelles suites ininterrompues de sensations intenses sont provoquées par le contact de cette vapeur sur l'enveloppe muco-dermique. Ces sensations sont d'autant plus énergiques que les glandes sudoripares entrent elles mêmes dans une activité plus grande, selon la température de cette vapeur et la susceptibilité du malade. Et quand le massage et la friction savonneuse au gant de crin auront été pratiqués, quelle autre source de suprêmes sensations, de sens contraire, que cette douche administrée enfin et dont l'eau est progressivement refroidie !

Ainsi donc le bain russe, outre le fonctionnement et le nettoyage de la peau qu'il assure certainement, est aussi l'origine de sensations qui doivent énergiquement frapper le cerveau et l'obliger à ne s'occuper que d'elles et à ne réagir que d'après leur salutaire influence. Certes, ce doit être là et c'est réellement là un moyen puissant de faire retrouver au cerveau le mécanisme de la guérison naturelle.

F. Moral. — Jusqu'à présent, nous ne nous sommes adressés, pour arriver jusqu'à l'appareil nerveux central, qu'aux vibrations nerveuses ascendantes, c'est-à-dire à celles qui vont de la périphérie vers les organes cérébraux. Mais là ne se bornent point nos moyens d'intervention. Nous avons encore les vibrations nerveuses descendantes, c'est-à-dire celles qui, nées des émotions sociales dans la substance grise des hémisphères cérébraux, se rendent aux ganglions sensitifs et moteurs, où viennent aussi aboutir les vibrations ascendantes. La plus importante, sinon l'unique source de ces vibrations descendantes, réside dans les impressions que fait naître la vie sociale. Nous avons dit combien la vie sociale, avec ses pénibles heurts, influe gravement sur la genèse de la maladie ; nécessairement, par le même mécanisme, une vie sociale, tranquille et calme, exempte de toute émotion désagréable, exercera une action favorable sur le cours de la tuberculose pulmonaire.

Une peine terrible et une joie extrême peuvent tuer un homme subitement par l'inhibition complète et durable du centre respiratoire, produite par l'extrême intensité de cette vibration nerveuse descendante. Sans doute, des impressions morales moins intenses ne produiront jamais un dénouement si grave ; et elles pourront même passer actuellement inaperçues et laisser en apparence le sujet ce qu'il était auparavant. Mais, qui n'en conviendrait ? — le retour fréquent de semblables impressions portera insensiblement, imperceptiblement même, mais fatalement, le trouble dans l'appareil nerveux central et, de là, dans les fonctions corporelles. C'est pourquoi, dans l'avenir, le médecin du corps devra aussi être le médecin de l'âme. Comme au début de l'humanité ces deux fonctions, étant reconnues inséparables et incapables d'aller l'une sans l'autre, seront remplies par le même organe, qui sera tout à la fois prêtre et médecin. Déjà même sous nos yeux, que de fois le médecin ne tente pas de passer par l'âme pour guérir le corps, et, *vice versa*, que de fois le prêtre ne cherche pas à guérir le corps pour amener la paix dans l'âme !

Quoi qu'il en soit, « il ne vous suffira pas, dit M. le professeur Grancher, de pressentir, en causant avec votre malade, en l'interrogeant, le diagnostic probable de sa maladie ; il faudra aussi connaître son état social de fortune, de famille, et son *état psychique*, afin que vous sachiez ce que vous devez lui dire et comment vous devez le lui dire, pour le mettre au point de docilité et de volonté où vous voulez qu'il soit pour l'application prolongée et sans défaillance du traitement ».

En un mot, c'est la confession entière du malade qu'il faut obtenir. Le médecin devra connaître tous les ennuis sociaux du tuberculeux pour y porter remède, soit en catéchisant le tuberculeux lui-même, soit en s'adressant à son entourage et en l'instruisant. Il faut créer autour du malade comme une douce atmosphère de nouvelles et fraîches impressions morales. Puis, suivant les cas, le médecin devra effrayer ou encourager son malade. Si celui-ci est timoré et craint la tuberculose, il faut lui rendre l'espoir et adroitement lui inculquer, comme si c'était la réalité même, que sa maladie est insignifiante actuellement, mais qu'elle pourrait bien prendre de la gravité sans une attention vigilante de tous les instants, et qu'enfin la guérison ne sera sûrement obtenue qu'en se soumettant sans trêve ni répit au traitement prescrit. Quand le tuberculeux ne se croit pas malade, ou se croit simplement atteint d'une légère indisposition de quelques jours. oh ! alors, il ne faut pas hésiter à lui révéler toute la vérité et à l'aggraver même. Il faut le faire plus malade qu'il est en réalité. Il faut lui porter le pronostic le plus alarmant en même temps que le plus prochain, s'il ne prend la décision formelle de tout abandonner immédiatement pour ne songer qu'à se soigner ponctuellement et à tout instant de la journée. Et dans tous les cas le médecin doit se rendre bien le maître de son client; il faut qu'il lui inspire une confiance absolue pour obtenir en retour une obéissance aveugle à ses prescriptions; il faut que le médecin sache ne laisser aucun doute à son malade, que seul il connait et peut guérir sa maladie, mais que, si seul il peut la guérir, il est certain aussi qu'il n'y arrivera que si le patient consent à ne penser qu'à sa guérison, et s'il n'y emploie en même temps toute son obéissance et toute sa bonne volonté.

Alors sous l'action de cette double médication, une vie nutritive parfaite et une vie sociale calme et pure, le médecin peut et doit espérer arriver au résultat tant cherché : la guérison de la tuberculose pulmonaire.

G. Suggestion [1]. — Si l'on réfléchit à l'action des révulsifs et de l'hydrothérapie et, en général, de tous

[1] Ceci était déjà écrit depuis le mois de mai 1896 lorsque j'ai lu, sous la signature du Dr Bérillon, dans la livraison de février 1897 de la « Revue de l'hypnotisme » la préface de l'*Au-delà des forces humaines*, dont je ne puis m'empêcher de reproduire ici quelques extraits se rapportant plus particulièrement à ma thèse et la confirmant :

« Le jour est proche où les médecins se reprocheront d'avoir longtemps méconnu l'utilisation des forces aussi puissantes que le sont les actions psychiques, qu'on les désigne sous le nom de suggestion, de psychothérapie, d'hypnotisme, ou qu'on les considère comme des phénomènes miraculeux.

« Il y a plus d'un siècle une école médicale fameuse, celle de Stahl, avait formulé les principes d'une médecine morale. Pour Stahl, lorsque le régime de l'économie est troublé, c'est que l'idée elle-même est troublée, c'est que l'âme est malade. Dans ces conditions, il faut donc nécessairement soigner l'âme pour guérir le corps. Un des disciples de Stahl, Heinles vrais agents de la thérapeutique, on arrive à reconnaître que cette action ne diffère pas en réalité de celle du massage physiologique ; celle-ci étant seulement plus systématisée et plus régulière. Le massage physiologique, à son tour, qui cherche à ne laisser vivre dans le cerveau que les impressions qu'il fait naître et à en chasser celles qui l'encombraient déjà et troublaient ses fonctions, agit donc, mais avec une intensité bien plus faible, dans le même sens que la suggestion ; il n'est, somme toute, qu'une forme atténuée de suggestion.

roth, outrepassant les doctrines du maître, ramène toute la thérapeutique au traitement direct de l'âme, seule puissance digne de la lutte que le médecin doit soutenir. Toute la médecine résidant dans ces deux termes : « la *foi* et la *volonté* », le médecin est donc par soi et en soi le véritable agent curatif ; Heinroth va jusqu'à dire le seul : « car la volonté gouverne et domine par sa seule présence, et une âme saine est aussi bien capable de guérir au contact une âme pourrie qu'un esprit dépravé est susceptible d'en gâter un autre. » Mais pour réaliser de tels effets, le médecin ne doit pas être doué d'un esprit vulgaire; il doit résumer en lui le prêtre, le philosophe et l'éducateur. Les médecins jugèrent sans doute que ce qu'on exigeait d'eux était *au delà des forces humaines*, car si les doctrines de l'Ecole psychique allemande brillèrent pendant quelques années d'un vif éclat, elles recrutèrent peu d'adhérents fidèles. Bientôt les médecins, cessant d'être des philosophes, retombèrent dans un matérialisme grossier. Ils redevinrent des *organiciens*, se résignant à n'être que les horlogers d'un organisme dont ils connaissaient mal les rouages et dont ils ignoraient le fonctionnement intime. Encore de nos jours, la plupart semblent tenir surtout à justifier l'opinion de Voltaire qui s'exprimait ainsi : « Les médecins sont des gens qui passent leur temps à mettre des drogues qu'ils ne connaissent pas dans des corps qu'ils connaissent moins encore. » En effet, bien peu sont au courant des recherches de l'Ecole psychique française sur la suggestion, sur l'hypnotisme et sur l'emploi thérapeutique des actions psychiques.

...... « Ce qu'il importe de faire ressortir, c'est que l'auteur.

Qu'est-ce donc que la suggestion, en effet ? Qu'elle soit ou non précédée du sommeil hypnotique, qui la rend plus facile et plus complète, la suggestion a pour but d'arrêter, dans le cerveau, toutes les vibrations, descendantes et ascendantes, qui agitent ses cellules, pour les remplacer par une seule qui en devient ainsi la maîtresse absolue. C'est une table rase complète de toutes les idées qui meublent l'appareil cérébral au profit d'une seule qu'on lui impose de vive force. Et comme le cerveau n'a plus d'autre motif d'action que cette idée, il lui obéira

en mettant sur la scène un type d'homme doué du pouvoir d'accomplir des guérisons miraculeuses, par la seule intervention de sa volonté, n'a pas emprunté ce fait aux conceptions de son imagination. L'histoire de l'humanité fourmille de situations analogues. Il s'est même trouvé des cas où ce rôle de guérisseur, bien exceptionnellement il est vrai, était tenu par un médecin.

« En réalité, la *foi qui guérit*, le *faith-healing* et le fait qui en dérive « le miracle », procèdent de phénomènes naturels dont les guérisons par l'hypnotisme et la suggestion nous donnent une explication suffisante. Que le malade soit guéri à Lourdes, qu'il soit délivré de son mal en Norwége par un pasteur inspiré, ou que, plus moderne, il se soumette dans une clinique de psychotérapie à l'action scientifique et rationnelle d'un médecin exercé à la pratique de l'hypnotisme, le mécanisme de la guérison est le même. Il s'agit d'une idée qui, après avoir été acceptée par le cerveau, s'est transformée en acte. Quand cet acte tend à substituer le mouvement à l'immobilité, comme dans un cas de paralysie, c'est la guérison qui commence. Malheureusement, dans l'application de cette médecine de l'esprit, il arrive souvent que ce sont ceux qui auraient le plus besoin de recourir aux bienfaits de la suggestion qui se montrent les moins suggestibles. Ainsi se trouve démontrée une fois de plus la réalité de la parole de l'Evangile : « A ceux qui ont, il leur sera donné encore davantage ; et ceux qui n'ont rien seront privés même du peu qu'ils ont. »

fatalement, il accomplira nécessairement l'acte qui lui correspond ou qui lui aura été directement suggéré. C'est un conseil de guerriers qui, voulant tous commander à la fois, donnent des ordres contradictoires et désordonnés, lorsque le chef véritable, reprenant son autorité, impose silence à tous et ramène l'ordre avec l'unité de commandement. Il n'est pas besoin de dire avec quelle régularité, avec quelle ponctualité, avec quelle force s'exécutera dans ces conditions l'ordre émané du cerveau, puisqu'il est tout entier à son exécution et que rien ne peut maintenant venir détourner son attention.

Si la suggestion est bien cela, et par ailleurs si ma théorie de la maladie est légitime, il apparaîtra nécessairement à tous que la suggestion, hypnotique ou à l'état de veille, est un procédé thérapeutique qui rendra de réels services dans le traitement de la tuberculose pulmonaire, quand elle sera systématiquement employée dans ce but. Et n'est-ce pas à la suggestion que sont vraiment dues ces guérisons obtenues par les empiriques quelconques ou par les diverses Notre-Dame de Lourdes?

Je n'ai ni l'autorité nécessaire, ni la compétence voulue pour expérimenter moi-même l'emploi de la suggestion dans le traitement de la phtisie pulmonaire. Mais j'adresse dans ce sens un pressant appel aux médecins qui s'occupent spécialement de la suggestion et de son emploi thérapeutique. Puisse mon appel être bientôt entendu d'eux! Leurs résultats confirmeront ou infirmeront les idées médicales émises dans cette étude qui touche à sa fin.

CONCLUSION GÉNÉRALE

1. — La BIOLOGIE est une science abstraite qui a pour objet l'étude de la VIE.

2. — Un ORGANISME et un MILIEU convenable sont les deux conditions nécessaires d'existence de toute *vie* quelconque.

3. — La VIE est ce mouvement intestin et continu, à la fois de composition et de décomposition entre l'organisme et le milieu.

4. — L'*organisme vivant* est un véritable système que le *milieu* seul *actionne* et met en mouvement par la SENSATION, qui est l'impression reçue par les organes et élaborée par les ganglions sensitifs de l'appareil cérébral. L'organisme humain est actionné par un double milieu : le milieu cosmologique et le milieu social. Ici les deux mots « milieu et monde » sont exactement synonymes.

5. — La SENSATION est le fait biologique fondamental, le *véritable corps simple* de la biologie, celui autour duquel tous les autres naissent et s'enchaînent, qu'ils soient normaux ou anormaux, qu'ils soient physiologiques ou morbides.

6. — L'organisme est le canal par où les sensa-

tions produites sur lui par le monde arrivent au CERVEAU ; le CERVEAU, à son tour, est le canal par où les sensations transformées en mouvements arrivent à l'organisme pour agir sur le monde.

7. — Le *cerveau* est ainsi, objectivement, le *double placenta permanent* (Auguste Comte), placé entre l'homme et le monde.

8. — Le cerveau prenant connaissance, d'un côté de l'organisme et de tous ses organes, et de l'autre côté, du monde et de tout ce qui le compose : c'est l'ÉDUCATION.

9. — L'ÉDUCATION établissant à travers les sensations une adaptation convenable entre l'organisme et le monde et le juste équilibre fonctionnel qui en est la résultante : c'est la SANTÉ.

10. — L'*éducation* n'établissant plus, à travers les sensations, ni l'adaptation nécessaire entre l'organisme et le milieu, ni l'harmonie des fonctions corporelles et cérébrales, ce qui entraîne la rupture de l'*Unité* humaine; c'est la MALADIE.

11. — Par l'*éducation*, le cerveau apprenant à choisir et à se procurer, dans ce monde, les sensations qui ne répugnent pas aux lois biologiques, assurent la régularité du fonctionnement vital et tendent à-la conservation de la *santé* : c'est l'HYGIÈNE.

12. — Par l'*éducation*, le cerveau apprenant d'abord à écarter, dans ce monde, les sensations qui répugnent aux lois biologiques, et ensuite à transformer et à modifier ces mêmes sensations pour retrouver le chemin de la *santé* et le mécanisme de la *guérison naturelle* de la *maladie* : c'est la THÉRAPEUTIQUE.

13. — *Education, hygiène, thérapeutique,* telle est la trilogie sur laquelle repose tout entière la MORALE PRATIQUE, privée ou publique, individuelle ou sociale.

14. — La MORALE PRATIQUE, ainsi régulièrement instituée, indirectement dans les ascendants et directement dès la naissance, non seulement fournira à l'*Etre humain* le moyen le plus sûr et le seul efficace de guérir la maladie, mais encore et surtout, fera de lui un être beau, bien portant, superbement développé physiquement, intellectuellement et moralement.

15. — Alors les fatalités sociologiques étant généralement vaincues ou corrigées, les détraqués, les dégénérés et les égoïstes qui troublent la société diminueront ; diminueront aussi les aliénés qui peuplent actuellement nos asiles. Et, le corps et l'âme étant régénérés, la criminalité sera extrêmement diminuée, la natalité beaucoup augmentée et la dépopulation arrêtée. Et notre race, ayant retrouvé une sève et des forces nouvelles, verra s'ouvrir pour elle une nouvelle ère de prospérité et de bonheur.

16. — Cette *morale pratique,* joyeusement acceptée et scrupuleusement obéie, enseignera à l'*Etre humain* que la véritable source de son *Unité,* c'est-à-dire de la santé et du bonheur individuels et de la concorde et de la paix sociales, réside dans la culture de cet art, généreux et noble entre tous, de *vivre au grand jour, afin de vivre pour autrui,* c'est-à-dire par et pour la *Famille,* la *Patrie* et l'*Humanité.*

17. — Alors, la notion métaphysique des droits individuels ayant fait place à la notion positive des devoirs réciproques, l'homme pensera que la *richesse qui est sociale dans sa source doit être nécessairement sociale aussi dans sa destination.* Et, vivant les uns pour les autres, les hommes s'aimeront et s'entr'aideront, et toutes leurs actions, inspirées par l'amour, concourront à la prospérité générale et au bien-être commun. Et le prolétariat, participant dans une juste mesure à tous les biens, matériels, intellectuels et esthétiques qui sont le trésor commun de l'Humanité, sera définitivement *incorporé dans la société, sur les confins de laquelle il n'est encore que campé ;* et la guerre des classes cessera. Et la société, pour la plupart composée d'hommes de devoir et de citoyens vertueux, marchera paisiblement, *sans Dieu ni roi*, vers tout le progrès social réalisable, sous l'égide toute-puissante de l'*Universelle solidarité humaine ;* et alors enfin, me servant des expressions de Littré, un bonheur inconnu glissera parmi les hommes, l'AMOUR DE L'HUMANITÉ.

18. — Qu'il me soit permis, avant de clore ce travail, d'ardemment souhaiter à nouveau que M. Pierre Laffitte publie sans délai le catéchisme d'hygiène et de morale pratique qu'il nous a déjà annoncé et dont le besoin, senti de tous, devient de plus en plus urgent et la publication nécessaire. Ce catéchisme s'adressera à tous les élèves d'abord et à tous les adultes ensuite ; mais il s'adressera surtout aux jeunes filles. Que savent, en effet, nos jeunes filles, en entrant sous le toit conjugal, de leur double rôle d'épouse et de mère ? Que savent-elles encore de

l'enfant auquel elles vont donner le jour? Dans le présent, rien, ou à peu près rien. Et que devront-elles savoir? Dans l'avenir tout, à peu près tout. Car, ainsi que je l'ai surabondamment démontré, de cette éducation de l'enfance dépendent fatalement à la fois la santé corporelle et la santé spirituelle de l'être humain. Or, cette éducation, pour la plus grande part, est toujours et devra être de plus en plus l'œuvre de la mère, la mère seule étant apte à la donner. Comment donc l'être humain, ainsi préparé par l'ignorance, échapperait-il, soit à la dégénérescence, ou la maladie de la vie végétative; soit à la névrose, ou la maladie de la vie animale; soit enfin à l'anarchie mentale, ou la maladie de la vie sociale ?

19. — Mais l'enseignement systématique d'un pareil catéchisme, précisant d'abord les devoirs de chacun, inculquant ensuite au cœur de tous le sincère désir et la volonté bien arrêtée de les remplir, indiquera nécessairement aussi les meilleurs moyens et les voies les plus sûres pour atteindre ce triple et précieux résultat : fonder solidement la vie végétative, régler systématiquement la vie animale et enfin profondément subordonner l'égoïsme à l'altruisme, en assurant l'harmonie mentale, ce qui est l'établissement de l'Unité humaine et la coordination décisive de la vie sociale et morale.

20. — La tâche que je me suis imposée est ici terminée. Mais je reconnais hautement que ce travail n'est qu'une ébauche, et une ébauche bien imparfaite. C'est une route à peine aperçue et çà et là plantée seulement de quelques jalons. Mais, j'en ai la conviction, cette route est bonne et sûre. Puissent d'autres médecins, plus compétents et mieux armés, hardiment s'y engager à leur tour, résolument la poursuivre et largement l'ouvrir! Ainsi, ils travailleront utilement, d'abord, par la satisfaction du devoir accompli, à leur propre bonheur et, ensuite, au progrès général de l'Humanité, ce qui est l'unique but de la destinée humaine.

TABLE DES MATIÈRES

Avant-propos I
Observations I

PREMIÈRE PARTIE

LA VIE

I. Définition de la vie 27
II. Fonctionnement vital 34
III. Théorie de la sensation 41
IV. Fonctions vitales 51
V. Conclusions 55

LA SANTÉ

I. Définition 57
II. Conclusions 63

LA MALADIE

I. Définition 64
II. Théorie de la maladie 68
III. Degrés de la maladie 77
IV. Phases de la maladie 80

SECONDE PARTIE

ÉTIOLOGIE DE LA TUBERCULOSE PULMONAIRE

I. Hérédité. 98
II. Contagion. 110
III. Diathèse tuberculeuse. 118

TROISIÈME PARTIE

TRAITEMENT PROPHYLACTIQUE ET CURATIF DE LA PHTISIE PULMONAIRE

TRAITEMENT PROPHYLACTIQUE

I. Chez les générateurs. 183
II. Pendant la grossesse 183
III. Pendant la première enfance 187

I. — Première période

A. Accouchement, cordon ombilical, habillement, maillot, berceau 192
B. Allaitement maternel. 198
C. Allaitement mixte 211
D. Dentition 212
E. Sevrage 216
F. Précautions pour instituer le sevrage. 219
G. Modificabilité des instincts par l'éducation 226
H. Education des autres instincts ou besoins organiques. 231

II. — Éducation de la deuxième période de la première enfance

Importance capitale de l'alimentation

1° Substances inorganiques 238
A. Phosphate de chaux 238

B. Fer 238
C. Sel marin 240

2° ALIMENTS NON AZOTÉS. 242
A. Aliments non azotés fournis par le règne animal 243
B. Aliments non azotés fournis par le règne végétal. 243

3° ALIMENTS AZOTÉS. 243
A. Aliments azotés fournis par le règne animal . . 243
B. Aliments azotés fournis par le règne végétal. . . 243
C. Préparations culinaires qu'il faut préférer. . . . 244
a. Bouillons, soupes. 244
b. Viandes 250
c. Aliments végétaux 255
d. Pâtisseries 255
e. Boissons 256

III. — INFLUENCES SOCIOLOGIQUES

Éducation intellectuelle 267

TRAITEMENT CURATIF
DE LA TUBERCULOSE PULMONAIRE

1° Voies aériennes. 272
2° Elasticité et contractilité pulmonaires. 274
3° Inspiration, expiration 274
4° Rythme respiratoire 276
5° Conditions des échanges gazeux entre l'air et le sang, dans le poumon 277
6° Innervation de l'appareil respiratoire 278
7° Rythme respiratoire chez le tuberculeux. 283
8° Influence des hautes altitudes et sanatoria 294
9° Alimentation. 319
10° Cures thermales. 342

11° Autres sources de médication 344

a. Chaleur et lumière. 345
b. Exercice 352
c. Révulsifs 352
d. Massage 354
e. Hydrothérapie 359
f. Moral. 361
g. Suggestion 364

CONCLUSION GÉNÉRALE 368

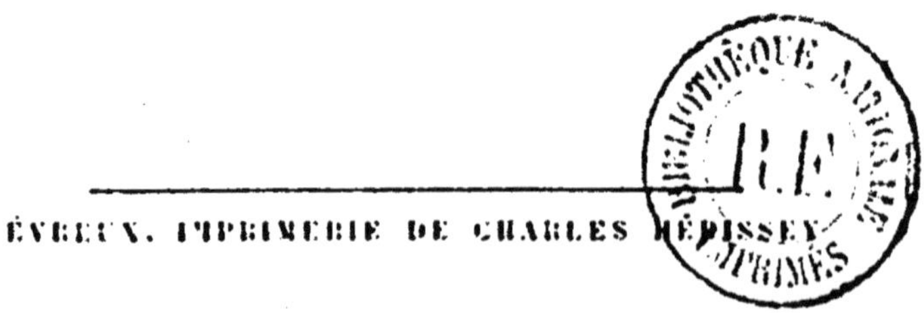

ÉVREUX, IMPRIMERIE DE CHARLES HÉRISSEY

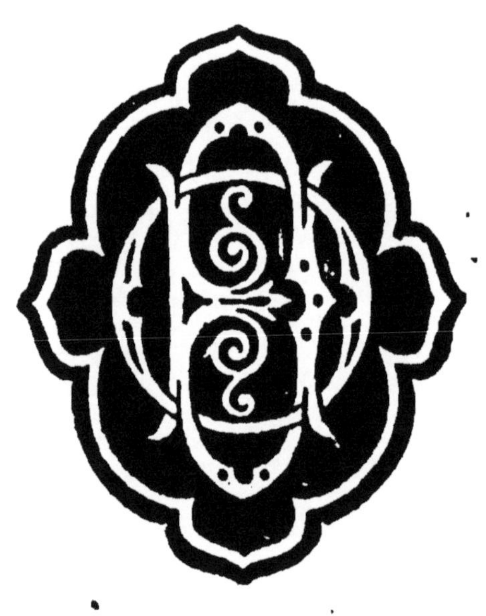

www.ingramcontent.com/pod-product-compliance
Ingram Content Group UK Ltd.
Pitfield, Milton Keynes, MK11 3LW, UK
UKHW020119240726
13926UKWH00011B/2242

9 782016 172193